LES

HYDROCÉPHALIES

PAR

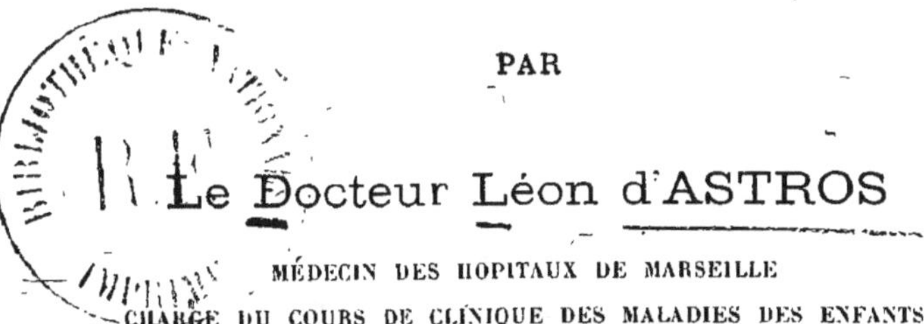

Le Docteur Léon d'ASTROS

MÉDECIN DES HOPITAUX DE MARSEILLE

CHARGÉ DU COURS DE CLINIQUE DES MALADIES DES ENFANTS

A L'ÉCOLE DE MÉDECINE

PARIS

G. STEINHEIL, ÉDITEUR

2, RUE CASIMIR-DELAVIGNE, 2

1898

LES

HYDROCÉPHALIES

LES
HYDROCÉPHALIES

PAR

Le Docteur Léon d'ASTROS

MÉDECIN DES HOPITAUX DE MARSEILLE
CHARGÉ DU COURS DE CLINIQUE DES MALADIES DES ENFANTS
A L'ÉCOLE DE MÉDECINE

PARIS

G. STEINHEIL, ÉDITEUR

2, RUE CASIMIR-DELAVIGNE, 2

1898

CHAPITRE PREMIER

HISTORIQUE. — DÉFINITION DU SUJET.

Il n'y a pas une hydrocéphalie mais des hydrocéphalies. — Hydrocéphalie aiguë et hydrocéphalie chronique. — Nature du liquide.
— Importance de la pression. — Siège du liquide. Hydrocéphalie interne. Ce qu'il faut entendre par hydrocéphalie externe.

L'hydrocéphalie est constituée par la présence à l'intérieur du crâne d'un épanchement liquide qui par sa pression tend à produire et produit habituellement chez l'enfant la dilatation de la boîte crânienne. Cette dilatation est
le signe clinique prédominant de l'hydrocéphalie.

Cette affection n'est pas exclusive à l'homme. De nombreux exemples en ont été rapportés dans l'espèce cheva-
line et dans l'espèce bovine ; on la rencontre chez les jeunes
veaux. Le musée de l'Ecole vétérinaire de Lyon possède
un crâne de veau hydrocéphale qui mesure 93 centimètres
de circonférence.

Les premiers médecins grecs qui, au rapport de Celse,
employèrent le terme d'hydrocéphalie comprirent sous
cette dénomination des affections très diverses et con-
fondirent notamment dans leurs descriptions, avec l'hydrocéphalie vraie, les infiltrations séreuses ou séro-sangui-
nolentes qui siègent quelquefois chez le nouveau-né sous
le cuir chevelu et sous le périoste. Plusieurs d'entre eux

cependant avaient certainement vu l'hydrocéphalie vraie. Aetius s'explique, par l'accumulation de l'eau, l'ampliation de la tête, l'écartement des sutures, les vertiges et l'affaiblissement des sens. Antyllus distingue, quoique assez vaguement, deux formes d'hydrocéphalie, l'une plutôt caractérisée par l'écartement des sutures, l'autre par la déformation des os.

Parmi les Arabes, Rhazès paraît être le seul qui dans son livre sur les maladies des enfants et sous le titre de *magnitudo capitis*, parle du développement qu'acquiert quelquefois la tête de l'enfant par l'accumulation d'un liquide aqueux dans l'intérieur du crâne.

Quoi qu'il en soit de la description insuffisante des auteurs anciens, il est certain que l'hydrocéphalie n'est pas une affection spéciale aux temps modernes ; les crânes découverts dans le cimetière gallo-romain du Vieil-Atre à Boulogne-sur-Mer, démontrent qu'elle existait chez les Romains. Hamy (1) nous donne la description de ces deux crânes hydrocéphales du IIe ou du IIIe siècle de notre ère et qui sont les premiers documents signalés sur la pathologie de l'hydrocéphalie chronique chez les Romains. Le premier crâne était celui d'un enfant de 7 ans et mesurait 50 centimètres de circonférence ; l'hydrocéphalie n'avait pas fait disparaître les formes si caractéristiques de la race (tête romaine, courbes ethniques générales). Le second crâne présentait une circonférence de 70 centimètres.

Fabrice de Hilden, Vésale relatent des observations

_____

(1) HAMY, Sur deux crânes hydrocéphales de la période gallo-romaine. *Bull. Soc. Anthropologie*, 1876.

d'hydrocéphalie avec augmentation du crâne et écartement des sutures. Dans un de ces faits, la tête acquit dans l'espace de 15 ans que dura la maladie une circonférence de deux pieds dix pouces.

Au siècle dernier nul auteur ne paraît avoir mieux connu et autant de fois rencontré l'hydrocéphalie que J.-L. Petit, comme en témoigne la description que ce célèbre chirurgien en donna à l'Académie des Sciences en 1718.

Depuis, l'hydrocéphalie a été mieux étudiée encore dans ses symptômes cliniques, dans ses localisations anatomiques, et l'on a recherché d'autre part à établir le mécanisme de sa production. Des causes multiples de cette affection ont été reconnues, et cependant on a généralement continué à décrire l'hydrocéphalie comme une maladie à peu près toujours identique à elle-même.

La multiplicité des causes de l'hydrocéphalie, les lésions très différentes que l'on peut constater suivant les cas témoignent bien, quelle que soit l'apparence symptomatique, que cette affection ne résulte pas d'un processus unique. Placée par les anciens nosologiques dans la classe des hydropisies, elle a même été considérée par quelques auteurs comme une hydropisie essentielle. Or, l'hydrocéphalie, on doit le reconnaître aujourd'hui, *est moins une maladie proprement dite, qu'un syndrome clinique qui relève d'une pathogénie variée.* Si, une fois développée, elle domine la phénoménologie morbide, il importe néanmoins derrière elle de rechercher l'élément causal, comme on le recherche par exemple derrière un épanchement ascique. C'est en grande partie le but de ce travail d'étudier les variétés pathogéniques de l'hydrocéphalie et d'établir qu'aux causes diverses de cette affection correspondent des formes cliniques différentes. Toutefois la préoccupation étiologique ne doit point faire négliger d'autre part l'évolution symptomatique et les caractères anatomiques.

Au point de vue de la marche de la maladie, on a distingué l'*hydrocéphalie aiguë* et l'*hydrocéphalie chronique*. Sous le nom d'hydrocéphalie aiguë, on a décrit des affections très différentes, la méningite tuberculeuse notamment ; quelques auteurs ont même compris sous ce nom certaines encéphalopathies du mal de Bright. Je reviendrai avec plus de détails sur ce sujet au chapitre des hydrocéphalies aiguës et je tâcherai de délimiter exactement ce que l'on doit comprendre sous cette dénomination.

C'est à l'hydrocéphalie chronique que se rapporte la description de la plupart des auteurs modernes. C'est elle surtout que j'aurai en vue dans la description générale qui va suivre.

Pour quelques auteurs, *la nature* du liquide épanché constitue un caractère essentiel de la maladie. C'est ainsi que pour Sanné (1), tout ce qui n'est pas sérosité pure n'est pas hydrocéphalie ; celle-ci serait essentiellement constituée par l'épanchement d'un liquide non inflammatoire. Cette préoccupation de nosologiste doit disparaître, à mon avis, devant la valeur qu'il convient de donner au terme

____

(1) *Dict. encyclop.*, art. Hydrocéphalie.

d'hydrocéphalie : syndrome anatomo-clinique correspondant à des causes variées, à des lésions diverses, par suite à des épanchements de nature différente. Dans la très grande majorité des cas, c'est une sérosité, avec la composition assez uniforme que j'indiquerai tantôt, que l'autopsie démontre. Mais dans quelques circonstances, un épanchement d'origine inflammatoire ou hémorrhagique peut provoquer le processus hydrocéphalique. De par la clinique, on ne peut refuser à ces formes le nom d'hydrocéphalie ; seulement les caractères du liquide, sa composition chimique pourront éclairer sur la cause de l'affection et en faire reconnaître la forme pathogénique.

C'est surtout *le siège* du liquide qui a été de la part des auteurs le point de départ de classifications multiples. Il serait oiseux de s'attarder à les énumérer longuement. Prenant le terme hydrocéphalie dans sa signification étymologique, les anatomo-pathologistes ont admis comme hydrocéphalie la présence d'un liquide dans toutes les régions intra-crâniennes possibles : entre les os et la dure-mère, entre la dure-mère et l'arachnoïde, entre celle-ci et la pie-mère, dans les mailles de la pie-mère (œdème de la pie-mère), dans le tissu cérébral (œdème cérébral), dans l'intérieur des ventricules. C'est là un abus de localisation.

Les *infiltrations œdémateuses* de la pie-mère et du cerveau, presque par définition, doivent être rayées du cadre de l'hydrocéphalie. L'exagération de pression qu'elles peuvent provoquer dans la cavité crânienne est insuffisante à déterminer le processus hydrocéphalique ; souvent, de plus, les altérations qualitatives du liquide infiltré jouent dans ces cas, au point de vue des symptômes observés, un rôle autrement important que l'exagération de la quantité.

Quant à la présence dans l'intérieur du crâne *d'un liquide collecté*, elle n'implique pas forcément l'existence de l'hydrocéphalie. Dès les premières lignes j'ai indiqué ce caractère essentiel de l'hydrocéphalie : la *pression* du liquide contenu dans l'intérieur du crâne. Dans quelques hydrocéphalies congénitales il est vrai, ainsi que je le dirai plus loin, la boîte crânienne loin de se dilater reste petite ; ce résultat est quelquefois la conséquence d'une synostose prématurée des sutures qui n'ont pu s'ouvrir sous l'influence de la pression intérieure. Dans d'autres cas cependant il ne paraît pas réellement exister d'excès de pression intra-crânienne ; il est probable néanmoins qu'elle a existé à **un** moment de l'évolution hydrocéphalique durant la vie intra-utérine.

En dehors de ces faits que, de par la pathogénie, on doit conserver dans le cadre de l'hydrocéphalie, il en est d'autres où manifestement, malgré la présence d'une assez grande quantité de liquide, la pression intra-crânienne est abaissée. C'est ainsi que dans certaines atrophies du cerveau primitives ou secondaires aux scléroses cérébrales de l'enfance, on constate souvent un épanchement liquide dans les ventricules du cerveau sans qu'il existe d'ailleurs de dilatation crânienne. Ces épanchements ne méritent pas à mon sens le nom d'hydrocéphalie. Ce sont des hydropisies à vacuo qui s'effectuent pour combler le vide résultant de la diminution de la masse encéphalique. Dans ces cas c'est la dilatation ventriculaire par rétraction des tissus sclérosés qui est le fait primitif ; l'épanchement est secondaire à cette dilatation. Il en est de même des hydropisies intra-crâniennes et ventriculaires que l'on rencontre quelquefois chez les vieillards et qui sont la conséquence de l'atrophie cérébrale. Au contraire dans le processus hydrocéphalique tel qu'il faut l'entendre, l'épanchement est le fait primitif ; c'est lui qui par sa pression progressive est la cause déterminante de la dilatation ventriculaire.

Elimination faite de ces accumulations séreuses passives, il reste à établir le siège du liquide dans les hydrocéphalies proprement dites.

Aux nombreuses variétés anatomiques admises *à priori* par certains auteurs, on doit opposer le résultat de l'étude pathogénique des faits : or au point de vue du siège primitif de l'épanchement, il n'existe que deux formes démontrées d'hydrocéphalie : 1° *l'hydrocéphalie interne, ventriculaire* ; 2° *l'hydrocéphalie externe, méningée, sus-arachnoïdienne.*

L'hydrocéphalie ventriculaire est constituée par la présence du liquide dans les ventricules. C'est l'hydrocéphalie proprement dite. C'est d'elle qu'on entend parler lorsqu'on ne spécifie pas le siège anatomique.

La dénomination d'hydrocéphalie externe par contre, a été donnée à des formes d'épanchement absolument distinctes.

Dans quelques cas d'hydrocéphalie ventriculaire, les commissures cérébrales distendues pourraient céder, d'après West (1), et une partie ou la totalité du liquide con-

____

(1) *Bright's Reports*, vol. 1.

tenu dans les ventricules se répandre dans la cavité du
crâne ; il s'agirait en somme d'un accident de l'hydrocéphalie interne. Ailleurs, le cerveau primitivement mal conformé par arrêt de développement se présente largement
ouvert sans limites entre les cavités ventriculaires et les
méninges ; quelquefois même, complètement atrophié, il
n'offre plus que les vestiges symétriques des corps opto-
striés. Dans ces différentes circonstances, à l'ouverture du
crâne, le liquide se présente d'emblée et l'on conclut souvent alors à une hydrocéphalie méningée, à une hydrocéphalie externe. Anatomiquement, dans ces cas, le liquide
siège bien directement sous les méninges, mais le processus
pathogénique n'en est pas moins primitivement ventriculaire. La localisation doit, dans la classification, céder le
pas à la pathogénie et ces hydrocéphalies ne doivent pas
être dénommées hydrocéphalies méningées ou externes.

En l'absence de ces conditions anormales du cerveau,
existe-t-il des épanchements sous-arachnoïdiens qui méritent le nom d'hydrocéphalie externe ?

Dans l'hydrocéphalie ventriculaire, il se peut, en raison
des communications normales habituelles des cavités ventriculaires et de l'espace sous-arachnoïdien, qu'une certaine
quantité de liquide occupe également cette dernière région.
Le fait est exceptionnel parce que la pression intra-cérébrale
tend le plus souvent à restreindre l'espace sous-arachnoïdien ; mais lorsqu'il se produit, il ne change pas la nature du
processus hydrocéphalique, qui s'est simplement étendu à
l'ensemble d'un même système et l'affection n'en reste pas
moins une hydrocéphalie interne.

La question doit se limiter davantage : existe-t-il des épanchements sous-arachnoïdiens indépendants et primitifs qui évoluent en hydrocéphalie ? Le fait ne paraît pas impossible à première vue ; mais nous n'en avons pas rencontré dans les auteurs d'observations probantes, et sauf démonstration ultérieure, il ne saurait être actuellement admis.

Par contre il est bien démontré que certains épanchements sus-arachnoïdiens peuvent aboutir à la production d'une forme spéciale d'hydrocéphalie. Cette forme était décrite sous le nom d'hydrocéphalie arachnoïdienne ou intra-arachnoïdienne, à l'époque peu lointaine encore où l'on admettait l'existence d'une cavité séreuse, dite cavité arachnoïdienne ; actuellement ces épanchements sont plus exactement dénommés sous le nom de sous-dure-mériens ou sus-arachnoïdiens. Développés primitivement dans l'espace sus-arachnoïdien, ils ne communiquent pas avec les cavités intra-cérébrales. Leur pathogénie est très différente de celle des hydrocéphalies ventriculaires ; mais comme ces dernières, ils sont capables de déterminer la dilatation de la boîte crânienne. Quoique rare, cette forme d'hydrocéphalie n'en présente pas moins un grand intérêt. C'est elle qui constitue proprement l'hydrocéphalie méningée, l'hydrocéphalie externe.

A part cette forme anatomique exceptionnelle et très spéciale, l'hydrocéphalie doit être considérée dans la très grande majorité des cas comme un processus ventriculaire. C'est cette hydrocéphalie interne dont je décrirai les caractères généraux dans les chapitres suivants. Ultérieurement j'étudierai les hydrocéphalies en particulier, c'est-à-dire les caractères spéciaux tant anatomïques que cliniques correspondant aux causes multiples et aux processus pathogéniques variés de l'hydrocéphalie.

CHAPITRE II

LE CERVEAU HYDROCÉPHALE.

Liquide hydrocéphalique. — Sa quantité. L'hydrocéphalie minima.
— La pression du liquide céphalo-rachidien à l'état normal, dans
les états pathologiques, dans l'hydrocéphalie. Les recherches de
Quincke. — Caractères physiques et composition chimique du
liquide céphalo-rachidien à l'état normal et des divers épanchements hydrocéphaliques. — Le siège du liquide. Communication
du système ventriculaire avec l'espace sous-arachnoïdien à l'état
normal : trou de Magendie, etc. Absence fréquente de ces communications dans les hydrocéphalies.
Dilatation des cavités ventriculaires. — Troubles généraux de la
morphologie cérébrale. — Altérations de structure ; travaux d'Anton. — Diminution du poids du cerveau et du volume de la substance cérébrale.

L'hydrocéphalie relevant de causes multiples, les lésions constatées à l'autopsie des hydrocéphales varient
avec ces causes. Je ne veux point passer actuellement en
revue toutes ces lésions sous forme de fastidieuse énumé-
ration ; il me paraît plus utile d'y revenir pour chacune
d'elles à propos des diverses formes étiologiques de l'hydrocéphalie. Mais il est des lésions essentielles qui existent
à des degrés divers dans tous les cas, constituant l'anatomie pathologique nécessaire de l'hydrocéphalie. Pas d'hydrocéphalie interne sans épanchement de liquide et sans
dilatation ventriculaire. De prime abord donc, il convient

d'étudier le liquide hydrocéphalique et le cerveau hydrocéphale.

I. — Liquide hydrocéphalique.

La QUANTITÉ de liquide épanché dans l'hydrocéphalie est
extrêmement variable. Mais une question préjudicielle se
pose dès le début : quelle est la quantité de liquide nécessaire pour constituer l'hydrocéphalie ?

A l'état normal il existe fort peu de liquide céphalo-
rachidien dans les ventricules, surtout chez l'enfant. Ce
liquide siège presque entièrement dans l'espace sous-arachnoïdien. Mais si cet espace communique habituellement
avec les cavités ventriculaires, l'autonomie relative des
réservoirs ventriculaires n'en est pas moins établie, et les
différences d'appréciation des auteurs concernant la quantité totale du liquide (1) ne peuvent se rapporter au liquide
intra-ventriculaire. On peut dire que l'hydrocéphalie
existe lorsque la quantité de liquide épanché dans le ventricule a été suffisante pour produire sa dilatation. A l'autopsie l'élargissement des ventricules peut même constituer la seule démonstration d'une hydrocéphalie légère
dont la minime quantité de liquide a pu se résorber dans
les heures qui ont précédé la mort. C'est par sa pression
que le liquide produit la dilatation ventriculaire, et l'on
peut dire que l'*hydrocéphalie minima* se caractérise moins

____

(1) Cotugno donnait le chiffre probablement exagéré de 125 à 150 grammes. Magendie et Luschka apprécient la quantité du liquide à 60-70 grammes, 65 grammes en moyenne. Bichat fixe cette quantité à 63 grammes,
Longet à 200 grammes.

par la quantité de liquide intra-ventriculaire que par la
pression de ce liquide et la dilatation des ventricules qui
en est la conséquence.

Dans les hydrocéphalies nettement constituées, la quantité de liquide diffère dans des proportions considérables.
On trouve dans les hydrocéphalies légères de 100 à 300 centimètres cubes de liquide. Les chiffres de 500 centimètres
cubes, d'un litre sont loin d'être rares. On peut rencontrer
quelquefois plus de 2 litres de sérosité, 3 litres, 5 litres
même. Enfin il existe des épanchements énormes, invrai-
semblables comme chez l'hydrocéphale du musée de
Cruikshank où la quantité de liquide s'élevait, dit-on, à
27 livres.

La PRESSION du liquide varie aussi beaucoup dans les diverses hydrocéphalies.

A l'état normal, la pression du liquide céphalo-rachidien
est toujours supérieure à la pression atmosphérique. Aussi
ce liquide s'écoule-t-il dans les plaies pénétrantes qui atteignent les espaces sous-arachnoïdiens. Mais de l'avis de tous
les observateurs, cette différence ne dépasse pas quelques
millimètres de mercure. Leyden (1866) a vu la pression de
ce liquide au niveau de la voûte du crâne, osciller entre
10 et 11 centimètres d'eau avec variations respiratoires et
cardiaques. Jolly (1871) a obtenu des chiffres inférieurs
encore. François-Frank et Pitres (1) (1887) qui ont souvent
mesuré la pression de ce liquide l'ont trouvée en moyenne
de 7 à 8 millimètres de mercure. — La pratique de la ponction

____

(1) Art. Encéphale. Circul. *Dict. encyclop. des Sc. médic.*

lombaire a pu faire apprécier chez l'homme vivant la pression céphalo-rachidienne (1). D'après Quincke et son élève
Rieken (2), « d'observations très disséminées, on peut déduire comme pression normale à la région lombaire, dans
le décubitus horizontal et latéral, 40 à 60 millimètres (d'eau),
chiffre sans doute variable suivant les individus et les circonstances ; on peut, en tous cas, considérer le chiffre de
150 comme indiscutablement pathologique ».

Dans les hydrocéphalies, il importerait surtout de connaître la pression intra-ventriculaire, car, ainsi que je vais
le dire, il n'y a pas toujours continuité entre les cavités
ventriculaires et l'espace sous-arachnoïdien. Des recherches dans ce sens auraient leur intérêt. Mais les résultats
fournis par la ponction lombaire ne sont pas sans valeur.
D'après Quincke les plus hautes pressions sont observées
dans la méningite tuberculeuse : 250, 320, 460, 800. Ensuite viennent les pressions de l'hydrocéphalie chronique,
où l'on peut rencontrer : 290, 400, 120, 270, etc. Dans les
tumeurs intra-crâniennes les pressions notées sont absolument différentes suivant les cas : 210, 140, 600, 40 ;
lorsqu'il n'existe pas d'hydrocéphalie secondaire à la tumeur, la pression céphalo-rachidienne peut fort bien ne
pas dépasser les chiffres normaux. « Il faut du reste savoir,
dit Quincke, que d'une manière générale la hauteur de la
pression n'est pas nécessairement proportionnelle à l'intensité des symptômes fonctionnels : nos observations nous

(1) Voir au chapitre XVI le manuel opératoire de la ponction lombaire
et la mensuration de la pression céphalo-rachidienne qui s'apprécie en
millimètres d'eau ou plus exactement de liquide céphalo-rachidien.

(2) RIEKEN, Sur la ponction lombaire. *Deutsche Archiv für klinische
Medicin*, t. LVI, p. 1, octobre 1895.

permettent de dire d'une manière générale que haute pression et graves symptômes s'associent dans les cas aigus, et que haute pression et symptômes légers peuvent coïncider dans les cas chroniques, l'encéphale ayant eu sans doute alors le temps de s'accoutumer à l'excès de pression. »

Caractères physiques et composition chimique. — Il convient d'indiquer d'abord les caractères du liquide céphalorachidien à l'état normal.

« Ce liquide alcalin, incoagulable, a une densité de 1005. Il ne contient ni fibrinogène, ni sérine mais 1 à 2 millièmes seulement d'une substance semblable à la sérum-globuline, ainsi que des propeptones ou albumoses précipitables par l'acide nitrique à froid et se redissolvant à chaud. Les matières minérales sont plutôt celles du plasma musculaire que celles du plasma sanguin. On trouve encore une trace de graisse, de cholestérine et quelquefois d'une substance dénommée pyrocatéchine (1). »

Voici maintenant quelques analyses de liquide hydrocéphalique. La suivante est due à Robin :

Eau	987
Albumine	1,10
Graisse	0,09
Cholestérine	0,21
Extrait alcoolique et aqueux (moins les sels)	2,75
Chlorures potassique et sodique	6,14
Phosphates terreux	0,10
Sulfates de potasse et de soude	0,20

(1) Armand Gautier, *Chimie biologique*, 1892.

L'analyse suivante a été pratiquée par **Yvon** sur le liquide d'un malade de Bourneville (1) atteint d'hydrocéphalie congénitale.

Quantité	1630 cc.
Densité.	1008
Réaction	neutre.
Couleur.	jaune-rosé.
Matières organiques	6,000
— minérales	9,100
Total des substances fixes	15,100
Albumine coagulable	0,900
Albumine totale.	2,040
Matériaux azotés exprimés en urée. . .	2,800
Matières grasses.	0,120
Acide phosphorique	1,291
Acide sulfurique.	0,117
Chaux	0,089
Chlorure de sodium.	7,000
Eau	994,900

J'ai fait pratiquer l'analyse du liquide chez 4 hydrocéphales dont les observations seront relatées plus loin. En voici les résultats.

(1) BOURNEVILLE, Recherches sur l'épilepsie, l'hystérie et l'idiotie. *Compte rendu de l'année* 1883.

	Obs. II. Hydrocéphalie congénitale. — par M. Raybaud, int. en pharm.	Obs. IV. Hydrocéphalie chronique acquise — par M. Vasse, int. en pharm.	Obs. V. Hydrocéphalie à début aigu. — par M. Jouffrey, int. en pharm.	Obs. VII. Hydrocéphalie et sclérose cérébrale — par M. Vasse, int. en pharm.
Quantité.	2 litres 600	?	700cc	700cc
Densité.	1009	1010	1006	1009
Réaction.	Alcaline	Alcaline	Alcaline	Alcaline
Couleur.	Ambrée	Limpide	Citrin	Incolore et limpide
Extrait à 100°.	11.65	10.10	7.20	9.55
{ Matières organiques.	1.10	1.10	1.30	0.85
{ Matières minérales.	10.55	9.	5.90	8.70
Albumine coagulable.	0.90	0.75	0.90	0.25
Chlorures alcalins (évalués en chlorure de sodium).	6.15	7.41	5.10	6.15
Phosphates.	—	Traces	0.30	0.712
Sulfates.	—	Traces	Néant	Quantité notable
Bicarbonate de soude (décelé par l'acide acétique à chaud).	—	Quantité notable	0.50	Quantité notable
Eau.	988.35	989.90	992.80	990.45

On voit d'après les chiffres qui précèdent combien le liquide varie peu dans les diverses hydrocéphalies chroniques, combien d'autre part, par ses caractères et sa composition, il se rapproche du liquide céphalo-rachidien normal. Il est généralement limpide et clair comme de l'eau de roche. Sa densité reste au-dessous de 1010. Il ne contient que de rares cellules lymphatiques et épithéliales.

Les deux faits saillants de sa composition chimique sont d'une part la faible proportion d'albumine, d'autre part le chiffre élevé des chlorures alcalins. La quantité d'albumine coagulable qu'il contient n'atteint généralement pas un gramme par litre, elle peut rester au-dessous de 0 gr. 50, ce n'est qu'exceptionnellement qu'elle atteint 1 gramme, 1 gr. 5 même. La quantité des chlorures alcalins, 5 à 8 grammes par litre, est bien supérieure à celle qui existe dans le plasma sanguin, où elle ne dépasse pas 3 à 5 gr. Il ressort de ces chiffres que le liquide hydrocéphalique diffère beaucoup des diverses sérosités hydropiques, et que, au moins dans les formes chroniques dont il s'agit ici, il apparaît comme une exagération morbide de sécrétion du liquide céphalo-rachidien.

Existe-t-il dans la composition du liquide des différences correspondant aux diverses conditions pathogéniques dont relève l'hydrocéphalie (1) ? Les quelques résultats auxquels on est arrivé à ce point de vue concernent surtout la teneur du liquide en albumine. C'est dans les méningites tuberculeuses que le liquide céphalo-rachidien se montre le plus riche en albumine. Lichtheim y a trouvé les propor-

(1) Voir CHIPAULT, La ponction vertébrale. *Trav. de neurol. chirurgicale*, 1895.

tions suivantes . 1 ; 1,6 ; 1,35 ; 1,1 ; 2,4 0/00. Freyhan arrive à des résultats analogues : dans la méningite tuberculeuse il n'a jamais trouvé la proportion d'albumine au-
dessous de 1 0/00, et d'ordinaire beaucoup au-dessus. —
Dans les exsudations aiguës, la teneur en albumine s'élè-
verait d'après Quincke à 1 et 2 0/00. — Dans les hydrocéphalies par stase dues à des tumeurs, les résultats obtenus
par les auteurs sont assez contradictoires. Quincke a vu la
proportion d'albumine atteindre 3, 5 et 7 0/00 dans trois
ponctions successives faites pour une tumeur du cervelet.
Par contre Lichtheim dans six cas de tumeurs a trouvé
deux fois des traces seulement d'albumine et les autres
fois 0,8 ; 0,4 ; 0,75 ; 0,4 0/00.

On peut trouver dans quelques formes très spéciales
d'hydrocéphalie, dans l'hydrocéphalie externe par exemple, des caractères très différents du liquide hydrocéphalique ; je les indiquerai au cours de cet ouvrage.

Siège du liquide. — Le liquide, dans l'hydrocéphalie
interne, occupe les cavités ventriculaires : ventricules
latéraux surtout, troisième ventricule et quelquefois quatrième ventricule. Mais une question à étudier est la suivante : Quelles sont les relations de l'épanchement ventriculaire avec l'espace sous-arachnoïdien ?

Depuis Magendie (1), il est généralement admis que le
système ventriculaire communique avec le confluent sous-
arachnoïdien postérieur par un orifice de la pie-mère,
que l'on a désigné depuis sous le nom de trou de Magen-

(1) *Anatomie générale.*

die. Cette communication a été de nouveau affirmée par Luschka, Hyrtl, etc. Luschka admet de plus deux communications latérales au niveau des plexus latéraux du 4e ventricule. Dès lors pour certains auteurs, cavités ventriculaires et espace sous-arachnoïdien ne font qu'un système unique où se meut librement le liquide céphalo-rachidien.

Il est un fait indiscutable, c'est l'existence réelle de la communication de Magendie dans le plus grand nombre de cas après la naissance. Mais l'origine de cette communication reste indécise. Elle n'a pas été rencontrée durant la période du développement fœtal. Elle est constituée par une lacune de la pie-mère dont la lumière varie considérablement d'un sujet à l'autre, se présentant tantôt comme un trou, tantôt comme un réseau à larges mailles. Pour ces raisons diverses il est infiniment probable que le trou de Magendie n'est en quelque sorte qu'un fait secondaire, résultant d'une atrophie localisée de la pie-mère consécutive à la naissance. Mais cette communication une fois produite, le système ventriculaire et l'espace sous-arachnoïdien ne conservent pas moins chacun une autonomie propre, une statique locale, malgré la continuité du liquide interne et du liquide externe.

Que deviennent ces rapports dans l'hydrocéphalie? Dans quelques cas la communication des deux systèmes permet à l'épanchement ventriculaire de se répandre en partie dans l'espace sous-arachnoïdien. Dans la grande majorité des faits néanmoins, l'hydrocéphalie est exclusivement intra-ventriculaire. Bien plus dans un assez grand nombre de cas d'hydrocéphalie il est avéré que la communication des deux systèmes n'existe pas. Le fait peut tenir à plusieurs causes.

Tout d'abord, à ce que la pie-mère a pu conserver au niveau de l'espace sous-arachnoïdien ses dispositions fœtales et ne s'est point perforée. J'ai observé un fait (observ. V), qui paraît démontrer cette hypothèse. J'avais tenté de traiter l'hydrocéphalie par la ponction lombaire et j'avais fait une ponction blanche. A l'autopsie, ayant d'abord ouvert le rachis je constatai la vacuité presque complète de l'espace sous-arachnoïdien spinal malgré la position verticale donnée au sujet. Le crâne ouvert, le cervelet soulevé et l'arachnoïde incisée, il ne s'écoula pas une goutte de liquide malgré l'état de plénitude du système ventriculaire dont je retirai par ponction 700 centimètres cubes. J. O'Carroll (1) a relaté récemment deux cas d'hydrocéphalie avec absence complète de communication entre le 4ᵉ ventricule et l'espace sous-arachnoïdien ; le 4ᵉ ventricule était complètement obturé par une membrane étendue du cervelet à la moelle allongée. West (2) avait signalé déjà la possibilité de ces faits.

Dans d'autres cas la séparation des deux systèmes se fait non plus au niveau du 4ᵉ ventricule, mais au niveau de l'orifice de l'aqueduc de Sylvius dans le ventricule moyen. West a donné la relation de trois observations dans lesquelles cet orifice était fermé par la membrane interne très épaissie du 3ᵉ ventricule. Je relaterai plus loin un fait (observ. II) où l'insuccès de la ponction lombaire tenait à

(1) J. O'CARROLL, *The Dublin Journal of medical science*, 1894.
(2) *Leçons sur les maladies des enfants.*

cette même cause. Lemaître (1) vient de relater un fait analogue.

Quelle qu'en soit la cause, il est démontré que la communication entre les cavités ventriculaires et l'espace sous-arachnoïdien manque souvent dans l'hydrocéphalie. Il convenait d'insister sur ce fait à cause de son importance pour le traitement chirurgical.

II. — Le cerveau hydrocéphale.

L'accumulation du liquide dans les cavités ventriculaires a pour résultat direct la *dilatation de ces cavités*, lésion essentielle de toute hydrocéphalie. Cette dilatation peut avoir tous les degrés. Au degré maximum les hémisphères cérébraux apparaissent comme deux poches vésiculeuses, qui s'affaissent dès qu'on les ouvre et qu'on laisse le liquide s'écouler.

La dilatation des ventricules latéraux dans les cas les plus typiques est générale, c'est-à-dire qu'elle porte à la fois également sur les deux ventricules et sur tous les prolongements de ces ventricules. Il arrive quelquefois cependant que cette dilatation n'est pas égale et se montre notablement plus accentuée d'un côté que de l'autre. Cette inégalité de dilatation des ventricules est assez fréquemment signalée dans les observations de Bourneville. Nous verrons plus loin qu'elle trouve quelquefois son explication dans l'unilatéralité de la lésion primordiale dont relève l'hydrocéphalie. Dans d'autres cas, cette dilatation

____

(1) LEMAITRE (de Limoges). *Congrès de Moscou*, 1897.

ventriculaire se localise plus spécialement au niveau de certaines cornes. C'est ainsi que dans cette forme que Bourneville a dénommée hydrocéphalie scaphocéphalique, sur laquelle je reviendrai, la dilatation occupe exclusivement ou presque exclusivement les cornes occipitales.

Sous l'action de la pression du liquide intra-ventriculaire, les trous de Monro se dilatent et atteignent parfois une largeur considérable ; dans l'une de mes observations, ils présentaient jusqu'à 5 centimètres de diamètre. Dans les cas semblables, le 3ᵉ ventricule est lui-même passablement distendu ; la nature de ses parois ne lui permet pas cependant d'atteindre des proportions relativement aussi fortes que celles des ventricules latéraux. L'aqueduc de Sylvius peut lui-même être dilaté. Dans ce cas, la dilatation s'étend jusqu'au 4ᵉ ventricule.

Deux conditions influent sur l'intensité et l'étendue de ce processus de dilatation : c'est d'une part la quantité du liquide, d'autre part l'époque de début de l'hydrocéphalie. Dans les hydrocéphalies très précoces qui se produisent durant le développement embryonnaire, la généralisation de la dilatation à l'ensemble du système ventriculaire est la règle. Dans les hydrocéphalies plus tardives, la répartition de l'épanchement est différente : en raison de la résistance beaucoup plus grande de la région de la base du cerveau, le liquide s'accumule surtout, ou du moins avec une prédominance relative, dans les ventricules latéraux.

Sous l'influence de cette distension ventriculaire, la substance cérébrale subit des modifications importantes qui tiennent tout d'abord à la compression du tissu cérébral entre le liquide ventriculaire et les parois crâniennes, et ultérieurement au développement en surface des hémisphères qui se fait parallèlement à la dilatation du crâne.

Au niveau des hémisphères, la substance cérébrale est très réduite ; son épaisseur peut être encore de 2 à 3 centimètres ; mais elle peut descendre à quelques millimètres, jusqu'à 2 millimètres et même moins. Les parties où la réduction de la paroi est la plus considérable sont la région du vertex et les parties antérieures des lobes temporaux. La substance cérébrale est souvent condensée à un haut degré ; elle est d'autres fois œdématiée et ramollie. Les circonvolutions sont aplaties, effacées ; les sillons ont presque disparu, réduits à une ligne. A la surface, la pie-mère apparaît mince, très pâle.

Le corps calleux est aplati, considérablement aminci, quelquefois même réduit à l'épaisseur d'une feuille de papier. La voûte à trois piliers est allongée et atrophiée.

A l'intérieur des ventricules, la membrane ventriculaire est ordinairement épaissie. Dans certaines formes sur lesquelles nous reviendrons, elle présente des lésions spéciales. L'état des plexus choroïdes varie aussi suivant les cas, tantôt hypertrophiés, tantôt aplatis et exsangues. Le septum lucidum est aminci, parfois déchiré par places. Le plancher des ventricules subit aussi les effets de la pression du liquide : la couche optique et le corps strié sont déprimés, aplatis, allongés avec tendance à s'écarter l'un de l'autre, distants réellement l'un de l'autre dans certaines hydrocéphalies très précoces.

A ces diverses lésions morphologiques correspondent des *altérations de structure* qui ont été bien étudiées par

Anton dans un important travail (1) dont je vais exposer les conclusions.

La dilatation des cavités ventriculaires se fait surtout aux dépens de la substance médullaire des hémisphères par un processus atrophique qui porte également sur le calibre et sur le nombre de ses fibres ; l'atrophie atteint aussi le plus souvent les fibres du corps calleux. La substance médullaire n'est pas cependant particulièrement exposée à la compression et Anton est porté à croire que son atrophie est plutôt sous la dépendance d'un trouble de nutrition. L'étude de la circulation cérébrale, en effet, a démontré que normalement la distribution vasculaire est beaucoup moins favorable à la nutrition des couches médullaires profondes qu'à celle de la surface corticale : les lésions parencéphaliques, certains ramollissements du centre des hémisphères chez les vieillards, sont une conséquence de cette disposition, ainsi que Kundrat l'a établi. Il est donc probable que la réduction de la substance médullaire dans l'hydrocéphalie est d'ordre trophique et tient en grande partie à la gêne de la circulation qui résulte de la haute pression du liquide.

L'écorce du cerveau est notablement moins atteinte dans son étendue et dans sa structure. Les grosses cellules ganglionnaires de l'écorce paraissent cependant conserver pendant un temps anormalement long leur forme ronde embryonnaire. D'autre part, fait important, le processus de myélinisation des fibres nerveuses intra-corticales paraît retardé.

(1) Anton, Sur l'anatomie de l'hydrocéphalie et la compression cérébrale. *Medizinische Jahrbuch*, Wien, 1888.

Du côté des vaisseaux, Anton signale une dilatation uniforme et considérable de l'espace péri-vasculaire dont les connexions avec l'espace sous-arachnoïdien peuvent nettement se démontrer : « On est autorisé à admettre, ajoute-t-il, que le liquide céphalo-rachidien, du fait de l'encombrement ventriculaire, se fraye une voie le long des vaisseaux. »

Dans les faits observés par cet auteur les faisceaux pyramidaux étaient de dimensions très réduites ; l'atrophie du système de ces faisceaux s'étendait jusque dans la moelle épinière. Dans quelques cas vraisemblablement cette atrophie est primitive et antérieure à l'époque du revêtement de myéline des fibres nerveuses. Ailleurs il s'agit d'atrophie dégénérative. Frederick Schulze (cité par Anton) a rapporté un cas de dégénérescence secondaire du faisceau pyramidal chez un enfant de 2 ans 1/2. — Tuszeck et Cramer (1) ont également constaté la dégénérescence des faisceaux pyramidaux chez un hydrocéphale idiot mort à 42 ans. — Dans un cas d'hydrocéphalie considérable (5 litres et demi) chez un enfant de 5 mois, Haushalter et Thiry (2) observèrent une atrophie et une sclérose très marquées des cordons pyramidaux ; il y avait eu pendant la vie une contracture généralisée. — Cette dégénérescence ne peut cependant être considérée comme constante.

Ces altérations de structure démontrent que l'hydrocé-

---

(1) Tuszeck et Cramer, Un cas d'hydrocéphalie de dimensions insolites. *Arch. für Psych. und Nervenhk.*, XX, Heft II, 1889.

(2) Haushalter et Thiry, Etude sur l'hydrocéphalie. *Rev. de Médecine*, août 1897.

phalie peut troubler les fonctions cérébrales non seulement par compression du tissu nerveux, mais aussi par des troubles de développement qui sont d'autant plus marqués que l'hydrocéphalie est plus précoce. Dans un grand nombre de cas, en effet, le *poids du cerveau* chez les hydrocéphales (non compris bien entendu le poids du liquide intra-ventriculaire), est sensiblement inférieur au poids du cerveau normal.

Peu d'auteurs ont étudié le développement du cerveau au point de vue de son poids de la naissance à l'âge adulte. J'utiliserai cependant les résultats de la statistique de Boyd (1) qui porte sur 1913 cas, de la naissance à 20 ans, et je comparerai ces chiffres avec ceux donnés par Bourneville dans quelques-unes de ses observations (2), sous forme du tableau suivant qui en fait ressortir les différences.

Poids moyen de l'encéphale d'après Boyd.		Observations de Bourneville.	Poids de l'encéphale	Poids du liquide
A la naissance . .	331			
De six mois à un an.	777	Enfant de neuf mois (obs. VI)	655	1000
De 1 an à 2 ans . .	942	Enfant de deux ans (obs. IV)	780	500
De 2 à 4 ans. . . .	1097	Enfant de 2 ans 1/2 (obs. III)	655	960
De 4 à 7 ans. . . .	1140	Enfant de 6 ans (obs. XIV)	870	
De 7 à 14 ans . . .	1302	Enfant de 13 ans (obs. II).	1180	120
		Enfant de 13 ans (obs. XI)	770	570
		Enfant de neuf ans (obs. XII)	1510	300
De 14 à 20 ans . .	1374	Hydrocéphale de 18 ans (obs. I)	1560	390

(1) Cité par Manouvrier, in *Traité d'Anatomie de Poirier*.

(2) Bourneville, De quelques formes de l'hydrocéphalie. In : Recherches

D'après ces chiffres on constate que le poids de l'encéphale chez les hydrocéphales est le plus souvent notablement inférieur au poids normal du cerveau de l'âge correspondant. Dans les deux derniers cas de Bourneville (obs. XII et I) c'est cependant l'inverse que l'on constate. Mais si l'on se reporte aux observations mêmes on se convainc qu'il ne s'agit pas d'hydrocéphalies typiques : dans l'observation **I** le crâne était normal, il existait des lésions de méningo-encéphalite ; dans l'observation **XII** il existait une méningite purulente.

Nous sommes donc autorisés à conclure que l'épanchement hydrocéphalique entrave le développement du cerveau non seulement au point de vue de sa structure, mais aussi au point de vue de son volume, et cela d'autant plus que l'hydrocéphalie est plus abondante et qu'elle se produit à un âge moins avancé. Chez les sujets arrivés à un âge avancé on peut ne pas constater de diminution dans le poids du cerveau. Chez un malade de Christian, mort à 40 ans, le poids du cerveau était de 1400 grammes malgré une hydrocéphalie abondante (1100 gr.). « Le cerveau étalé sous la pression, écrit l'auteur, paraît avoir gagné en étendue ce qu'il avait perdu en épaisseur. »

C'est à dessein que j'insiste sur ces altérations de structure et de développement du cerveau chez les hydrocéphales. Dans l'évolution morbide elles rendent compte d'un certain nombre de symptômes que l'on aurait tort d'attribuer exclusivement à la présence du liquide.

sur l'épilepsie, l'hystérie, l'idiotie et l'hydrocéphalie. *Compte rendu pour l'année* 1883. Je me reporterai très souvent à cet important mémoire dans la suite de ce travail.

CHAPITRE III

LE CRANE HYDROCÉPHALE.

Evolution générale du crâne hydrocéphale. — Hydrocéphalies congénitales et précoces. — Les grands crânes membraneux. — Mécanisme de la dilatation crânienne dans les hydrocéphalies tardives. — L'arrêt du processus hydrocéphalique et l'ossification
secondaire du crâne ; le crâne de Bordini. — Les processus de guérison de l'hydrocéphalie. Les hydrocéphalies à crâne épais.
Caractères morphologiques du crâne hydrocéphale.
Crâniométrie de l'hydrocéphalie. La brachycéphalie hydrocéphalique.
La capacité du crâne hydrocéphale.

Sous l'influence de la pression intérieure qui détermine
la dilatation des ventricules le crâne subit également un
mouvement d'expansion qui aboutit à la dilatation de la
boîte crânienne. Dans quelques cas cependant, qui constituent une infime exception, le crâne conserve ses dimensions normales. C'est généralement dans une ossification
prématurée des sutures qu'il faut chercher la raison de
cette exception : l'hydrocéphalie reste dans ces cas objec-
tivement latente. Je reviendrai sur cette forme rare, dont
je relate plus loin une observation personnelle.

La dilatation crânienne reste donc dans l'immense majorité des cas la conséquence la plus caractéristique de
l'hydrocéphalie. A l'âge où se produit le plus souvent

l'hydrocéphalie, le crâne est encore dans la période de développement ; ce développement se trouve profondément modifié par les conditions nouvelles de la pression intra-crânienne. L'évolution du crâne hydrocéphale nous arrêtera tout d'abord ; nous étudierons ultérieurement ses caractères.

Évolution générale du crâne hydrocéphale. — I. — *L'hydrocéphalie congénitale ou précoce*, qui atteint le fœtus ou le nouveau-né, évolue en raison de l'état du crâne à cette période de la vie.

A l'état normal, au moment de la naissance, les bords des os du crâne sont seulement contigus et réunis par des sutures membraneuses. Les angles correspondant à la rencontre des bords osseux sont aussi à l'état membraneux constituant les fontanelles au niveau du bregma, du lambda, du ptérion, de l'astérion. « Peu de temps après la naissance, dit Poirier (1), la voûte du crâne subit une expansion dans sa totalité ; les sutures et les fontanelles s'élargissent à tel point que dans certains cas on pourrait croire à une hydrocéphalie. Les sutures peuvent acquérir de ce fait des dimensions très grandes. » Les progrès de l'ossification déterminent au niveau des bords osseux la production de dentelures pour l'engrenage réciproque des os voisins, et produisent d'autre part peu à peu le rétrécissement des fontanelles, des latérales d'abord, puis des supérieures qui ne disparaissent complètement que vers 2 ans. Mais il est dans cette évolution des différences individuelles assez

(1) POIRIER, *Traité d'anatomie.*

grandes. Bonnaire (1) a bien décrit ces variations de l'ossification dont le retard et l'accélération constituent quelquefois de véritables anomalies. L'ossification prématurée
des sutures a, au point de vue qui nous occupe, comme
je l'ai dit tantôt, une grande importance. D'autre part,
le retard dans l'ossification a comme conséquence la largeur anormalement prolongée des sutures et des fontanelles ; c'est dans ces cas qu'apparaissent des points surnuméraires d'ossification, origines des os wormiens. Ces
points surnuméraires ne traduisent point en effet, comme
on l'a dit, une tendance à l'excès d'ossification ; ils manifestent au contraire, ainsi que Manouvrier l'a reconnu,
l'insuffisance des points d'ossification normaux, qu'ils viennent suppléer par places. Ces os wormiens, très variables
comme nombre et comme dimension, occupent les fontanelles et les sutures, surtout les sutures sagittale et lambdoïde ; ils se développent généralement au moment où
se forment les dentelures osseuses.

Lorsque le processus hydrocéphalique surprend le crâne
dès la naissance ou les premiers mois de la vie, sa conséquence immédiate est l'agrandissement de toutes les dimensions du crâne, de tous ses diamètres. Les sutures et
les fontanelles s'élargissent. Dans quelques hydrocéphalies
congénitales très précoces, on peut constater la persistance
de la suture métopique qui normalement à la naissance a
disparu dans ses trois quarts inférieurs. Les os ainsi écartés, le crâne est souvent en très grande partie membraneux (fig. I). Ailleurs la nutrition des os est compromise

(1) BONNAIRE, *Progrès médical*, 1891.

par la pression qu'ils subissent ; la couche de diploé ne se
développe pas, les os de la voûte sont d'une minceur
extrême, leur amincissement peut aboutir à la production
de pertes de substance osseuse (fig. II) ; ils sont flexibles,

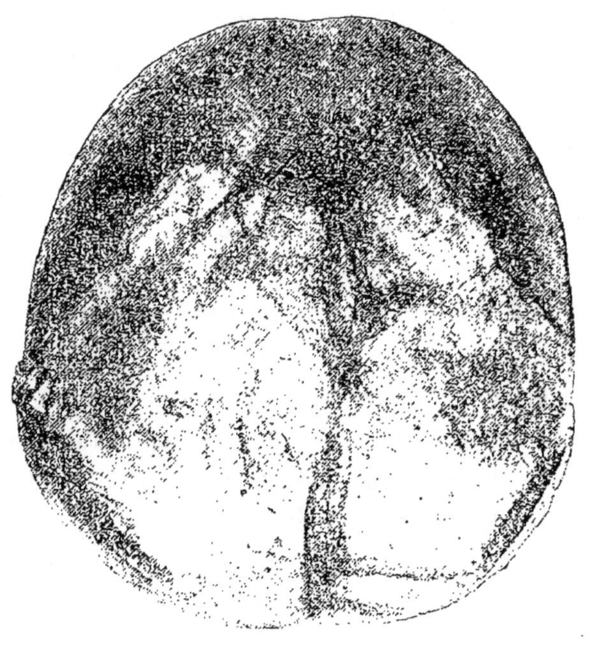

FIGURE I. — Crâne hydrocéphale (Musée de l'École
de médecine. Marseille).

La grande circonférence horizontale mesure 66 centimètres.
La voûte est presque entièrement membraneuse.
La grande fontanelle ou mieux l'espace membraneux compris entre le
frontal et les pariétaux mesure 27 centimètres de longueur, sur 26 centimètres de large.

quelquefois comme parcheminés, transparents et rayonnés.
Lorsque l'hydrocéphalie ne produit pas trop rapidement
la mort, apparaissent au niveau des surfaces membraneuses des points osseux supplémentaires, points d'origine

d'os wormiens, au niveau des fontanelles et des sutures
inter-pariétale et lambdoïde. La fréquence, le nombre,
les dimensions des os wormiens sont des caractères importants du crâne hydrocéphale (fig. IV) ; ils justifient
l'opinion de Manouvrier relative à la signification de ces os.

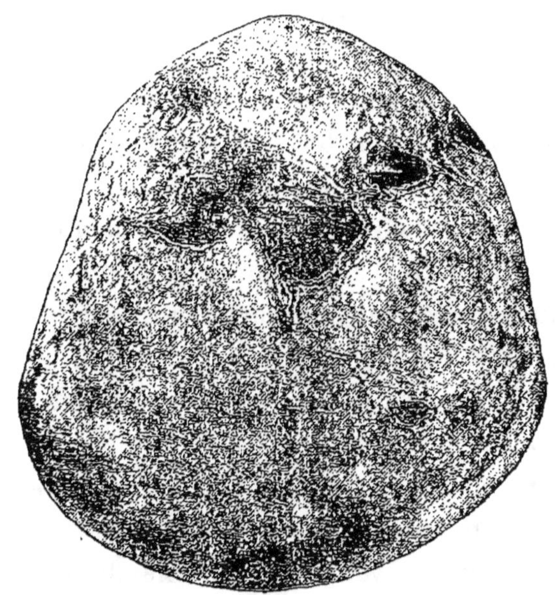

FIGURE II. — Crâne hydrocéphale asymétrique (Musée de l'Ecole
de Médecine. Marseille).

Sur ce crâne hydrocéphale en grande partie ossifié, l'asymétrie porte surtout sur la région frontale, la suture métopique étant fortement déviée
à gauche. Cette asymétrie est due à ce que la suture fronto-pariétale
gauche s'est ossifiée alors que celle du côté droit est restée en grande
partie membraneuse : aussi y a-t-il une dépression au niveau de la
première, tandis que le crâne s'est largement développé aux dépens de
la seconde.
La voûte osseuse est d'une minceur extrême ; cet amincissement est allé
en certains points jusqu'à production de pertes de substance : de chaque
côté de la suture métopique et sur la région pariétale droite ; au niveau
de ces trous, l'os est remplacé par une membrane fibreuse, analogue
à celle des fontanelles.

Tout autre est l'évolution du crâne, *lorsque l'hydrocé-phalie débute à un âge plus avancé*, alors que les fonta-nelles ont disparu, que les sutures sont engrenées, chez les enfants du second âge, chez les adolescents. Dans ces cas, lorsque la pression atteint un certain degré, elle aboutit encore à l'écartement des os, mais pour cela il faut qu'elle produise le désengrènement des sutures. Le fait intéressant est ici la production entre les os distendus d'un tissu mem-braneux nouveau, et l'on doit se demander quel est le pro-cessus qui aboutit à la production de ce tissu. Bourneville chez certains malades (idiots avec lésions méningitiques et distension des sutures) a rencontré une lésion curieuse des sutures qui se présentaient à l'extérieur sous la forme de cordons rouges, saillants, sinueux, de 3 à 4 millimètres de largeur, à l'intérieur comme une ligne rouge finement dentelée, mais ne formant pas de saillie comme sur la face externe ; dans la substance inter-suturale s'était pro-duite une prolifération de tissu très intense aboutissant à une sorte de bourrelet vasculaire. Bourneville admet qu'un processus analogue doit exister à la première phase de la distension des sutures chez les hydrocéphales qui nous oc-cupent. Chez eux toutefois, si le crâne peut redevenir en partie membraneux dans les espaces inter-désuturés, le squelette reste bien plus étendu et plus épais que dans les formes précédentes.

Jusqu'à quel âge l'hydrocéphalie est-elle capable de pro-duire la dislocation et la distension des sutures ? Les sutu-res sont les organes principaux de l'accroissement crânien et elles ne s'ossifient complètement que lorsque celui-ci est terminé. Les auteurs ne sont pas d'accord sur l'époque où la croissance du crâne est achevée. Pour Quetelet, ce serait vers 30 ans. Pour Parchappe, d'après ses mensurations, l'augmentation du volume de la tête semblerait continuer jusqu'à 60 ans. Malgaigne admet que la tête augmente jusqu'à 40 ans ; il doute fort que son accroissement continue au delà de cette époque. D'après Ribbes (1), l'ossification des sutures apparaît en moyenne de 40 à 45 ans dans les races supérieures, de 25 à 28 dans les races inférieures. Quoi qu'il en soit, bien avant d'arriver à l'ossification définitive, les sutures présentent une résistance qui rend difficile leur distension par exagération de la pression intra-crânienne. Les faits démontrent qu'à un certain âge, cet excès de pression produit des phénomènes de compression cérébrale qui entraînent la mort avant que la disjonction des sutures puisse se produire.

L'hydrocéphalie cependant peut se développer encore chez les enfants du second âge et les adolescents. Je relaterai l'observation d'un enfant chez qui les premiers symptômes apparurent à 7 ans. Dans un fait de Rilliet et Barthez il s'agit d'un enfant de 9 ans. Dans une observation de Bourneville (2) les premiers signes d'hydrocéphalie se montrèrent de 12 à 13 ans. Chez un jeune homme de 17 ans, Raymond (3) constata pendant la vie que les pariétaux n'étaient pas soudés; la tête n'était pas grosse (52 cent.), cependant la mère affirmait que son volume avait considérablement augmenté depuis le début de l'affection qui

(1) Ribbes, Thèse de Paris, 1885.
(2) Bourneville, Rech. clin. sur l'épilepsie, l'hystérie et l'idiotie. *Compte rendu pour l'année* 1890.
(3) Raymond, *Clin. des malad. du syst. nerv.*, 1897.

remontait à un an seulement ; à l'autopsie, les os d'une
grande minceur, translucides, n'étaient pas soudés ; le
frontal était séparé par la suture métopique ; les sutures
coronale et sagittale persistaient comblées par un tissu
fibreux lâche, de sorte que les bords osseux en contact
pouvaient s'écarter d'une distance de 5 à 6 millimètres.
Dans tous ces faits il s'agissait d'hydrocéphalies symptomatiques de tumeurs cérébrales.

Telles sont les déviations du développement crânien
dans la période d'activité de l'hydrocéphalie. Le plus grand
nombre des hydrocéphales meurent rapidement durant
cette période.

II.— Dans quelques cas le processus hydrocéphalique
se ralentit, s'arrête même. Chez les enfants qui survivent
plusieurs années, le crâne peut alors s'ossifier dans toutes
ses parties, les fontanelles même disparaissent. Certains
hydrocéphales chez lesquels le processus morbide est
complètement arrêté, peuvent vivre assez longtemps avec
leur infirmité. Je crois intéressant de donner ici la description du crâne d'un de ces hydrocéphales adultes que
j'ai étudié récemment avec Bonnifay (1). Ce crâne, remarquable par ses énormes dimensions, est celui d'un nommé
Bordini qui vivait à Marseille à la fin du XVIᵉ siècle et y
mourut à l'âge de 50 ans vers 1616.

Crâne de Bordini. — Ce crâne augmenté dans tous ses diamètres, de forme globuleuse, est de plus irrégulièrement développé :
déprimé à droite, saillant à gauche au niveau des régions occipito-
temporales.

(1) L. D'ASTROS et J. BONNIFAY, Le crâne hydrocéphale du muséum de
Longchamp. *Marseille médical*, 1ᵉʳ janvier 1897.

Sa CAPACITÉ est de 8 litres 30.

DIAMÈTRES. — Les principaux diamètres sont les suivants :

Diamètre transversal maximum. . . . . 268 millimètres

Diamètre antéro-postérieur maximum. 274   —

Diamètre vertical (de l'apophyse basilaire de l'occipital au point le plus éloigné de la voûte du crâne) 196   —

Diamètre oblique droit (de la bosse frontale droite au point le plus éloigné du pariétal gauche). 278   —

Diamètre oblique gauche 300   —

Indice céphalique 97,8

On voit d'après ces mensurations que les diamètres transverse et antéro-postérieur tendent à s'égaliser. Le crâne est fortement brachycéphale. La mensuration des diamètres obliques donne en outre la mesure de la déformation plagiocéphalique du crâne très marquée, comme en témoigne la comparaison de ces diamètres.

CIRCONFÉRENCES. — 1° *La grande circonférence horizontale* passant par la glabelle et le point le plus éloigné de la voûte pariéto-occipitale a *87 centimètres*. Mais ce n'est pas la circonférence maxima. Celle-ci passant par les bosses frontales et les bosses occipitales, selon le procédé de mensuration de Welcker, est de *88 cm. 5*. Si l'on cherche la part qui revient au frontal et aux pariétaux dans cette circonférence, on trouve :

      Demi-circonférence antérieure. . . . . 35 centimètres

      Demi-circonférence postérieure. 53   —

ce qui dénote déjà un développement très considérable des pariétaux.

2° *La grande circonférence sagittale* mesure dans son ensemble : 80 cm. 2, à savoir :

      Du point sus-orbitaire au bregma. . . . . 22 cm.

      Du bregma au lambda 27   —

      Du lambda à l'inion. . . . . 9 — 5

      De l'inion à l'opisthion . . . . 6 — 5

      Du bord antérieur du trou occipital au point nasal. . . . . 11 —

      Du point nasal au point sus-orbitaire . . . 1 —

3° *La circonférence transversale* donne pour sa partie supérieure, d'un conduit auditif (racine horizontale de l'apophyse zygomatique) à l'autre, en passant par le bregma : 63 centimètres ; et pour sa partie inférieure (ligne rejoignant les mêmes points en passant sous le crâne) : 15 centimètres ; soit pour la totalité : 78 centimètres.

Os. — Si nous examinons chaque os en particulier, nous sommes frappés par le grand développement des os de la voûte qui caractérisent l'hydrocéphalie.

Le *frontal*, très bombé, forme environ le tiers de la voûte. Il est ossifié dans toute son étendue et ne présente pas de trace de suture métopique. Les bosses ne sont pas extraordinairement développées et l'ensemble représente assez bien un segment de sphère. L'épais-

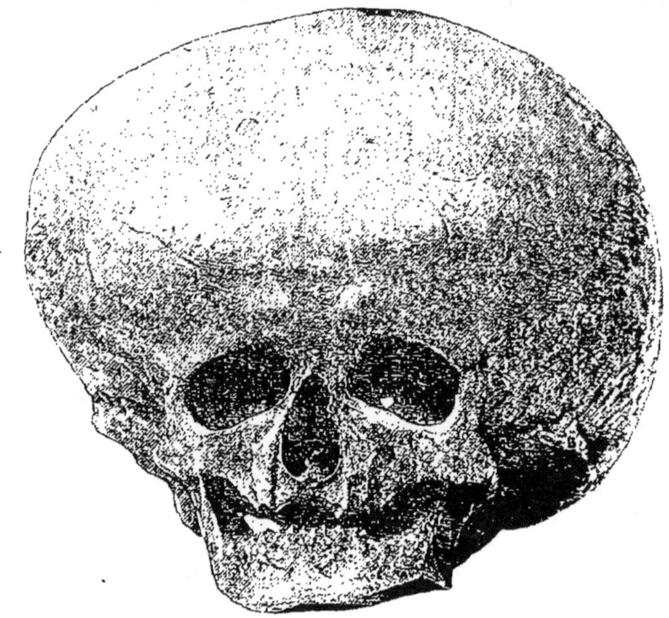

FIGURE III. — Le crâne de BORDINI (Muséum de Longchamps. Marseille).

Hauteur du crâne : 22 centimètres. — Diamètre transverse : 26 cent.
On peut apprécier la microsémie marquée.

seur de l'os varie de 5 millimètres (au niveau des bosses) à 6 millimètres dans les parties les plus épaisses et se réduit à 2 millimètres sur les bords qui avoisinent la fontanelle antérieure.

Les *pariétaux* d'épaisseur à peu près égale à celle du frontal, ressemblent plus encore à des segments de sphère, sans saillie plus marquée au niveau des bosses. Le gauche est un peu plus bombé et un peu plus grand que le droit. Leurs dimensions mesurées au niveau des bords sont de 27 centimètres dans les deux sens.

L'*occipital* dans sa portion écailleuse est aussi plus développé qu'à

l'état normal. Mais la portion de cet os qui concourt à la formation
de la base ne paraît pas hypertrophiée.

Le *temporal* est à peu près normal dans sa portion écailleuse.

Les os de la base sont assez mal conservés : on ne trouve plus de
trace du corps du sphénoïde. Les trous déchirés antérieurs et
postérieurs sont notablement agrandis, en partie du moins, par l'u-
sure des rochers.

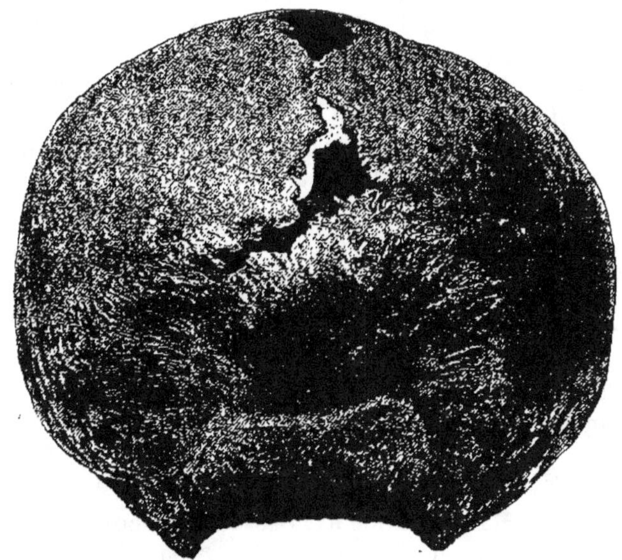

FIGURE IV. — Le crâne de BORDINI (vu par sa face postérieure).

La suture sagittale était comblée par de grands os wormiens, dont les
uns se sont détachés, dont les autres sont encore en place.

Les sutures lambdoïdes sont fermées par de longues aiguilles osseuses,
au milieu desquelles se trouvent intercalés de nombreux os wormiens.

SUTURES. — Les sutures qui relient les uns aux autres les os du
crâne sont remarquables par leur largeur et la multiplication de
leurs dentelures et des os surnuméraires.

Au bregma on trouve un espace vide irrégulier, en fleur de trèfle,
de 35 millimètres de long sur 25 millimètres de large. Cet espace
n'était probablement pas comblé par un os wormien, car ses bords
ne présentent pas d'aiguilles articulaires ; ils se terminent en s'a-
mincissant et devaient se continuer avec la fontanelle antérieure.

Au niveau de la suture sagittale, du bregma au lambda, on rencontre un certain nombre d'os wormiens, dont l'un mesure 12 centimètres de long sur 5 centimètres de large. Quelques-uns de ces os se sont détachés et ont laissé au niveau du lambda plusieurs espaces vides, mais à contours dentelés démontrant qu'ils étaient occupés autrefois par des pièces osseuses.

C'est surtout dans les deux branches de la suture lambdoïde que ces os wormiens se sont multipliés. La largeur de ces sutures atteint jusqu'à 4 centimètres, et au niveau des astérions on peut compter jusqu'à 12 os wormiens qui se sont substitués aux fontanelles. On en trouve aussi, mais en moins grand nombre, au niveau des sutures fronto-pariétales. Aucun au niveau des sutures temporo-pariétales, qui sont normales.

Face. — Celle-ci, surplombée de tous côtés par la boîte crânienne, se présente à la fois un peu élargie et sensiblement raccourcie dans ses dimensions.

Diamètre bizygomatique. . . . . 140 mm.

Longueur du point nasal au point alvéo-

    laire. . . . . 65 —

Les *orbites* surtout sont notablement élargies et surbaissés.

Diamètre vertical de l'orbite. . . . . . 35 mm.

Diamètre horizontal . . . . 50 —

Indice orbitaire 70

Le fait essentiel de l'évolution du crâne dans les cas semblables est la tendance à l'ossification complète de la boîte crânienne. La description ci-dessus le démontre. Sur ce crâne énorme les larges surfaces membraneuses primitives ont été comblées par un travail d'ossification qui a dû être très actif après l'arrêt du processus hydrocéphalique. Au niveau de leurs bords, certains os ont poussé de longues aiguilles osseuses, nettement apparentes au niveau des sutures, notamment de la suture lambdoïde où elles présentent jusqu'à 4 centimètres de longueur. Ailleurs, au niveau de la sagittale, au niveau des fontanelles, l'ossification s'est faite en des points indépendants, origines d'os sésamoïdes qui mesurent jusqu'à 6 centimètres de long sur 5 de large.

Les os du crâne finissent par acquérir une épaisseur
normale. Quelquefois même ils présentent une épaisseur
inaccoutumée, conséquence d'une hypernutrition d'origine
probablement congestive. Pour ces derniers cas, certains
auteurs ont donné de l'épaisseur anormale des os du crâne
une interprétation qui mérite qu'on s'y arrête.

Antoine Andral, qui avait remarqué l'épaisseur de certains crânes d'hydrocéphales d'âge avancé, la considérait
comme le signe du processus de guérison de l'hydrocéphalie : pour lui, l'inaptitude du crâne à combler le vide
laissé par la résorption graduelle de l'épanchement, la
boîte osseuse la compensait par un épaississement de sa table interne. Bourneville (1) a émis une opinion analogue.
Après avoir présenté l'histoire détaillée d'un certain nombre d'hydrocéphales, il les divise en deux groupes. Dans
l'un il s'agit d'enfants de 2 à 3 ans : sutures et fontanelles
sont larges, membraneuses ; les os sont très minces ; le
liquide abondant, de 500 à 1000 centimètres cubes. Dans
le second il s'agit d'adolescents de 13 à 18 ans ; il n'y a
pas de persistance des fontanelles ; les os sont épais et
lourds ; le liquide ne dépasse pas 100 à 150 centimètres
cubes. « Ne pouvons-nous pas aisément conclure, écrit-
il, que ces derniers crânes se sont développés aux dépens
du liquide, et que très vraisemblablement les lésions moins
intenses observées chez les sujets du second groupe pro-
viennent d'une rétrocession de l'hydrocéphalie ? Il est probable que si à l'âge de deux ans ils étaient morts, l'autopsie aurait révélé chez eux un état analogue à celui des
trois premiers enfants de notre tableau. »

(1) *Loc. cit.*, C. R. pour 1893.

L'hypothèse défendue par Bourneville ne me paraît pas démontrée par les documents mêmes qu'il apporte à l'appui. La lecture de ses observations nous convainc qu'elles concernent en réalité deux groupes de faits très dissemblables. Tandis que dans le premier (jeunes enfants) il s'agissait de grands épanchements hydrocéphaliques uniformes, dans le second les quantités minimes de liquide coïncidaient avec une inégalité très nette de la dilatation ventriculaire, et dans un cas avec une petite tumeur de la faux du cerveau ; en plus de ces caractères, dans deux de ces derniers faits les mensurations relatées font constater que le crâne continuait à s'accroître d'année en année. Il ne ressort donc nullement que dans le second ordre de faits l'épaisseur des os du crâne fût la conséquence d'une rétrocession de l'hydrocéphalie ; et d'autre part l'apparence des lésions cérébrales fait bien plutôt pressentir une forme d'hydrocéphalie un peu spéciale.

Je ne veux pas nier cependant que la régression de l'hydrocéphalie puisse s'accompagner de modifications appréciables du côté de la boîte crânienne. Tout d'abord il est permis d'admettre, lorsque le crâne est encore en partie membraneux, qu'il puisse tendre spontanément à reprendre des dimensions normales si l'épanchement hydrocéphalique se résorbe. Je ne crois pas que le fait ait été souvent observé ; les mensurations faites durant la vie peuvent seules résoudre la question. Lorsque le crâne est fermé et ne peut par conséquent revenir sur lui-même, j'admets volontiers que dans quelques cas, la régression lente de l'épanchement puisse s'accompagner d'un certain épaississement des os du crâne. Mais l'on ne saurait, à mon avis,

considérer l'épaisseur de certains crânes hydrocéphales
comme un fait toujours secondaire lié au processus de
guérison d'hydrocéphalie. Dans certaines formes d'hydrocéphalie, ainsi que je le dirai plus loin, l'épaississement
des os du crâne paraît se produire d'emblée parallèlement
à l'épanchement ventriculaire, sous la dépendance d'une
même cause qui détermine du côté de l'extrémité céphalique des troubles évolutifs plus ou moins étendus.

Caractères morphologiques du crâne hydrocéphale. —
Extérieurement ce qui frappe surtout dans les hydrocéphalies développées à la naissance ou peu après, c'est la
tendance à la globulisation du crâne. Les bosses frontales
et pariétales sont moins nettes, moins détachées du reste
de la voûte. La région frontale élargie, surplombe la face,
verticale, ou même quelquefois oblique en bas et en arrière. Les pariétaux sont fortement portés en dehors et en
arrière. L'occipital tend à devenir horizontal. Les fosses
temporales sont effacées. Le conduit auditif est rejeté sur
la face inférieure de la base du crâne et regarde directement en bas (fig. V).

« Quand l'hydrocéphalie débute une ou plusieurs années
après la naissance, écrit P. Broca (1), elle trouve des ré-
sistances inégales, car toutes les sutures ne se ferment
pas avec la même rapidité et alors même qu'elles sont
déjà formées, leur résistance se ressent du degré d'an-
cienneté de leur formation. Certaines parties se laissent
distendre plus que d'autres, et deviennent le siège d'une

(1) P. Broca, *Instructions craniologiques.*

grande voussure. Cette voussure est tantôt occipitale, ce qui est le cas le plus commun, tantôt frontale, tantôt temporale. »

Intérieurement la voûte présente des modifications correspondant aux caractères extérieurs ; car l'hydrocéphalie enraye le développement du diploé et augmente la minceur normale de la voûte crânienne de l'enfant. La base du crâne subit beaucoup moins que la voûte la tendance à l'élargissement. La principale particularité consiste dans l'aplatissement des bosses orbitaires. La lame

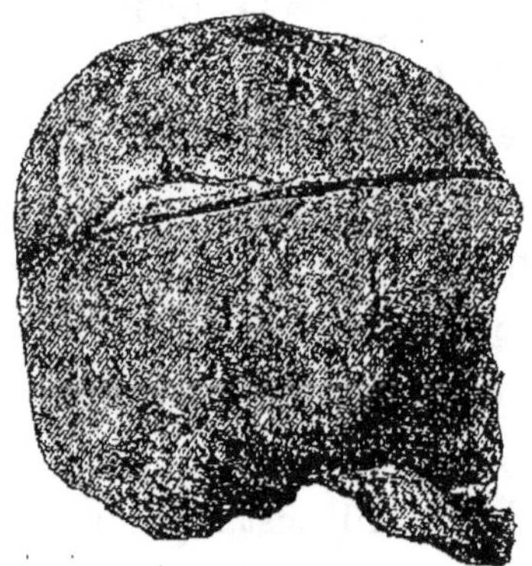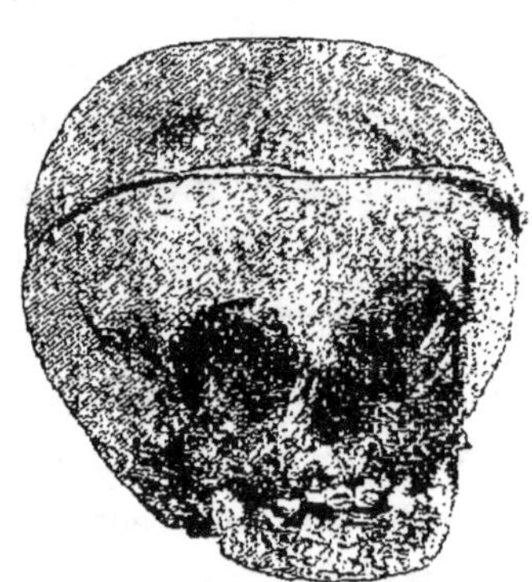

FIGURES V et VI.— Hydrocéphalie congénitale (Musée de l'Ecole de médecine. Marseille).

Circonférence horizontale . . . . 440 millimètres
Diamètre transverse maximum 132   —
Diamètre antéro-postérieur maximum . . . 135   —
Indice céphalique 98
Diamètre vertical de la base de l'orbite . . 30   —
Diamètre horizontal   —   — . . 28   —
Indice orbitaire 107

Malgré ses dimensions modérées, ce crâne présente les caractères morphologiques typiques de l'hydrocéphalie congénitale : la brachycéphalie, la saillie du frontal, l'abaissement de l'occipital et du trou auditif appréciable dans la fig. V ; l'effacement des fosses temporales, l'écartement des pariétaux, la voussure des dacryons ; et du côté de l'orbite : la mégasémie bien nette, et l'abaissement de la paroi supérieure de l'orbite, qui fait une saillie convexe dans la cavité orbitaire.

criblée est déprimée. La selle turcique peut être élargie et sa profondeur diminuée. La gouttière basilaire a son obliquité augmentée. Dans quelques cas d'hydrocéphalie congénitale, on peut constater, d'après Chiari, un agrandissement du trou occipital dont le diamètre sagittal peut mesurer jusqu'à 4 centimètres.

Du côté de la face (fig. VI), Broca signalait la voussure des dacryons qui élargit la base du nez ; mais cette déformation d'une grande valeur fait défaut dans les hydrocéphalies anciennes. La voûte orbitaire, refoulée par l'expansion de l'étage antérieur du crâne, se présente fortement inclinée de haut en bas et d'avant en arrière, formant même quelquefois sous la pesée du liquide une courbe à convexité orbitaire. Les arcades orbitaires au contraire, dit Regnault (1), cèdent à la poussée de l'œil : « Il y a dans l'hydrocéphalie de la mégasémie (2), qui oscille entre 97 et 135 ; elle tient à l'agrandissement du diamètre vertical de l'orbite aux dépens du frontal. » Ceci n'est point une règle absolue. Il en est ainsi dans les hydrocéphalies congénitales. On peut observer le contraire dans les hydrocéphalies tardives, où l'expansion de l'étage antérieur du crâne peut abaisser les arcades orbitaires et diminuer le diamètre vertical de la base de l'orbite : il en était ainsi sur le crâne de Bordini, dont l'indice orbitaire était de 70 seulement. En dehors de ces déformations il y a intégrité à peu près

---

(1) REGNAULT, *Société anatomique*, juin 1896.

(2) L'indice orbitaire est le rapport du diamètre vertical au diamètre horizontal de la base de l'orbite. Les deux diamètres sont égaux à la naissance ; puis le diamètre vertical diminue progressivement. Il y a mégasémie lorsque l'indice orbitaire atteint 89 et plus, mésosémie de 89 à 83, microsémie à 83 et au-dessous.

complète des os de la face. Le massif maxillaire conserve
généralement ses dimensions et sa forme.

Crâniométrie de l'hydrocéphalie. — Dans l'hydrocéphalie les mensurations font constater l'augmentation des circonférences du crâne et de ses diamètres.

Regnault (1) a récemment étudié la crâniométrie de l'hydrocéphalie et, d'après la mensuration des crânes des mu-
sées Dupuytren et Broca, il arrive aux conclusions suivantes : « L'hydrocéphalie amène un agrandissement plus
marqué du diamètre transverse que de l'antéro-postérieur.
La brachycéphalie est d'autant plus forte que la maladie
survient chez un individu plus jeune et qu'elle est plus
intense. Elle tend à se corriger chez les adultes guéris,
mais il persiste toujours une forte brachycéphalie.

La cause est due au mécanisme même de distension,
qui écarte les sutures comme les pétales d'une fleur, selon
l'expression de Trousseau. Les pariétaux s'écartent surtout par leur partie postérieure : aussi est-ce en haut et
très en arrière que se trouve le diamètre transverse maximum. C'est ce qui a fait dire aux auteurs que la tête
s'agrandissait davantage postérieurement.

Il faut noter que l'écart des pariétaux peut n'être pas
plus fort que celui des os frontal et occipital. Le diamètre
transverse étant normalement plus petit, la proportion se
trouve modifiée. Ainsi supposez le diamètre antéro-postérieur égal à 100, et le transverse à 50. Si l'hydrocéphalie
les écarte tous deux de la valeur 25, on aura alors un rap-

____

(1) REGNAULT, Forme du crâne dans l'hydrocéphalie. *Revue des mala-*
dies de l'enfance, 1894.

port de 125 à 75, qui ne sera plus que de 5 à 3 au lieu de
2 à 1. »

Je rappelle ici les conventions adoptées pour les in-
dices :

Dolichocéphalie . . . . jusqu'à 77,77
Mésaticéphalie. . . . .   de 77,78 à 80
Brachycéphalie . . . .   de 80,01 et au delà

et je reproduis les chiffres sur lesquels Regnault appuie
ses conclusions.

MUSÉE DUPUYTREN

						mm.
Nᵒˢ 137	Nouveau-né . . .	Ind. céph.	108	Tour de tête.	521
38	Jeune enfant . .	—	106,7	—	658
29	2 mois	—	100,7	—	495
27	Jeune enfant . .	—	90,6	—	660
28	7 ans.	—	91,3	—	620
39	10 ans.	—	90,6	—	615
24	3 ans.	—	88,3	—	650
26	5 ans.	—	86,3	—	660
43	27 ans	—	91,8	—	650
40	Adulte	—	89,6	—	652
9	Adulte	—	88	—	552
42	20 ans.	—	85,7	—	630
41	Adulte	—	83	—	630

MUSÉE BROCA

Enfant.	Indice : 103,1
Enfant.	— 94
9 mois.	— 99,8
Enfant.	— 86,9
Jeune	— 89,8
Adulte.	— 97,5
Adulte.	— 73,1

Regnault donne encore la mensuration de 9 crânes de
collections particulières d'un an à 21 ans dont l'indice
varie de 84,7 à 95,2.

Je rappelle l'indice du crâne de Bordini (50 ans) : 97,8.

Les conclusions de Regnault sont exactes dans leur généralité, mais il importe toutefois de ne point les tenir
pour absolues.

Il est exact que le diamètre transverse maximum se
trouve généralement très en arrière. Il peut y avoir exception à cette règle : sur notre crâne du muséum de Longchamp, par exemple, le diamètre transverse maximum
passait à 2 centimètres seulement en arrière de la suture
fronto-pariétale.

La brachycéphalie a été trouvée en général plus forte
chez les plus jeunes. Cette constatation ne démontre point,
ainsi que l'admet Regnault, que la brachycéphalie tende à
se corriger chez les adultes guéris. Le degré de la brachycéphalie est en rapport avec le volume de l'hydrocéphalie.
S'il est généralement moins prononcé chez les hydrocéphales adultes, cela peut tenir à ce que les grands hydrocéphales brachycéphales sont morts dans l'enfance du fait de
l'étendue de leurs lésions. Il est certain que les adultes
peuvent présenter une brachycéphalie très marquée : tel
ce crâne d'adulte du Musée Broca dont l'indice est 97,5,
tel le crâne de Bordini 97,8. Les mensurations chez le
même sujet aux différents âges pourraient seules donner
l'évolution de l'indice céphalique dans l'hydrocéphalie.

Il faut noter enfin l'absence possible de brachycéphalie,
remplacée quelquefois par la dolichocéphalie. Il en est
ainsi pour le dernier crâne du musée Broca (ind. 73,1).
Cette dolichocéphalie s'explique généralement par la prédominance presque exclusive de l'ampliation du crâne au
niveau de l'occiput. Il existe souvent dans ces cas une synostose précoce de la suture sagittale. La tête est allongée,

volumineuse avec prédominance des parties postérieures et aplatissement transversal ; elle présente en un mot la déformation connue sous le nom de scaphocéphalie. Bourneville a relaté plusieurs faits de cette nature, qu'il décrit sous le nom d'*hydrocéphalies scaphocéphaliques*. Voici les mensurations du crâne dans une de ses observations.

    Diamètre antéro-postérieur. . . . .   190 millimètres
    Diamètre bi-pariétal   135   —
    Indice céphalique   71   —

Il s'agit dans ces cas d'hydrocéphalies très particulières. Sous l'influence de lésions spéciales l'épanchement ventriculaire occupe surtout ou exclusivement les cornes occipitales ; c'est en raison de cette localisation que le développement du crâne se fait surtout dans son segment occipital.

Il est une déformation que l'on constate quelquefois chez les hydrocéphales, surtout chez ceux d'un certain âge : c'est la plagiocéphalie. Dans quelques cas l'asymétrie crânienne tient aux différences d'ossification des sutures d'un côté à l'autre (fig. II).

La capacité normale du crâne n'a pas été établie pour les différents âges. Par contre elle a été étudiée pour l'adulte chez les différentes races. D'après Broca et Manouvrier, chez le parisien moderne elle serait de 1560 centimètres cubes.

Dans l'hydrocéphalie LA CAPACITÉ du crâne peut dépasser de beaucoup la normale aux différents âges. Je rappelle celle du crâne de Bordini : 8,300 centimètres cubes.

CHAPITRE IV

SYMPTOMES ET SIGNES CLINIQUES DE L'HYDROCÉPHALIE.

Modes de début.

Signes objectifs. — Volume et forme de la tête. Le facies. La circulation veineuse sous-cutanée du crâne.

Etat de la nutrition générale. — Le développement général et la puberté chez les hydrocéphales.

Les troubles nerveux. — Convulsions. Contractures. Paralysies. Etat de la sensibilité. Troubles de la vue. L'état mental des hydrocéphales ; étude de Bourneville.

Marche de la maladie. — Les poussées aiguës au cours de l'hydrocéphalie. — La guérison de l'hydrocéphalie est-elle possible? Les guérisons accidentelles. La rétrocession naturelle. — La survie des hydrocéphales.

Début de la maladie. — Dans quelques cas d'hydrocéphalie congénitale l'augmentation du volume de la tête est déjà apparente au moment de la naissance. Il n'en est généralement pas ainsi. Dans le plus grand nombre des cas ce n'est qu'au bout de quelques jours ou de quelques semaines que les parents s'aperçoivent de l'augmentation rapide du volume de la tête. Il en est de même dans certaines hydrocéphalies acquises où le développement anormal du crâne constitue le phénomène initial de la symptomatologie.

Dans un certain nombre de cas toutefois certains symptômes nerveux peuvent marquer le début de la maladie avant tout accroissement apparent de la tête.

Un de ces symptômes importants est l'état spastique de la musculature des extrémités. Ranke (1) a récemment insisté sur l'apparition de ce symptôme alors que l'augmentation du crâne n'est pas encore apparente. Cette contracture musculaire précoce doit attirer l'attention sur la possibilité d'un épanchement hydrocéphalique, à condition de la distinguer de la contracture symptomatique d'autres affections cérébrales, de la maladie de Little notamment, ce que nous ferons ultérieurement.

Dans d'autres cas, le début de l'affection est marqué par une ou plusieurs attaques d'éclampsie. Ce début brusque de l'hydrocéphalie par des convulsions indique une atteinte brutale de l'encéphale sous des influences que nous ferons ressortir. Plus rares, ces hydrocéphalies à début aigu ne sont pas moins d'un grand intérêt.

Symptômes de l'hydrocéphalie. — Une fois constituée, l'hydrocéphalie se manifeste cliniquement par deux ordres de symptômes, les uns relèvent de la pression excentrique du liquide sur la boîte osseuse crânienne ; les autres résultent des effets de cette pression sur les organes crâniens, sur l'encéphale, ce sont les symptômes nerveux de l'hydrocéphalie.

L'augmentation de volume et la forme particulière de la tête constituent en quelque sorte les signes objectifs cardi-

____

(1) Ranke, Sur le diagnostic de l'hydrocéphalie chronique au début, le développement du crâne n'existant pas encore. *Jahrbuch für Kinderheilk.*, vol. XXXIX, 1895.

naux de l'hydrocéphalie. Ce développement se fait dans tous les diamètres. Aussi la tête prend-elle une apparence globuleuse généralement assez uniforme surtout dans les hydrocéphalies congénitales, en sorte que les bosses crâniennes normales apparaissent moins distinctes, fusionnées dans la dilatation générale. Le front est bombé, saillant en avant au point, à un certain degré, de surplomber les yeux, et élargi transversalement. Les fosses temporales sont effacées, remplacées même par une convexité temporale. La tête est fortement élargie au niveau des pariétaux déjetés en dehors. Vue de dessus, elle présente quelquefois l'apparence d'une pyramide quadrangulaire. Sa forme générale n'est pas toujours symétrique, elle présente souvent la déformation plagiocéphalique.

Le développement progressif du crâne s'apprécie par les diverses mensurations, notamment celles de la circonférence horizontale et des principaux diamètres. Chez certains hydrocéphales, la tête peut atteindre des dimensions considérables, jusqu'à 60 centimètres, 80 centimètres, et même 92 centimètres de circonférence.

On sent nettement chez les jeunes enfants les fontanelles et les sutures élargies et bombées. On peut quelquefois percevoir la fluctuation. Dans quelques cas on a pu par transparence à travers la tête apercevoir la lumière d'une bougie.

Le *facies* de l'hydrocéphale se caractérise tout d'abord par ces grandes dimensions du crâne où les cheveux sont souvent rares et clairsemés. Sous le front développé et large par suite de l'écartement des os frontaux, existe chez la

plupart une dépression sourcilière, et le visage triangulaire contraste par son amaigrissement avec l'énormité du
crâne surtout chez les congénitaux. Les globes oculaires
sont souvent proéminents, en degré plus ou moins marqué
d'exorbitisme. De plus par le fait de la dépression de la
voûte orbitaire, le globe de l'œil est abaissé, le blanc de la
sclérotique apparaît au-dessous du bord de la paupière
supérieure, tandis que la paupière inférieure recouvre et
cache la partie inférieure de l'iris, quelquefois jusqu'au
centre de la pupille. Cette disposition ferait reconnaître
l'hydrocéphalie même quand le reste de la tête serait
couvert (Camper); mais elle n'existe que dans les grandes hydrocéphalies et manque dans les hydrocéphalies
moyennes (fig. VII).

Le *port de tête* est à noter. « Les adultes ou les enfants
de la seconde enfance tiennent en général la tête assez correctement, bien qu'elle ait une tendance à s'incliner en
avant. Les hydrocéphales du premier âge, surtout si la
maladie est très accentuée, ne peuvent maintenir la tête
verticale ; ils la laissent tomber soit en avant, soit en
arrière, souvent même sur un côté. Ce symptôme est fréquemment celui qui attire le premier l'attention des parents » (Bourneville).

Circulation veineuse périphérique. — Il est un signe variable, qui dépend surtout de la pression du liquide intra-
crânien, c'est le développement des veines sous-cutanées.
Lorsque cette pression existe à un certain degré, soit par
l'abondance du liquide, soit par la résistance des parois du
crâne, à plus forte raison par ces deux causes réunies,
la compression des grandes voies veineuses amène secon-

dairement une augmentation de pression dans les sinus

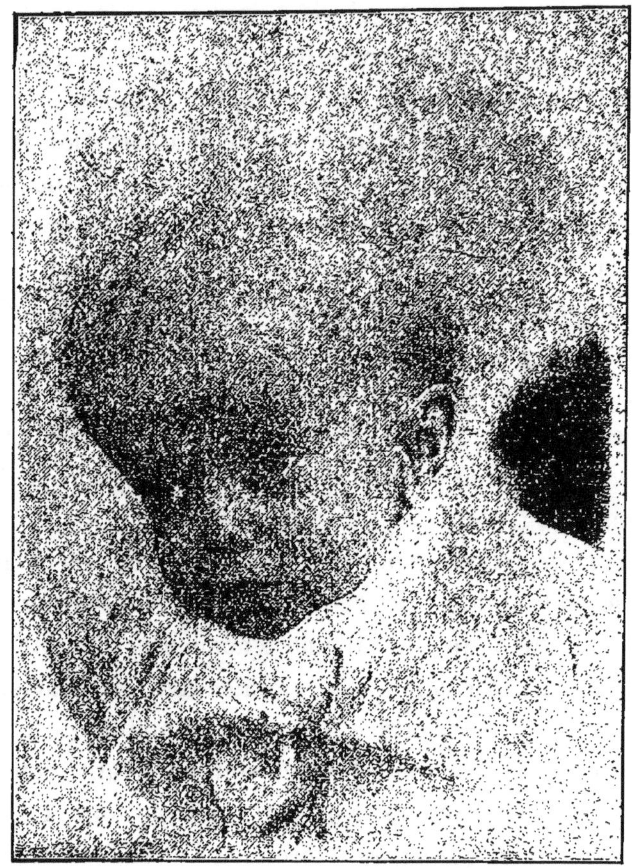

FIGURE VII. — Hydrocéphale, 16 mois.

La tête volumineuse à la naissance a augmenté surtout à partir de l'âge de six mois, à la suite d'accidents méningitiques. Cécité.

Le crâne est en grande partie membraneux ; la fontanelle antérieure mesure 8 centimètres de long sur 11 centimètres de large.

Circonférence horizontale de la tête : 55 centimètres ;

Diamètre transverse maximum : 158 millimètres ;

Diamètre antéro-postérieur maximum : 170 millimètres ;

Indice céphalique : 92,7.

On voit que malgré une hydrocéphalie assez développée, le facies et le regard n'ont pas l'apparence décrite comme classique.

de la dure-mère, et le sang veineux a tendance à prendre des voies collatérales de dégagement.

On constate dans ces cas une dilatation des veines tégumentaires superficielles : veines frontales, qui se jettent dans les veines faciales, — veines occipitales, — et surtout veines pariétales, qui convergent vers l'arcade zygomatique pour se jeter dans la veine temporale superficielle, l'une des principales branches d'origine de la veine jugulaire externe.

Le passage du sang du système veineux intra-crânien dans ces veines superficielles se fait : *a*) par la veine ophtalmique qui unit le sinus caverneux à la veine faciale, *b*) par la veine mastoïdienne qui à travers le trou mastoïdien relie au sinus latéral les veines de la région mastoïdienne, *c*) et surtout par la veine émissaire de Santorini qui, traversant de haut en bas le trou pariétal, fait communiquer le sinus longitudinal supérieur avec les veines pariétales.

Le développement collatéral des veines tégumentaires du crâne n'est qu'un signe de l'excès de pression intra-crânienne. Sa constatation peut avoir de l'importance au début de l'hydrocéphalie.

Le souffle céphalique n'est point un signe d'hydrocéphalie. Fischer de Boston prétendait l'avoir constamment perçu dans cette affection. Roger a nettement démontré qu'il est aussi rare dans l'hydrocéphalie que fréquent dans le rachitisme. Rilliet et Barthez nient aussi que ce soit un signe d'hydrocéphalie. Je ne l'ai pour ma part jamais constaté dans cette affection.

Les troubles nerveux dans l'hydrocéphalie relèvent de

plusieurs causes. L'épanchement ventriculaire coïncide souvent avec des lésions cérébrales qui se manifestent par leur symptomatologie propre. Je m'attacherai à décrire surtout ici les symptômes qui sont sous la dépendance de cet épanchement.

Tout d'abord il faut se rappeler que dans un très grand nombre de cas l'épanchement se produit lorsque le cerveau est encore en pleine période de développement. L'hydrocéphalie qui survient pendant la vie intra-utérine influe sur le développement de cet organe, empêche ou retarde la myélinisation de ses fibres blanches et l'évolution définitive des cellules nerveuses. Au degré extrême, produisant par la pression du liquide ces cerveaux kystiques que j'ai décrits, elle empêche la vie cérébrale de s'élever du fonctionnement ganglionnaire réflexe à l'activité corticale supérieure. L'enfant reste incapable d'éducation cérébrale : les sens restent fermés, la vision notamment ne se développe pas. A l'absence de développement des fonctions sensitives correspond l'absence du développement intellectuel. Et si les mouvements réflexes se produisent comme chez l'enfant normal, les mouvements qui exigent la coordination volontaire n'apparaissent pas. Par contre les fonctions végétatives peuvent pendant quelque temps rester absolument normales. Cet état n'est pas compatible avec une longue survie.

En dehors de ces formes extrêmes, les fonctions nerveuses sont toujours plus ou moins troublées chez les hydrocéphales. Bourneville a fait de ces troubles une étude approfondie à laquelle je me reporterai souvent. Tout d'abord ils peuvent retentir sur la *nutrition générale*,

mais très différemment il faut le reconnaître. Chez les malades qui ne sont pas de véritables monstres, la nutrition
est presque normale ; certains même jouissent d'une excellente santé et sont dans un état d'embonpoint des plus
satisfaisants. Il n'en va pas de même chez les grands hydrocéphales ; ceux mêmes qui dans les premiers temps qui
suivent la naissance paraissaient prospérer, engraissaient
même, finissent par éprouver dans leur nutrition générale
les effets de l'insuffisance fonctionnelle de leur système
nerveux ; anémiés, lymphatiques, la plupart tombent dans
une cachexie progressive. Le ralentissement de la nutrition
se manifeste par une *diminution notable de la température
du corps* ; la température rectale varie chez eux entre 36°2
et 37°. — Au point de vue du *développement*, l'accroissement en poids et en taille se fait normalement chez les
enfants qui ne sont pas paralysés. Cependant quelques-uns
restent petits. — La *dentition* est généralement retardée ;
mais l'épanchement hydrocéphalique ne semble réagir en
rien sur la conformation des dents.

Quant à la *puberté*, chaque hydrocéphale forme un type
à part. Si certains hydrocéphales se développent normalement, nombre d'autres ont les testicules atrophiés ou en
ectopie. Chez les filles la menstruation peut s'établir. Anton a vu à Prague une fillette hydrocéphale à un haut degré, imbécile, ne parlant pas et qui était régulièrement
menstruée avant la fin de la 10ᵉ année.

Parmi les symptômes nerveux proprement dits, les
convulsions doivent nous arrêter en premier lieu. Elles ne
sont néanmoins qu'un symptôme épisodique. Elles pré-

sentent une certaine importance lorsqu'elles signalent le début de l'hydrocéphalie, constituant en quelque sorte la manifestation de l'ictus cérébral par l'agent morbide causal. Plus banalement elles peuvent se produire dans le cours de l'hydrocéphalie, et survenir par séries. Les crises sont quelquefois très fréquentes et marquent en général une étape en avant de la maladie. Chez certains malades elles persistent pendant tout le cours de la maladie, revêtant alors le caractère comitial, de sorte que le malade peut être considéré comme atteint d'épilepsie symptomatique.

Mais il est un certain nombre d'hydrocéphalies qui évoluent sans présenter jamais de convulsions.

Les convulsions ne paraissent donc pas tenir à la présence même du liquide dans les ventricules. Elles ne sont pas à proprement parler un symptôme de l'hydrocéphalie, mais traduisent vraisemblablement les processus congestifs ou infectieux qui la compliquent. Elles n'ont donc pas de signification symptomatique directe.

Il n'en est pas de même des *contractures*, que j'ai déjà signalées comme symptôme possible de début. Les membres supérieurs et inférieurs peuvent être le siège de demi-contractures. Les doigts sont généralement les premiers atteints ; la contracture gagne ensuite les avant-bras et les extrémités inférieures, parfois même la musculature du tronc. Ce symptôme reste généralement à un degré peu marqué. Dans les hydrocéphalies précoces il relève très probablement du retard dans la myélinisation des faisceaux latéraux. Dans les hydrocéphalies tardives on peut constater une vraie paralysie spasmodique.

La *paralysie* est un symptôme inconstant. Lorsqu'elle revêt la forme hémiplégique elle relève vraisemblablement de lésions cérébrales concomitantes. Généralement elle est particlle et incomplète. Dans les épanchements considérables on peut néanmoins constater une impotence absolue des membres inférieurs.

La motilité est en rapport avec les troubles paralytiques ou spasmodiques. La *marche* chez les plus jeunes et les plus atteints ne peut se développer. Chez presque tous les hydrocéphales elle est notablement retardée. Les plus précoces commencent à marcher à 13, 14, 15 mois. Souvent ils ne l'apprennent qu'à 2, 4 et même 6 ans. En général la marche est lourde, très lente, compliquée d'une sorte de balancement latéral. Le corps est souvent penché en avant et l'enfant paraît courir vers son centre de gravité déplacé en avant par le poids de sa tête (Bourneville).

Dans l'ordre des troubles sensitifs, des *douleurs* peuvent se faire sentir soit dans les membres, soit dans la tête. La céphalalgie est quelquefois violente et revient par accès. On peut dans quelques cas la considérer comme un effet de la résistance des parois crâniennes.

La *sensibilité générale*, parfois obtuse, n'est jamais complètement éteinte, même chez les hydrocéphales les plus avancés.

Du côté des sens spéciaux, l'odorat et le goût ne sont pas sensiblement modifiés. L'ouïe est en général conservée.

Il n'en est pas de même de la *vue*. La vue est le sens qui se perd le plus fréquemment et le plus tôt. Les hydrocéphales les plus accentués paraissent être d'emblée com-

plètement aveugles. Certains il est vrai conservent l'intégrité de la vision jusqu'à leur mort. Mais presque tous ont
la vue faible et sont très myopes, et l'affaiblissement de
la vision peut être suivi de cécité complète. Celle-ci est
dans un grand nombre de cas la conséquence d'une névrite optique double, aboutissant à l'atrophie papillaire.
L'ophtalmoscope fait souvent constater cette atrophie de
la papille et la dilatation des veines rétiniennes résultat
de la compression du sang dans le sinus caverneux.

Il n'existe pas généralement de troubles prononcés de
la motilité de l'œil ni des réflexes de la pupille chez les
hydrocéphales. Quelques-uns ont la pupille ordinairement
dilatée, d'autres l'ont contractée. On constate quelquefois
du strabisme convergent ou divergent. Assez souvent les
yeux sont invariablement dirigés vers le bas pour des
raisons indépendantes de la motricité oculaire, que j'ai
déjà signalées.

L'*intelligence* est souvent complètement arrêtée. Certains enfants, sont complètement idiots. Chez les autres
c'est un simple retard que l'on constate et une insuffisance
psychique. La mémoire est ordinairement mauvaise. Le
langage se développe cependant généralement, mais le
début de la parole est tardif. L'enfant peut commencer à
prononcer quelques mots à 15 ou 20 mois ; mais certains
n'apprennent à parler qu'à 3, 4 et 5 ans.

Bourneville a étudié l'*état mental* des hydrocéphales
arrivés à un certain âge : « Il est difficile, écrit-il, d'en tracer le tableau net et précis, à cause des différences psychiques considérables qu'ils présentent entre eux. Comme
chez tous les enfants arriérés ou idiots, l'inattention, l'ins-

tabilité forment le fond de leur caractère. Ils possèdent tous les instincts, même lorsque l'hydrocéphalie est très développée et en fait de véritables êtres végétatifs. Ils sont ordinairement affectueux pour ceux qui s'occupent d'eux. Les sentiments sociaux et moraux existent chez presque tous ; les sentiments de pudeur peuvent se développer. Mais le penchant caractéristique des hydrocéphales est la vanité. Chez les petites filles, la vanité se traduit par le bavardage sur un ton d'importance, et surtout par la coquetterie. Chez les garçons, cette fatuité se traduit souvent par de la prétention qui les rend suffisants et paresseux. La volonté chez la plupart est à peu près nulle. L'entêtement relatif de certains et leurs accès de colère, sont déterminés par un trouble apporté dans leurs habitudes, les obligeant à prendre une initiative quelconque et par conséquent à mettre en jeu leur volonté.

Nous conclurons, ajoute Bourneville, qu'au point de vue mental l'hydrocéphale ne forme pas un type encore bien défini ; que son cerveau fonctionne psychologiquement assez mal, mais que les lacunes qui caractérisent ce mauvais fonctionnement sont nombreuses et varient avec chaque individu. D'ailleurs l'état psychique n'est pas en rapport direct avec le degré de l'hydrocéphalie et les symptômes somatiques. Tel hydrocéphale qui a une circonférence maxima du crâne égalant 70 centimètres, gâteux et paralytique, cause correctement, a l'intelligence assez développée et raisonne même parfois très judicieusement, tandis que tel autre mieux constitué au point de vue somatique est resté idiot. Certains hydrocéphales même peuvent être au point de vue psychique considérés comme des enfants presque normaux. »

Je crois qu'il est difficile en effet d'admettre un type
mental spécial à l'hydrocéphalie. L'hydrocéphalie tient à
de nombreuses causes et peut coïncider avec des lésions
cérébrales variées. Ce sont ces dernières bien souvent, plus
que l'hydrocéphalie, qui déterminent les caractères de
l'état mental des malades. L'épanchement hydrocéphalique en lui-même nous paraît seulement capable de déterminer un affaiblissement général des facultés intellectuelles
en rapport avec l'abondance de l'épanchement et surtout
avec le degré de développement de l'encéphale lorsque la
maladie a commencé. Chez les sujets jusque-là sains chez
lesquels une hydrocéphalie survient accidentellement dans
un cerveau normal, c'est l'affaiblissement intellectuel, la
torpeur cérébrale, que l'on constate uniformément. Les
autres caractères ne sont donc en quelque sorte que con-
tingents et surajoutés. S'il y a notamment un grand nombre d'hydrocéphales idiots, il ne me semble pas qu'on
puisse en réalité décrire une idiotie hydrocéphalique à caractères spéciaux.

Marche et terminaisons.— La marche de la maladie est
souvent régulièrement progressive. Quelquefois elle se fait
par saccades correspondant au développement d'accidents
aigus.

Ces poussées aiguës qui surviennent ainsi dans le cours
de l'hydrocéphalie chronique relèvent vraisemblablement
de phénomènes de nature congestive, ou de méningite
séreuse suivant l'opinion de Quincke. Durant ces périodes
aiguës, la céphalalgie est intense, et c'est alors surtout
que peuvent apparaître des convulsions sous forme de

crises plus ou moins répétées ; l'engorgement papillaire se produit ou augmente souvent à un degré qui compromet gravement la vision. Ces poussées laissent habituellement après elles une augmentation de l'épanchement et une aggravation de la maladie.

Beaucoup d'enfants meurent au bout de quelques mois ou dans les premières années de la vie. La mort peut survenir au cours de ces accidents aigus que je viens de signaler. Elle se produit quelquefois en état de mal épileptique. Le plus souvent elle est due à des complications ou à des maladies intercurrentes : pneumonie, broncho-pneumonie, entéro-colite, fièvres éruptives. Dans quelques cas c'est une méningite tuberculeuse qui vient compliquer l'hydrocéphalie.

La guérison de l'hydrocéphalie est-elle possible ? On a cité des faits absolument exceptionnels où la guérison serait survenue à la suite d'un écoulement brusque du liquide hors du crâne. Huguenin (1) a recueilli 8 faits de cette nature, parmi lesquels 5 soi-disant guérisons, 1 amélioration, 1 légère modification de l'évolution morbide, 2 décès. Dans 6 cas, l'écoulement eut lieu spontanément, 4 fois par le nez, 1 fois par le nez et les orbites, 1 fois par les oreilles ; dans 3 cas il survint à la suite de traumatismes, dont 2 fois par l'os frontal. Greatwood rapporte l'observation d'un enfant de 15 mois, hydrocéphale à un haut degré, qui depuis quelque temps se trouvait dans un état d'assoupissement constant et avait perdu l'usage de ses

---

(1) Cité par Henle, Contribution à la pathologie et à la thérapeutique de l'hydrocéphalie. *Mitteilungen aus den Grenzgebieten der Medizin und Chirurgie*, 1896.

membres. Il tomba sur un clou qui pénétra dans le tiers supérieur de la suture lambdoïde gauche. Le clou fut extrait, le canal de perforation sondé, et à la suite de cette opération se produisit un écoulement considérable de liquide qui dura pendant trois jours. L'enfant guérit ; il était à l'âge de 4 ans et demi un fort et robuste garçon. Dans un fait de Hofting (1), l'écoulement se fit au niveau d'une fracture du frontal produite par une ruade de vache ; l'enfant, deux ans après cet *heureux* accident, jouissait d'une fort bonne santé et sa tête avait repris presque complètement des proportions normales.

En dehors de ces guérisons, accidentelles peut-on dire, *la guérison par rétrocession naturelle* peut-elle être observée ? « Rigoureusement parlant, écrit West, la guérison de l'affection n'existe pas, mais il se fait un temps d'arrêt dans ses progrès ; il ne s'épanche plus de liquide, mais celui déjà épanché ne se résorbe pas ; les sutures et les fontanelles s'ossifient et le volume de la tête attire moins l'attention, non qu'elle présente aucune diminution de volume, mais parce que la disproportion entre le crâne et la face devient moins frappante en raison du développement de cette dernière à mesure que l'enfant devient plus âgé. »

Quelques auteurs cependant ont admis la possibilité d'une rétrocession de l'épanchement hydrocéphalique. Pour Otto, la guérison réelle pourrait s'effectuer par un accroissement de nutrition du cerveau produisant l'hypertrophie de l'organe, en sorte que la substance nerveuse

(1) Hofting, *Wochensch. für die ges. Heilk.*, 1831 ; ¿Anal. in *Arch. de méd.*, 1837.

prendrait la place du liquide au fur et à mesure qu'il se résorbe. Bourneville admet également que l'encéphale et les parois du crâne se développent aux dépens du liquide en voie de résorption.

J'admets volontiers ce processus de guérison spontanée, mais je crois qu'il ne se produit que très exceptionnellement et que la résorption du liquide n'est possible que dans des proportions très restreintes. La majorité des hydrocéphales qui survivent ont encore leurs ventricules latéraux notablement distendus par du liquide et les lésions cérébrales secondaires à l'épanchement, si elles sont profondes, paraissent irréparables ; du moins le degré de réparation possible est en rapport inverse du degré de l'hydrocéphalie.

Ces *hydrocéphales survivants* restent donc le plus souvent des infirmes ; leurs facultés intellectuelles sont généralement faibles ; leur nutrition générale est imparfaite et les laisse exposés aux maladies environnantes. La plupart meurent entre 3 et 6 ans de broncho-pneumonie ou de méningite.

Quelques-uns cependant atteignent l'âge de la puberté ou le dépassent. Chez un malade de Rivet, hydrocéphale aliéné (1), la mort ne survint qu'à 24 ans. Les *Medical Reports* de Bright renferment l'histoire bien connue d'un hydrocéphale nommé Thomas Cardinal : hydrocéphale depuis sa naissance, il vécut jusqu'à l'âge de 29 ans, en possession d'un degré suffisant d'activité physique et intellectuelle. Sa tête mesurait 34 pouces de circonférence (86 cm. 1-2).

(1) V. chap. VII.

A l'autopsie on trouva dans son crâne 7 à 8 pintes de liquide (4 lit. à 4 lit. 1/2). Tuszek et Cramer (1) relatent l'observation d'un idiot hydrocéphale mort à 32 ans : de son vivant il présentait un arrêt de développement des facultés intellectuelles ; il n'avait pu apprendre ni à lire, ni à écrire; il était cependant doué d'une bonne mémoire. La parole était lente et monotone. Il était calme, assez propre, manifestant une certaine pudeur. Les membres inférieurs étaient déformés par suite des contractures des fléchisseurs avec atrophie musculaire. La circonférence du crâne mesurait 75 centimètres. La mort survint à la suite d'un phlegmon. Un malade de Christian (2), sur lequel je reviendrai, mourut à l'âge de 40 ans. Son crâne mesurait 70 centimètres de circonférence ; la quantité de liquide hydrocéphalique était de 1100 grammes. Enfin je rappellerai le fait de Bordini qui aurait vécu jusqu'à l'âge de 50 ans malgré les dimensions colossales de son crâne. « Bien qu'il eût beaucoup de cervelle, écrit Spon, il n'en avait pas plus d'esprit pour cela, et c'était un proverbe qui courait à Marseille : tu n'as pas plus de sens que Bordini. Quand il devint âgé il ne pouvait plus soutenir sa tête sans l'appuyer sur un coussin (3). »

(1) *Loc. cit.*
(2) V. chap. VII.
(3) *Voyage d'Italie, de Dalmatie, de Grèce et du Levant, Fait ès années* 1675 et 1676, par Jacob Spon, docteur médecin agrégé à Lyon et George Vubeler, gentilhomme anglais. Lyon, 1678.

CHAPITRE V

LES CONDITIONS PATHOGÉNIQUES DE L'HYDROCÉPHALIE.

L'hydrocéphalie ventriculaire est constituée par la sécrétion anormale ou morbide du liquide ventriculaire. Pour apprécier à leur juste valeur les éléments morbides de la pathologie des ventricules, il conviendrait de connaître exactement la physiologie ventriculaire et notamment les conditions normales de la sécrétion du liquide ventriculaire. Nos connaissances, il faut le dire, sont restreintes sur ce sujet.

On n'a pas de démonstration nette du mode de production de ce liquide. Sa composition chimique, spéciale, caractéristique, ne permet pas de le considérer comme le résultat d'un simple phénomène de transsudation ; il apparaît bien plutôt comme un liquide de sécrétion dû à l'activité spécifique d'éléments organiques encore incomplètement déterminés.

Il est possible que les parois épendymaires contribuent à cette sécrétion. Ces parois sont constituées par des cellules épithéliales spéciales qui ont pour origine l'épithélium ectodermique de la gouttière neurale (spongioblastes de His), et reposent sur une couche de névroglie. Chaque cellule épendymaire est formée d'une masse protoplasmique, cubique, peu granuleuse et contient un noyau sphérique et volumineux plus rapproché de sa base que de son sommet ; de ce sommet se détache un prolongement périphérique qui atteint chez le fœtus la périphérie de l'encéphale, mais ne joue qu'un rôle embryonnaire et s'atrophie chez l'adulte. Ce revêtement épithélial est continu sur toute l'étendue des parois ventriculaires, recouvrant dans les ventricules latéraux les plexus choroïdes, et d'autre part dans le ventricule moyen la face inférieure de la toile choroïdienne. Entre l'épendyme du ventricule moyen et celui des ventricules latéraux, la pie-mère du plexus adhère directement à la couche optique, lui donnant et en recevant de nombreux vaisseaux.

Recouverts par l'épithélium épendymaire, les plexus choroïdes sont probablement le siège le plus important de la sécrétion du liquide ventriculaire. Situés dans l'épaisseur de la toile choroïdienne, qui n'est elle-même qu'un prolongement de la pie-mère dans le 3ᵉ ventricule et les ventricules latéraux (pie-mère interne), les plexus choroïdes sont constitués par des touffes vasculaires contenues dans des végétations conjonctives. Luschka a donné à ces végétations le nom de villosités choroïdiennes. La *villosité choroïdienne* est composée : 1° d'un tissu conjonctif lâche et mou, à fibres conjonctives minces, clairsemées ; 2° d'une anse capillaire au milieu de l'atmosphère conjonctive ; ces anses capillaires très larges et très contournées naissent du réseau capillaire interposé entre l'artère et la veine principale, ou encore directement d'une branche artérielle ; 3° d'un épithélium cubique granuleux avec un noyau central très net, et un gros grain réfringent probablement graisseux ; cet épithélium continu, ainsi que je viens de le dire, avec celui de l'épendyme ventriculaire a donc subi au niveau des plexus choroïdes des modifications très spéciales.

Les fonctions du plexus choroïde paraissent avoir leur plus grande activité dans la vie fœtale et se rapporter surtout à l'accroissement et à la nutrition du cerveau (Luschka). Mais de plus, en raison de la persistance de leur revêtement épithélial en même temps que de la transformation de ses cellules, on a considéré la villosité choroïdienne comme une glande dévaginée, chargée de sécréter le liquide céphalo-rachidien des ventricules. Cette opinion, bien que sans démonstration directe, paraît infiniment probable.

Quelle que soit la part de l'épendyme ventriculaire et celle des plexus choroïdes dans la sécrétion du liquide ventriculaire, il importe de rappeler les dispositions circulatoires qui assurent cette sécrétion.

La circulation artérielle des parois ventriculaires est assurée en partie par les artères des organes sous-jacents,

notamment par les artères perforantes optiques qui viennent s'y terminer, et en partie par les artères choroïdiennes.—Quant au système artériel propre des plexus choroïdes, il est composé des trois artères suivantes : *a*) l'artère
choroïdienne antérieure, qui naît de la carotide interne et
pénètre dans la corne inférieure du ventricule latéral ;
b) l'artère choroïdienne postérieure et latérale qui, émanée de la cérébrale· postérieure, pénètre par la partie
moyenne de la fente de Bichat et s'engage dans le plexus
choroïde latéral; *c*) l'artère choroïdienne postérieure et
médiane, récurrente de la cérébelleuse supérieure,qui s'engage dans la toile choroïdienne et occupe le plexus choroïde
médian. Les trois artères choroïdiennes communiquent
largement entre elles.

Les capillaires des parois ventriculaires et des plexus
choroïdes donnent naissance aux veines cérébrales profondes du *Système de Galien*. La disposition de ces veines a
la plus grande importance pour notre sujet. Du ventricule
latéral trois veinules convergent vers le tronc de Monro.
Ce sont : *a*) la veine choroïdienne. Commençant à la jonction des cornes temporale et frontale, et communiquant en
arrière avec la branche choroïdienne de la veine basilaire,
elle s'avance d'arrière en avant au bord externe du plexus
choroïde,recevant les rameaux de ce plexus et de la couche
optique ; *b*) la veine du corps strié s'avance aussi d'arrière en avant dans le sillon opto-strié ; *c*) la veine du
septum lucidum, émanée de cet organe et du genou du
corps calleux, se dirige d'avant en arrière. L'union de ces
veinules au niveau du trou de Monro donne naissance de

chaque côté à la veine cérébrale interne ou *petite veine de Galien*. Celles-ci, droite et gauche, situées dans l'épaisseur de la toile choroïdienne, se dirigent d'avant en arrière du trou de Monro vers les tubercules quadrijumeaux ; dans l'épaisseur de la toile choroïdienne elles reçoivent diverses collatérales notamment la veine de la corne d'Ammon qui recueille le sang des cornes ventriculaires inférieure et postérieure.

Les deux petites veines de Galien avant de se réunir en un seul tronc (grande veine de Galien) reçoivent encore d'autres collatérales : les veines jumelles, la veine postérieure du corps calleux, la veine basilaire, les veines occipitales internes, la veine cérébelleuse supérieure. Ces dernières, notamment la basilaire et la cérébelleuse, se jettent aussi souvent dans la grande veine de Galien que dans ses veines d'origine. La veine basilaire la plus importante de toutes, recueille par une veine choroïdienne le sang de la corne inférieure du ventricule latéral ; elle s'anastomose avec celle du côté opposé et d'autre part avec la veine sylvienne superficielle et la veine de Trolard du même côté.

La *grande veine de Galien*, tronc commun des petites veines de Galien, se trouve dans la partie moyenne de la fente de Bichat entre le corps calleux et le cervelet, embrassant dans une courbe à concavité antérieure le bourrelet du corps calleux. Dans sa portion terminale, elle rampe sous la tente du cervelet et débouche obliquement dans le sinus droit, un peu en arrière de l'extrémité antérieure de ce sinus. Elle mesure 8 à 10 millimètres de long et 5 à 8 de large. Son orifice dans le sinus est une fente étroite de 5 millimètres.

Il est infiniment probable que la résorption du liquide
ventriculaire se fait par les voies veineuses que je viens de
décrire. Le système lymphatique contribue-t-il à ces fonctions de résorption ? Cette question n'est point élucidée.
On ne connaît pas de voies lymphatiques ventriculaires.
Il est douteux en effet que les espaces lymphatiques adven-
titiels de Virchow-Robin s'étendent jusqu'aux ventricules ;
d'autre part dans la pie-mère l'existence de lymphatiques
est très discutée, et notamment les vaisseaux des plexus
choroïdes, d'après Albarran (1), n'ont pas de gaine lymphatique. Mais cette résorption par les voies lymphatiques
pourrait s'effectuer, d'après certains auteurs, en dehors du
système ventriculaire. On admet généralement en effet
qu'il existe une sorte de circulation du liquide céphalo-
rachidien et que ce liquide, sécrété en majeure partie au
moins par les plexus choroïdes, s'écoule par les trous de
Monro, l'aqueduc de Sylvius, le trou de Magendie et les
fissures qui avoisinent les racines du glosso-pharyngien,
dans l'espace sous-arachnoïdien : là, la résorption du liquide s'effectuerait par les villosités arachnoïdiennes et
surtout par les granulations de Pachioni. Il faut le dire
cependant, la science n'est pas définitivement fixée sur ce
point.

A priori dans l'hydrocéphalie ventriculaire, l'épanchement apparaît comme la conséquence possible de deux
mécanismes pathogéniques : exagération de l'activité
sécrétoire, ou diminution dans la résorption du li-

(1) ALBARRAN, *Soc. Anatom.*, 1886.

quide. Au point de vue pathogénique on peut donc diviser les hydrocéphalies en deux grandes classes : hydrocéphalies d'origine irritative et inflammatoire et hydrocéphalies par stase. De fait, si certaines hydrocéphalies peuvent être très nettement rangées dans l'une ou l'autre de ces deux classes, il en est d'autres, où, en raison de la nature des lésions, il est difficile d'établir quelle part revient dans la production de l'épanchement à l'un ou à l'autre de ces deux processus pathogéniques.

I. — L'hydrocéphalie par *stase veineuse* constitue une forme pathogénique bien nette relevant de lésions qui déterminent une gêne dans la circulation veineuse de retour. L'hydropisie ventriculaire est dans ces cas, au point de vue pathogénique, l'analogue des hydropisies qui surviennent sous l'influence de causes mécaniques semblables en d'autres parties de l'organisme.

On a admis que la compression de la veine cave supérieure dans le médiastin ou des veines jugulaires au cou pouvait produire l'hydrocéphalie. L'obstacle à la circulation veineuse dans ces cas peut bien déterminer un œdème général du cerveau, mais non une hydrocéphalie ventriculaire comme nous avons dit qu'il fallait l'entendre. Pour ce, il faut une cause intra-crânienne agissant plus localement sur la circulation en retour du système de Galien.

Le système veineux de Galien n'est pas un système absolument fermé. Lorsqu'on pousse une injection d'arrière en avant dans le sinus droit, on injecte non seulement les veines de Galien, mais une partie des veines cérébrales superficielles et jusqu'aux veines du cou. C'est par les

veines collatérales des veines de Galien, notamment la
veine basilaire,que s'établissent les anastomoses qui relient
les veines cérébrales profondes aux superficielles. Mais
ces anastomoses sont peu considérables ; de plus elles éma-
nent de branches très postérieures. Aussi un certain nombre de foyers morbides occupant la loge cérébelleuse sont-
ils capables d'entraîner l'hydrocéphalie interne par la compression et l'oblitération de la veine de Galien, qui rampe
sous la tente durale, et dont le mode de débouché dans le
sinus droit est déjà des plus défavorables. Le processus
hydrocéphalique peut être d'ailleurs favorisé dans quelques cas par certaines dispositions particulières des voies
de dérivation anastomotique : c'est ainsi que la veine basilaire, au lieu de tomber dans les veines de Galien, peut
déboucher directement dans le sinus droit (Trolard). Quelquefois même ces voies anastomotiques de dérivation manquent en partie : assez souvent la grande veine basilaire,
au lieu de contourner le pédoncule pour venir se jeter
dans le système de Galien, se termine dans le sinus caverneux ou dans les veines flocculaires du cervelet.

Toutefois le foyer morbide aura d'autant plus de chance
de produire l'hydrocéphalie qu'il sera plus antérieur ; car
dans la portion intra-ventriculaire des veines de Galien, ,
les anastomoses avec l'extérieur sont presque nulles.

Un obstacle à la circulation veineuse portant sur les
deux petites veines de Galien réaliserait les meilleures
conditions déterminantes de l'hydrocéphalie par stase veineuse. Certaines lésions de la toile choroïdienne et du
3e ventricule agissent vraisemblablement ainsi.

II. — On a admis la possibilité d'hydrocéphalies par *stase lymphatique*. D'après les hypothèses que j'ai exposées plus haut relatives à la circulation du liquide céphalo-rachidien, on prévoit que l'obstruction du trou de Monro déterminerait le développement d'une hydrocéphalie dans le ventricule latéral correspondant ; l'obstruction de l'aqueduc de Sylvius produirait une hydropisie du 3ᵉ ventricule et des ventricules latéraux ; l'obstruction du trou de Magendie ou des ouvertures pie-mériennes situées près des racines du glosso-pharyngien et l'induration de la membrane fermant le quatrième ventricule agiraient sur l'ensemble des cavités ventriculaires. On a même admis (Quincke) que dans toute forme d'hydropisie avec dilatation des ventricules, la compression de l'écorce cérébrale contre la dure-mère empêche l'accès du liquide aux granulations de Pachioni et par un cercle vicieux tend à augmenter encore l'hydrocéphalie déjà existante.

On rencontre, il est vrai, dans quelques hydrocéphalies certaines interruptions dans les communications normales des cavités ventriculaires. Mais il est bien délicat, en raison de la complexité habituelle des lésions dans ces faits, d'apprécier la valeur pathogénique de ces oblitérations.

III. — L'hydrocéphalie est souvent sous la dépendance de processus de nature inflammatoire ou irritative du côté des cavités ventriculaires.

Tout d'abord l'*ependyme* des parois ventriculaires peut être le siège de lésions diverses aboutissant à l'épanchement hydrocéphalique. Quel que soit le rôle de l'épendyme dans la sécrétion normale du liquide ventriculaire, il apparaît bien qu'à l'état morbide il puisse, comme les parois des cavités séreuses de l'organisme, péritoine, péricarde, etc..., être l'origine d'un exsudat morbide sous la dépendance de processus inflammatoires d'intensité variable. J'aurai l'occasion dans le cours de ce travail de citer plusieurs faits où les parois ventriculaires présentaient des altérations bien nettes. Il est bon de remarquer toutefois que les lésions ne peuvent guère se localiser exclusivement aux parois ventriculaires et doivent généralement atteindre les plexus choroïdes, extension favorisée par les rapports vasculaires intimes qui les unissent à ces parois.

Dans un très grand nombre de cas c'est du côté des *plexus choroïdes* surtout qu'il faut chercher, croyons-nous, l'origine de l'épanchement ventriculaire.

Les lésions constatées au niveau des plexus choroïdes dans certaines hydrocéphalies se présentent dans des conditions et sous des formes différentes.

Tantôt au milieu de lésions diffuses des régions ventriculaires, les plexus sont atteints eux-mêmes, comme je le disais tantôt, et c'est à leur lésion propre surtout qu'est due très probablement dans ces faits la production de l'épanchement hydrocéphalique. C'est ainsi que dans mon observation VII, où l'hydrocéphalie était secondaire à une sclérose cérébrale (fait relativement rare), j'ai pu établir que l'épanchement ventriculaire reconnaissait pour cause l'atteinte du plexus choroïde enserré au niveau du foyer scléreux. Dans nombre d'autres faits, les plexus participent aux altérations inflammatoires des cavités ventriculaires.

Dans d'autres cas au contraire, et ces faits présentent le
plus grand intérêt, la lésion des plexus choroïdes apparaît isolée de toute autre lésion de voisinage et ayant en
quelque sorte son autonomie propre. Une localisation si
précise trouve son explication dans la nature même de la
lésion. Il ne s'agit point alors, en effet, de lésions franchement inflammatoires, qu'il eût été bien étonnant de
voir ainsi se limiter aux seuls plexus. Dans ces cas, les
plexus choroïdes apparaissent augmentés de volume dans
des ventricules sains, et l'examen histologique démontre
qu'il ne s'agit que d'un processus hypertrophique qui peut
porter sur les différents tissus des plexus. Dans un cas
d'hydrocéphalie (350 gr. de liquide) autopsié par P. Claisse
et Ch. Lévy (1), ces auteurs ne trouvèrent d'autre altération anatomique que des plexus choroïdes volumineux
ayant l'apparence d'une chenille rugueuse formée de petites granulations. Ces granulations étaient composées de
bourgeons épithéliaux semblables aux bourgeons du tissu
des plexus sains. Mais ce qui distinguait le tissu pathologique, c'était une augmentation considérable du nombre
des bourgeons ; de plus les veines de gros calibre étaient
légèrement dilatées et gorgées de sang. L'examen microscopique démontra donc que les granulations de cette hydrocéphalie correspondaient à une *hypertrophie des plexus
choroïdes*. « Il est vraisemblable, ajoutent les auteurs, que
le liquide épanché venait des plexus choroïdes hypertrophiés. » Dans mon observation V (700 cc. de liquide) je
constatai aussi, comme lésion à peu près isolée, des plexus

(1) P. CLAISSE et CH. LÉVY, Etude histologique d'un cas d'hydrocéphalie
interne. *Soc. anatom.*, 19 mars 1897.

choroïdes volumineux et hypertrophiés. Mais dans ce cas sur lequel je reviendrai plus longuement (V. chap. IX), l'hypertrophie portait moins sur le tissu épithélial que sur le tissu conjonctif des plexus. Dans les faits de cette nature, l'hypertrophie des plexus choroïdes apparaît moins comme une lésion primitive commandant l'hydrocéphalie, que comme une lésion simplement connexe, analogue aux hypertrophies des organes et des tissus par excès de fonctionnement. Il est probable qu'un simple processus irritatif dans les fonctions sécrétoires des plexus choroïdes a pu être le point de départ de l'ensemble morbide et avoir comme double conséquence l'épanchement ventriculaire et l'hypertrophie des plexus.

Enfin il arrive assez souvent qu'à l'autopsie d'hydrocéphalies on ne constate aucune lésion capable d'expliquer l'origine de l'épanchement, et ce sont les faits de cette nature qui ont été décrits autrefois sous le nom d'hydrocéphalie simple, d'hydrocéphalie essentielle. Il faut le dire, dans un grand nombre d'observations l'état des plexus choroïdes n'est pas mentionné dans les relations d'autopsie ; il est probable qu'assez souvent un examen plus attentif de ces plexus à l'œil nu ou au microscope eût pu fournir les éléments d'une interprétation pathogénique. Mais si les progrès des méthodes d'examen doivent restreindre de plus en plus le nombre des hydrocéphalies dites essentielles, il ne répugne pas cependant à l'esprit d'admettre que certains épanchements hydrocéphaliques soient sous la dépendance de simples troubles fonctionnels dans la sécrétion du liquide ventriculaire.

L'atteinte des plexus choroïdes, troubles fonctionnels ou

lésions organiques, apparaît donc en dernière analyse comme la condition déterminante immédiate d'un grand nombre d'hydrocéphalies. Les fonctions des plexus choroïdes, comme je l'ai dit tantôt et comme j'aurai l'occasion d'y revenir, ont leur plus grande activité pendant la vie intra-utérine et dans les premiers temps de l'existence ; comme le thymus, comme la glande pinéale, ces organes subissent rapidement après la naissance un processus régressif. Aussi à la période de leur fonctionnement maximum correspond le maximum de fréquence de l'hydrocéphalie : les hydrocéphalies congénitales constituent en effet la très grande majorité des hydrocéphalies totales, et les hydrocéphalies acquises (à l'exception des hydrocéphalies par tumeurs cérébrales dont la pathogénie est si particulière), sont d'autant plus rares qu'on s'éloigne davantage de l'époque de la naissance.

CHAPITRE VI

TÉRATOLOGIE ET PATHOLOGIE FŒTALE.
LES HYDROCÉPHALIES CONGÉNITALES.

hydrocéphalie fœtale. — L'hydrocéphalie à la naissance. — La micro-hydrocéphalie. — Période latente de l'hydrocéphalie congénitale. — L'évolution de l'hydrocéphalie congénitale.

Les hydrocéphalies congénitales forment un groupe clinique caractérisé par le début de l'hydrocéphalie durant la vie intra-utérine : la maladie existe dès la naissance. Il s'en faut de beaucoup néanmoins que l'hydrocéphalie congénitale constitue, au point de vue pathogénique, une espèce nosologique. Elle relève en effet de causes variées, agissant par des processus différents. Pendant la vie intra-utérine, le cerveau est en voie de développement et, soit au moment de la conception, soit durant la période embryonnaire, des influences tératogéniques multiples peuvent troubler ce développement. D'autre part, le cerveau de l'embryon et du fœtus est exposé aux diverses causes morbides qui peuvent l'atteindre par l'intermédiaire de l'organisme maternel. Il n'est pas toujours aisé, l'hydrocéphalie une fois effectuée, de reconnaître soit pendant la vie, soit même à l'autopsie la nature des influences qui ont contribué à la produire. Toutefois l'étude de certains faits typiques permet d'établir que l'hydrocéphalie congénitale comprend au moins deux espèces pathogéniques différentes : une *hydrocéphalie tératologique* et une *hydrocéphalie pathologique*.

J'énumérerai tout d'abord les causes reconnues de l'hydrocéphalie congénitale. J'étudierai ensuite les diverses malformations cérébrales que l'on peut rencontrer dans cette affection. Je chercherai enfin à établir d'après les faits la réalité de ces deux formes pathogéniques.

Les causes de l'hydrocéphalie congénitale.

I. — Il convient de rechercher en premier lieu la part
des *influences héréditaires* dans l'étiologie de l'hydrocéphalie congénitale.

En abordant l'étude de l'hérédité chez les hydrocéphales
il est un fait qu'il faut affirmer dès le début, c'est que
dans un assez grand nombre de cas on trouve des antécédents héréditaires absolument normaux et que rien n'explique chez les parents l'hydrocéphalie de l'enfant. Il n'est
pas moins incontestable qu'assez souvent l'hydrocéphale
présente une hérédité morbide chargée et en apparaît
comme la conséquence. Le milieu où porte l'observation
fait varier les opinions. Les médecins praticiens ont assez
souvent l'occasion de voir des hydrocéphales dans des
familles où rien ne paraît expliquer la prédisposition à
cette maladie. Dans les asiles, par contre, se trouvent
réunis des hydrocéphales dégénérés produits de familles
hautement névropathiques. C'est là qu'il faut aller chercher
la démonstration de ce fait que l'hydrocéphalie est dans
quelques cas un résultat de l'hérédité nerveuse ou une
conséquence de la dégénérescence familiale.

On n'observe généralement pas d'hérédité similaire. La
raison en est simple : l'hydrocéphale qui arrive à vivre et à
se développer est quand même un être infirme, infécond,
inapte à la reproduction de l'espèce. Récemment cependant
P. Marie et Sainton (1) ont présenté à la Société médicale
des hôpitaux, sous la dénomination d'hydrocéphalie héré-

(1) *Soc. méd. des hôp.*, 14 mai 1897.

ditaire, l'observation de deux hydrocéphales, père et fils, atteints en outre d'autres anomalies de développement. En l'absence d'autopsie, les caractères seuls des déformations crâniennes ne permettent pas, ainsi qu'il ressort de la discussion qui suivit la présentation, de conclure avec certitude à l'existence d'une hydrocéphalie chez ces malades. Si le volume de la tête la rend cependant très vraisemblable, il faut reconnaître qu'il s'agit ici de cette forme spéciale d'hydrocéphalie par malformation et vice de développement que je décris plus loin sous le nom d'hydrocéphalie des dégénérés.

Mais, fait important, l'hydrocéphalie peut atteindre plusieurs membres d'une même famille. Elle apparaît dans ces cas comme une maladie familiale où l'influence héréditaire ne saurait être niée. Frank (1) cite le fait suivant : « Un homme d'une excellente constitution, marié en quatrièmes noces, vient demander nos conseils. Il avait eu de son premier mariage 9 enfants encore pleins de vie. Sa dernière femme quoique saine et robuste lui en avait donné 5 qui étaient tous morts d'hydrocéphalie dans la 1ʳᵉ année. » Gœlis, Underwood ont cité des faits analogues. Cette prédisposition à l'hydrocéphalie se voit dans les familles dégénérées. A ce point de vue une observation de Bourneville est des plus probantes. J'en reproduis ci-dessous le sommaire.

Sommaire d'une observation de **Bourneville** (2).— *Hydrocéphalie chronique.* Père absinthique, rhumatisant. — Grand-père paternel, alcoolique. — Grand'mère paternelle, alcoolique, débauchée. — Oncle paternel, tuberculeux. — Deux tantes paternelles, tubercu-

(1) *Traité de médecine pratique.*
(2) *Loc. cit.* Obs. **XXI** du mémoire.

leuses. — Mère : crises nerveuses, paralysie post-diphtérique, émotive, dyspeptique. — Grand-père maternel, asthmatique. — Grand' mère maternelle, cancer utérin. — Aïeul, asthmatique (?). — Oncle maternel, suicidé. — Tante maternelle, aliénée. — Cousin, *hydrocéphalie* probable. — Demi-frère (de mère), tuberculeux. — Sœur paraplégique. — Frère *hydrocéphale*. — Autre frère tuberculeux. — Autre sœur, *hydrocéphalie* légère, adénopathie. — Conception probable durant l'ivresse.

On voit quelle accumulation de causes héréditaires peut aboutir à l'hydrocéphalie. — Dans les familles syphilitiques on peut aussi observer l'hydrocéphalie chez plusieurs enfants. J'en citerai des exemples.

Les antécédents héréditaires les plus fréquemment constatés sont d'abord les affections nerveuses : névropathie, épilepsie, maladies mentales, dans quelques cas maladies organiques du système nerveux.

Parmi les maladies constitutionnelles des ascendants, la tuberculose, la syphilis surtout ont une place importante dans l'étiologie de l'hydrocéphalie. Je reviendrai longuement sur cette dernière cause ; qu'il me suffise de dire ici que la syphilis des parents peut déterminer l'hydrocéphalie par des processus divers, tantôt par un trouble de l'évolution embryonnaire (Obs. I), tantôt par des lésions d'ordre pathologique manifestant l'hérédo-contagion de la maladie.

Parmi les intoxications, l'alcoolisme des parents est au premier rang des causes dégénératives de l'hydrocéphalie. Cela ressort nettement de la lecture des nombreuses observations de Bourneville.

On a cité l'influence de la consanguinité des procréateurs ainsi que leur disproportion d'âge.

Les antécédents héréditaires ne sont autres, on le voit, que ceux relevés chez les dégénérés en général. Quelle est leur influence même sur la production de l'hydrocéphalie ? Sont-ils capables à eux seuls de déterminer cette affection ou ne créent-ils qu'une prédisposition ? Assez souvent la recherche des causes fait constater chez ces sujets la coexistence d'influences diverses tératologiques ou pathologiques sur lesquelles nous reviendrons et qui ont pu jouer le rôle principal dans la production de l'hydrocéphalie. Ces causes accidentelles ont pu néanmoins agir plus efficacement à la faveur de la prédisposition héréditaire.

Mais si l'on admet avec Féré la théorie tératologique de l'hérédité morbide, il y a lieu, dans quelques cas au moins, de reconnaître aux causes héréditaires une action plus directe dans la genèse de l'hydrocéphalie. On admet généralement, il est vrai, que l'influence héréditaire n'est capable de déterminer que de simples anomalies, non des vices de conformation graves. Certaines hydrocéphalies constituent de vraies monstruosités qui relèvent probablement plutôt de causes accidentelles. Mais il en est qui sont très vraisemblablement sous la dépendance de troubles relativement limités de l'embryogenèse ; chez quelques hydrocéphales même, l'extrémité céphalique présente des stigmates multiples de dégénérescence, au milieu desquels l'épanchement ventriculaire ne paraît être qu'une manifestation de même ordre. Dans ces formes, les causes héréditaires ont probablement une influence prépondérante dans le développement de la malformation.

II. — Les *causes tératologiques* accidentelles auxquelles on a pu attribuer l'hydrocéphalie sont multiples.

Tout d'abord, au moment de la fécondation même, on sait combien les dispositions des procréateurs peuvent influer sur le produit lui-même : le coït en état d'ivresse a été assez souvent relevé par Bourneville dans ses observations d'hydrocéphalie.

L'influence du moral de la mère sur le produit de la conception a été beaucoup exagérée autrefois. On ne peut nier son influence dans quelques cas. Les peurs, les frayeurs, les émotions subites très vives de la mère peuvent amener des troubles considérables dans la circulation fœtale et en particulier dans la circulation cérébrale. Grand nombre des monstres pseudencéphaliens et anencéphaliens ont été mis au monde par des femmes qui avaient éprouvé une violente et soudaine terreur. De même, les émotions vives pendant la grossesse ont été plusieurs fois signalées dans les observations d'hydrocéphalie.

A côté de ces causes agissant par l'intermédiaire du système nerveux de la mère, il est des causes physiques directes qui peuvent troubler la gestation. On sait que les violences extérieures, les compressions, les coups, tout traumatisme en un mot, peuvent aboutir à la production de malformations fœtales. Les faits de tératogénie expérimentale obtenus par Dareste d'abord, par Féré ensuite, par l'action de causes purement physiques ne font que donner une démonstration de plus à l'importance de ces influences accidentelles.

III. — La réalité des *influences pathologiques* dans la genèse de l'hydrocéphalie congénitale est démontrée dans un certain nombre de cas par les constatations nécropsiques. Il est, par contre, beaucoup plus délicat de les reconnaître durant la vie. On sait que certaines maladies de la mère peuvent se transmettre au fœtus par la circulation placentaire, mais il est rare qu'elles aboutissent à l'hydrocéphalie. Dans une de ses observations, Bourneville attribue une grande importance étiologique à une varioloïde de la mère survenue au 3e mois de la grossesse. Certaines causes pathologiques légères peuvent vraisemblablement, favorisées par des prédispositions héréditaires, devenir efficaces ; c'est ce qui paraît avoir existé dans ce fait de Bourneville.

Mais assez souvent certaines affections du fœtus, reconnues à l'autopsie, se sont développées chez lui malgré l'intégrité apparente de l'organisme maternel. Dans la pathologie fœtale encore si mal connue, il y a lieu d'admettre la possibilité d'affections cérébrales aboutissant à l'hydrocéphalie.

Les malformations dans l'hydrocéphalie congénitale.

Le développement du système nerveux, du cerveau notamment, s'accomplit surtout durant la période embryonnaire. Il continue durant la vie fœtale ; à la naissance achevé morphologiquement, il ne l'est point encore au point de vue de la structure intime. Les causes qui précèdent en déterminant l'hydrocéphalie durant la vie intrautérine, peuvent agir à des degrés divers sur ce développement. J'étudierai plus bas le mode d'action de ces causes. Je vais simplement exposer ici, d'après les faits et sans préoccupation pathogénique, les caractères des lésions en les groupant d'après le degré de la malformation cérébrale.

I. — *L'anencéphalie vraie* consiste dans l'absence totale de l'encéphale et l'absence partielle et souvent totale de la moelle épinière. Cette anomalie s'accompagne de l'absence de la voûte crânienne et de l'existence d'une fissure spinale dans toute la région du rachis où la moelle épinière fait défaut. L'encéphale et la moelle épinière sont remplacés par une vaste poche remplie de sérosité. Plus ordinairement cette poche se déchire à une époque très avancée de la vie intra-utérine ou du moins pendant l'accouchement. Ce n'est que très exceptionnellement que ces poches persistent après la naissance.

L'anencéphalie est relativement fréquente chez l'homme. La poche remplie de liquide qui remplace l'encéphale paraît, comme nous le dirons, d'une nature différente de celle des hydrocéphalies vraies que nous allons étudier.

II. — A côté de ces faits où l'anencéphalie complète s'accompagne d'arrêt de développement de la voûte crânienne, il en est d'autres où le crâne membraneux et les méninges se sont normalement développés. Mais à l'ouverture du crâne on ne trouve que quelques vestiges de substance nerveuse à la base ; les hémisphères cérébraux manquent complètement. Cruveilhier (1) a décrit ces faits sous le nom d'*anencéphalie hydrocéphalique*, terme qui n'est pas absolument exact puisque l'on constate quelques

____

(1) CRUVEILHIER, *Atlas d'anatomie pathologique*, 4º livraison.

traces si minimes soient-elles de l'encéphale. La relation de quelques faits vaut mieux qu'une longue description.

Cruveilhier donne la relation suivante : — « Sur un enfant mort-né, dont le crâne n'avait pas la moitié du volume accoutumé, et dont l'ossification par conséquent était très avancée, j'ai trouvé au lieu du cerveau une poche remplie de sérosité limpide. Dans la partie qui tapissait la voûte, cette poche était formée par une membrane vasculaire, tachetée de points d'une couleur brun-orangé. Une membrane très dense et brunâtre recouvrait toute la portion de la base du cerveau qui restait encore ; cette base était réduite : 1° à des corps striés indurés, colorés en brun et inégaux en volume ; 2° à peine entre les corps striés découvrait-on les couches optiques atrophiées ; 3° quelques circonvolutions de la base du cerveau étaient indurées, cartilagineuses et comme déposées çà et là par petites masses à la surface interne des membranes pie-mère et arachnoïde. Les nerfs olfactifs étaient atrophiés. A peine vestige de la commissure optique. Trace des pyramides antérieures qu'on voyait sous l'aspect d'une traînée grisâtre s'enfoncer dans l'épaisseur de la moelle. Cervelet petit, mais sain, de même que la protubérance et les pédoncules cérébelleux. »

Résumé d'une observation de **Tarnier** (1). — Il s'agit d'un enfant extrait au forceps, du poids de 4260 grammes. La tête n'a pas un volume trop exagéré ; mais la suture sagittale a presque 2 centimètres de largeur dans certains points. L'enfant vit 14 heures. A l'ouverture du crâne il s'écoule 400 grammes d'un liquide jaune citrin où nagent des grumeaux blanchâtres. Ce liquide se prend en masse sous l'influence de la chaleur et de l'acide nitrique. Absence complète du cerveau, il ne reste qu'un moignon irrégulier, informe, du volume d'une forte noisette, de substance cérébrale blanche, appuyé sur la base du crâne et se continuant avec le bulbe et la moelle épinière ; le cervelet est à peu près normal ainsi que le bulbe.

Dans une observation de **Létienne** (2) il s'agit d'un enfant qui vécut 5 à 6 jours. Cet enfant jouissait de l'entière liberté de tous

---

(1) In Poullet, Thèse d'agrégation, 1880, obs. VI.
(2) Létienne, Hydrocéphalie anencéphalique. *Bull. Soc. Anat.*, 1888.

ses mouvements. Il tétait bien et il criait. L'hydrocéphalie était caractérisée par un développement assez considérable du volume céphalique et un écartement excessif de tous les os du crâne. La suture sagittale avait une largeur de deux travers de doigt. A l'autopsie il s'écoula du crâne un liquide abondant jaune rosé, d'une quantité évaluée approximativement à 1 litre. Dure-mère, arachnoïde et pie-mère normales. De matière cérébrale il n'en existe de trace que le long des grands sinus dure-mériens et au fond des fosses pariétales. Elle est là appliquée, comme laminée sur les méninges, toujours en très petite quantité. Sur la base du crâne se trouve une lamelle informe de substance cérébrale recouvrant la partie médiane et antérieure, c'est-à-dire la selle turcique, les grandes ailes du sphénoïde et le plancher orbitaire. Les deux fosses latérales de l'étage moyen sont absolument vides. En arrière, les tubercules quadrijumeaux s'aperçoivent assez nettement. Cervelet, nerfs crâniens normaux.

J'ai rapproché ces faits à cause des analogies que présente chez eux l'état de l'encéphale. Sauf quelques vestiges de substance nerveuse, on constate seulement dans ces cas la présence des ganglions de la base ; encore sont-ils souvent atrophiés et à peine reconnaissables. Le cervelet et les organes nerveux sous-jacents sont généralement intacts.

Néanmoins ces faits ne sont pas en tout identiques. Le liquide varie de l'un à l'autre : dans le dernier cas il paraît semblable au liquide hydrocéphalique habituel. Dans le second, par contre, il fut reconnu fortement albumineux.

Il en est de même du développement du crâne. Dans quelques cas, le crâne a un volume supérieur à la normale. Assez souvent il a ses dimensions ordinaires. Quelquefois il peut rester au-dessous de ses dimensions normales : il s'agit alors de cette forme dénommée micro-hydrocéphalie. « Il n'y a pas de rapport, dit Cruveilhier, entre l'altération de la substance cérébrale et la quantité de liquide .

Ce sont les hydrocéphales à petite tête, qui présentent souvent l'hydrocéphalie la plus complète. »

III. — **Dans** une autre catégorie de faits les malformations sont moins accentuées et l'on constate la présence d'une partie au moins des hémisphères cérébraux. L'observation personnelle suivante est un type de ce genre.

OBSERVATION I (résumée) (1). — *Hydrocéphalie congénitale avec malformation cérébrale.*

Enfant du sexe féminin, née le 24 octobre 1889, entrée dans mon service le 5 novembre 1890. Père et mère inconnus. C'est une belle enfant pesant 3 kil. 500, ne présentant à son entrée rien d'anormal en apparence du côté de la tête. Donnée à une nourrice.

Dans le courant de décembre, la tête commence à se développer. Tous les caractères de l'hydrocéphalie deviennent manifestes. L'enfant a de la peine à soutenir la tête. Elle tète beaucoup, est très vorace. Cris presque constants, monotones et fatigants. Elle n'a pas de convulsions proprement dites. Un peu de strabisme.

Le 10 février. — On constate à la vulve une petite plaque saillante. L'enfant est retirée de la nourrice et mise au biberon. Les jours suivants, les plaques muqueuses se développent davantage ; elles sont absolument caractéristiques et deviennent confluentes à la vulve et à l'anus. Il existe aussi une papule nette à la région mentonnière. Frictions d'onguent napolitain.

Mais l'enfant s'affaiblit de plus en plus. Elle a des épistaxis répétées. Les membres se mettent en contracture et elle succombe le 3 mars après 7 heures d'agonie, membres rigides, poings serrés, bouche béante. Elle avait 4 mois 1/2.

Autopsie. — Les os de la voûte du crâne sont écartés et reliés par des tissus fibreux. Diamètre antéro-postérieur : 15 cent. 1/2 ; diamètre transverse : 13 centimètres.

A l'ouverture du crâne et des méninges incisés, s'écoule un liquide clair et citrin, abondant, environ 1 litre 1/2 ; les organes intra-

(1) LÉON D'ASTROS, L'hydrocéphalie hérédo-syphilitique. *Revue mens. des mal. de l'enfance,* 1891.

crâniens n'apparaissent pas tout d'abord. Le crâne complètement évacué, on trouve étalé sur la base un encéphale rudimentaire, qui, outre l'atrophie, présente à première vue comme anomalie fondamentale l'absence des organes médians inter-hémisphériques : les deux hémisphères séparés sont étendus au fond des fosses cérébrales moyennes.

Procédant dans notre description d'arrière enavant, nous trouvons le cervelet normal occupant les fosses cérébelleuses, recouvert par la tente du cervelet. Absence complète du corps calleux et du trigone. Au devant donc du vermis supérieur effacé, se trouve une dépression profonde correspondant au ventricule moyen dont la paroi supérieure manque. De chaque côté de la ligne médiane et en arrière du corps du sphénoïde, se trouvent deux renflements mamelonnés du volume d'une petite noisette, que nous devons considérer comme les couches optiques ; car ils donnent naissance en avant aux bandelettes optiques. Les bandelettes optiques aboutissent en avant au chiasma, qui est bien conformé et d'où partent les nerfs optiques. Ceux-ci mesurent 3 cm. 1/2 de longueur. En arrière du corps du sphénoïde, entre les couches optiques, se trouve un orifice allongé, orifice antérieur de l'aqueduc de Sylvius, où pénètre facilement un stylet. Les lobes olfactifs occupent leur situation normale ; de chaque lobe part une trainée nerveuse en forme de bandelette allongée d'avant en arrière, et qui vient aboutir de chaque côté à la face interne des hémisphères. Ceux-ci, couchés au fond des fosses cérébrales moyennes, sont rudimentaires, reposant sur leur face externe, présentant en haut leur face interne ouverte : excavation ventriculaire. Ils mesurent 6 à 7 centimètres de longueur, 2 à 2 1/2 de hauteur. Leur face externe présente des circonvolutions rudimentaires, qu'il est assez difficile de définir. Sur la face interne, tout autour de l'ouverture ventriculaire et la bordant se dessine nettement une circonvolution : c'est la circonvolution du corps calleux qui se continue en avant avec la bandelette sus-signalée émanant du lobe olfactif. Elle représente schématiquement la circonvolution limbique de Broca.

Protubérance, bulbe, moelle, intacts.

Le fait suivant de **Budin** (1) peut être rapproché du précédent :

(1) Budin, *Société anatomique*, 1875.

L'enfant, qui était une fille, pesait à sa naissance 3900 grammes, avait une tête volumineuse ; le diamètre occipito-frontal mesurait 13 centimètres, le bi-pariétal 10 cm. 1/4. Mise au sein, elle ne faisait aucun mouvement de succion ; on l'alimenta à la cuiller. Elle poussait continuellement un gémissement plaintif uniforme, mais dès qu'on la pinçait elle criait comme les autres enfants. Pas de paralysie. Elle ne vécut que 48 heures.

Autopsie. — A l'ouverture du crâne s'écoula un liquide limpide, d'un jaune clair, dont on recueillit 950 grammes. Le crâne était volumineux, mais sans cet écartement considérable des os qu'on rencontre ordinairement chez les hydrocéphales. La dure-mère et la pie-mère distendues antérieurement par du liquide formaient une grande poche qui s'appliquait exactement contre la paroi du crâne.

Les deux hémisphères cérébraux ne sont représentés que par le lobe temporal et le lobe occipital jusqu'à la scissure occipitale interne. Les lobes frontaux et les lobes pariétaux, la voûte du corps calleux et le centre ovale de Vienssens font complètement défaut.

Le bulbe, la protubérance, les pédoncules cérébraux, les corps striés, les couches optiques ont atteint leur développement normal.

Agostini (1) rapporte un cas d'hydrocéphalie analogue au précédent. Il y avait absence complète des lobes frontaux et pariétaux, atrophie relative des lobes temporaux et occipitaux, et hypertrophie du cervelet.

C'était un petit garçon qui vécut jusqu'à l'âge de 2 ans. Il y avait paralysie des membres du tronc, absence de la parole et de toute expression émotive, manque du sentiment de la faim et de la soif. La perception, la mémoire visuelle, auditive et gustative étaient normales.

Dans une observation de **Golay** (2) le fœtus mort-né atteint d'hydrocéphalie présente en outre une malformation des quatre membres. Il pèse 3500 grammes.

La tête est volumineuse, mais cependant pas à un degré excessif. L'orbite gauche est le siège d'une fracture produite pendant l'ac-

(1) Agostini, *Congrès international de Rome*, 1894.
(2) Golay, *Société anatomique*, 1876.

couchement. Les os de la voûte du crâne sont amincis, translucides ; ils ne sont pas séparés par des intervalles considérables. Quantité du liquide : 245 grammes. La dure-mère est saine : la tente du cervelet en particulier est normale.

L'encéphale se présente sous forme d'une masse molle, affaissée, par suite de l'écoulement de la sérosité. Les deux hémisphères forment chacun une vaste coque dont la paroi n'a que 3 millimètres d'épaisseur, semblables à deux vastes kystes juxtaposés, séparés par la grande scissure. Leur surface extérieure n'offre pas trace de circonvolutions ; elle est d'une teinte rosée. On n'a pu détacher de cette surface aucune membrane ; l'arachnoïde et la pie-mère, si elles existent, sont fusionnées avec la substance cérébrale. Au fond de la scissure inter-hémisphérique, on ne trouve aucun vestige du corps calleux ; les parois des hémisphères constituées à ce niveau par une lamelle très mince et translucide sont réunies par des filaments délicats qu'on déchire facilement, le septum lucidum et le trigone paraissent également absents. La surface interne des hémisphères est blanche, lisse. On ne constate aucun relief représentant les couches optiques et les corps striés. Les trous de Monro sont facilement reconnaissables, du diamètre d'une pièce de 1 franc ; on y voit passer le plexus choroïde qui se présente sous forme de cordon jaunâtre. Aqueduc de Sylvius normal.

Le cervelet paraît complètement absent ; sa loge est vide. Cependant en examinant avec attention, on trouve au-dessus du 4° ventricule et en arrière des tubercules quadrijumeaux bien développés, un petit corps gros comme un pois, qui se laisse déplisser sous forme d'une membrane mince transparente. La protubérance a subi un arrêt de développement ; elle n'est représentée au devant du bulbe que par deux petites saillies olivaires antéro-postérieures de 4 à 5 millimètres d'épaisseur. Le bulbe paraît normal.

Les quatre membres sont atteints de déformation. Le pied droit est un pied-bot varus très prononcé. Le pied gauche est équin-varus. Les deux genoux sont des genu-valgum. Les membres supérieurs présentent une flexion générale avec rigidité.

Dans cette catégorie de faits, les hémisphères cérébraux présentent des degrés variables de développement. Ce qui frappe surtout c'est le défaut de développement des régions médianes inter-hémisphériques, des organes commissuraux : corps calleux, trigone, septum lucidum. Dans plusieurs de ces faits, tels que dans celui de Budin et le mien, les cavités ventriculaires sont largement ouvertes : le liquide hydrocéphalique n'est pas enkysté dans les ventricules cérébraux et se répand en dehors d'eux. Les méninges molles ne sont souvent même pas reconnaissables. Ces faits où le liquide hydrocéphalique se présente directement à l'ouverture du crâne ont été souvent décrits sous le nom d'hydrocéphalie externe ou méningée ; je me suis déjà élevé contre cette dénomination donnée aux faits de ce genre, dans lesquels la nature des malformations cérébrales implique forcément des rapports anormaux du liquide hydrocéphalique. Il est des cas (obs. de Golay) où, malgré l'absence des organes commissuraux, les cavités ventriculaires restent fermées au niveau de la grande scissure inter-hémisphérique par une mince lamelle de tissu nerveux. Le liquide reste alors complètement contenu dans le kyste cérébral ; ces faits servent en quelque sorte de transition entre les précédents et les suivants.

IV. — Dans cette dernière forme, la plus nombreuse d'ailleurs, le liquide est contenu dans les cavités ventriculaires, et on ne constate l'absence d'aucun organe cérébral. Il s'agit du cerveau hydrocéphale comme j'en ai donné la description typique ; seulement la dilatation des cavités et l'amincissement des parois peuvent être portés à un degré extrême. Le corps calleux peut être réduit à l'épaisseur d'une feuille de papier et le trigone de même. Les

circonvolutions sont aplaties, à peine distinctes, comme
atrophiées par places. C'est dans ces cas que l'on peut constater la distension, quelquefois même l'écartement des
corps striés et des couches optiques. C'est dans l'hydrocéphalie congénitale que l'on constate aussi au plus haut degré les altérations de la structure cérébrale que j'ai décrites
d'après Anton.

V. — Le cerveau n'est souvent pas seul à présenter
des malformations. Les autres organes encéphaliques, la
moelle quelquefois, présentent des altérations dont les
unes relèvent de troubles de développement, et les autres
sont la conséquence de l'excès de la pression intra-crânienne.

Le *cervelet* en premier lieu peut présenter des arrêts
de développement. Dans quelques cas on constate l'absence
complète de cet organe. Plus souvent il est simplement
atrophié ; l'atrophie n'est pas toujours égale pour les deux
hémisphères. Dans un fait d'Anton les hémisphères du
cervelet étaient asymétriques, le droit atrophié n'arrivait
pas à la moitié du développement du gauche. Dans quelques cas on a constaté au contraire une hypertrophie du
cervelet (Agostini).

Chiari (1) a récemment bien étudié les modifications de
forme et de siège du cervelet que l'on observe surtout
dans l'hydrocéphalie congénitale. Le fait le plus fréquent
consiste dans l'allongement des amygdales et de la partie
médiane du lobe inférieur du cervelet sous l'apparence

____

(1) CHIARI, Sur les altérations du cervelet consécutives à l'hydrocéphalie. *Deutsche medicinische Wochenschrift,* 13 octobre 1891.

d'apophyses coniformes qui accompagnent la moelle allongée dans le canal vertébral ; il s'agit évidemment d'une anomalie de conformation survenue à la période de développement du cervelet. Ces parties prolongées du cervelet atteignent quelquefois seulement la partie supérieure de l'atlas, mais dans maints cas elles descendent jusqu'au bord inférieur du corps de l'axis, en sorte que leurs extrémités inférieures se trouvent au niveau des troisièmes nerfs cervicaux. A un degré plus prononcé, le déplacement du cervelet s'accompagne de l'allongement du quatrième ventricule et de la dilatation du canal vertébral. Dans un troisième type, le refoulement du cervelet de la cavité crânienne dans la cavité vertébrale par le trou occipital, atteint son plus haut degré jusqu'à déterminer un spina bifida cervical. Je reviendrai sur ce dernier fait.

La *protubérance* peut avoir subi un arrêt de développement ; dans le fait de Golay, elle n'était représentée au devant du bulbe que par deux petites saillies olivaires antéro-postérieures.

Ailleurs elle peut être comme le cervelet repoussée en partie dans la cavité vertébrale. Dans un fait de Chiari, la limite entre ses parties intra et extra-crâniennes était marquée à sa face inférieure par un sillon profond correspondant au bord antérieur du grand trou occipital.

Le *bulbe* ne présente pas de troubles de développement relevés par les auteurs. Mais refoulé aussi par les parties basiques du cerveau il peut descendre et être logé en totalité dans le canal vertébral (Chiari).

L'ensemble de ces déplacements résulte de ce que dans les grandes hydrocéphalies congénitales, malgré la dilatation du crâne, la capacité de la cavité crânienne reste trop petite pour le cerveau hydrocéphale.

La *moelle épinière* est généralement intacte. Il est souvent noté par les auteurs que la cavité centrale de la moelle ne participe pas à la dilatation générale des ventricules du cerveau. Cependant dans deux faits Chiari a constaté de l'hydromyélie à des degrés divers, soit des formations lacunaires cylindriques à direction longitudinale émergeant du canal central de la moelle, soit une hydromyélie vraie constituée par la dilatation du canal central lui-même, dilatation s'étendant du 4ᵉ ventricule jusqu'au 2ᵉ segment lombaire. Ces lésions coïncidaient d'ailleurs dans les deux cas avec un spina bifida.

VI. — Du côté des enveloppes du cerveau, il faut noter tout d'abord que dans les formes d'hydrocéphalies avec malformations et absence presque complète du cerveau, la méninge molle, *pie-mère et arachnoïde*, est généralement indémontrable.

On constate de même dans ces cas l'absence des prolongements de la *dure-mère*. Dans les autres formes de l'hydrocéphalie congénitale, il n'est pas rare de constater un arrêt de développement de la faux du cerveau. On a noté dans quelques cas l'absence complète de la tente du cervelet.

L'*enveloppe osseuse* présente dans les grandes hydrocéphalies les caractères du crâne hydrocéphale à leur plus haut degré. A l'hydrocéphalie congénitale appartiennent spécialement certaines particularités de la base du crâne témoignant de l'origine précoce de l'hydrocéphalie. C'est la dépression générale des saillies de la base ; c'est l'obliquité très grande et la brièveté de la gouttière basilaire ; c'est la dilatation du grand trou occipital ; dans un fait de Chiari, il présentait à son bord postérieur une incisure anguleuse qui portait le diamètre sagittal du trou à 4 centimètres, son diamètre transversal étant de 3 centimètres. Enfin, dans ces mêmes formes précoces, existe aussi un élargissement du canal rachidien dans sa portion cervicale, dû au refoulement du bulbe, d'une partie du pont et du cervelet dans ce canal.

VII. — En dehors de ces malformations du système nerveux, on peut rencontrer dans l'hydrocéphalie congénitale d'autres malformations qui témoignent pour certains cas au moins de l'origine tératologique de l'affection. Je citerai en premier lieu l'encéphalocèle et le spina bifida, sur lesquels je reviendrai plus longuement tantôt.

On constate dans certains faits la coïncidence de malformations diverses, telles que : bec-de-lièvre, pieds-bots généralement doubles et en varus équin, ectopie du testicule assez fréquente chez les hydrocéphales, ectopie du rectum, imperforation de l'anus. Souvent il existe une association de malformations multiples.

Dupuy (1) rapporte l'observation d'un fœtus atteint d'hydrocéphalie avec encéphalocèle présentant simultanément un bec-de-lièvre, une syndactylie des deux pieds et des deux mains, et une abnormité particulière des deux globes oculaires consistant en un arrêt de développement de la pau-

(1) Dupuy, *Soc. anat.*, 1874.

pière supérieure et une expansion cutanée de la joue allant
s'insérer au centre de la cornée.

Naegele (1), dans une observation déjà ancienne, relate
l'autopsie d'un enfant hydrocéphale dont on dut perforer le crâne pour terminer l'accouchement, les ventricules
latéraux étaient fortement distendus par une collection séreuse ; sauf les dimensions de la tête, il présentait les proportions et l'aspect d'un enfant à terme et bien conformé,
pesant 7 livres. La conjonctive formait au devant du globe
de l'œil un cul-de-sac qui le masquait entièrement. La
lèvre supérieure présentait un bec-de-lièvre compliqué de
la séparation de la moitié latérale du voile du palais. Enfin, fait important, il existait une transposition complète
des viscères thoraciques et abdominaux, le cœur étant à
droite, le foie occupant l'hypochondre gauche,— l'estomac,
l'hypochondre droit,— le cæcum, la fosse iliaque gauche,—
l'S iliaque, la fosse iliaque droite.

Interprétation tératologique de l'hydrocéphalie congénitale.

Les auteurs ont diversement compris dans l'hydrocéphalie congénitale la nature des lésions du cerveau et leurs
rapports avec l'épanchement hydrocéphalique.

La constatation assez fréquente des causes dégénératives et tératologiques dans les hydrocéphalies congénitales, l'apparence des lésions cérébrales qui présentent
d'un cas à l'autre une gradation presque insensible, la

____

(1) *Heidelb. klin. Jahrbuch*, 1825, anal. in *Arch. gén. de méd.*, 1826.

présence assez fréquente d'autres malformations dans les
organes céphaliques, la coexistence en quelques cas de
malformations nettement tératologiques dans diverses régions du corps, témoignent que, pour un certain nombre
d'hydrocéphalies tout au moins, il convient de chercher
dans les troubles de l'embryogenèse une interprétation
pathogénique.

I. — En ce qui concerne l'anencéphalie vraie, l'origine
tératologique de cette monstruosité ne peut plus être mise
en doute.

A l'époque où régnait en maîtresse la théorie de la préexistence des germes, on ne pouvait comprendre la monstruosité que comme la modification accidentelle d'un
organisme primitivement normal. « Dans les monstruosités, où le tube cérébro-spinal, plus ou moins modifié, présente dans son intérieur une accumulation de sérosité, il
était tout naturel de comparer cette accumulation de sérosité à l'hydropisie et d'admettre que cette hydropisie avait
détruit partiellement et même complètement la substance
nerveuse. Dès 1716 un médecin de Montpellier, Marcot,
explique ainsi les anomalies d'un monstre pseudencépha-
lien. Cette théorie de Marcot fut généralisée par Morgagni,
qui l'étendit à tous les monstres, qu'Is. Geoffroy St-Hilaire
a désignés sous les noms d'anencéphaliens, de pseudencéphaliens et d'exencéphaliens. A une époque où l'embryogénie
n'existait pas, cette explication pouvait paraître tout à fait
vraisemblable. Dans l'hypothèse de la préexistence des germes, il était impossible d'expliquer autrement que par la

destruction la non-existence de certaines parties » (Dareste) (1).

L'embryologie, en substituant la théorie de l'épigénèse à celle de la préexistence des germes, ouvrit la voie à la tératologie, et pour l'interprétation des monstruosités, substitua à l'influence des causes pathologiques modifiant un organisme normal celle des causes tératogéniques arrêtant un organisme dans son développement.

En ce qui concerne l'anencéphalie, Meckel, au commencement de ce siècle, puis Et. Geoffroy St-Hilaire admirent que cette monstruosité consistait en un arrêt de développement de l'encéphale et qu'elle résultait par conséquent d'un fait purement tératologique. « Tout cerveau, toute moelle épinière ont un commencement qui est l'état ordinaire et permanent des anencéphales. Qu'on examine un poulet à la sixième journée de l'incubation on le trouvera, sous le rapport du cerveau, présentant les traits d'un anencéphale, avec une poche très distendue et toute pleine d'un fluide aqueux à la région occipitale. »

Pour Dareste, cet arrêt de développement tiendrait à la fermeture tardive de la gouttière médullaire au niveau des vésicules de l'encéphale ; cette fermeture tardive a pour résultat d'augmenter le diamètre transversal de ces vésicules dont les parois, au lieu de se transformer en substance nerveuse, conservent les caractères de l'ectoderme d'où elles dérivent. L'arrêt de développement de la vésicule encéphalique arrête également le développement du crâne. A l'état normal les lames dorsales provenant des

____

(1) Dareste, *Production des monstruosités*, 2ᵉ édit., 1891.

proto-vertèbres émettent des prolongements qui, s'unissant au-dessus de l'axe cérébro-spinal, forment la membrane unissante supérieure, en séparant la lame ectodermique en deux couches, l'une interne qui sera la lame médullaire, l'autre externe qui forme l'épiderme de la tête. La membrane unissante elle-même se partage en deux couches, l'une intérieure origine des méninges, l'autre extérieure origine du crâne membraneux primitif. Dans l'anencéphalie, cette membrane unissante ne se forme pas, en sorte que les parois de la poche ne sont formées que par une membrane transparente, résultant de la lame ectodermique unique.

Il est impossible de rattacher à une cause précise le fait initial de l'anencéphalie, c'est-à-dire la formation incomplète et la fermeture tardive de la gouttière médullaire. Du moins il paraît bien que l'accumulation de sérosité n'est point ici le fait primitif ; car ainsi que le remarque Perls, s'il en était ainsi la surface interne de la poche serait partout concave par suite de l'égalité de pression en tout sens exercée par le liquide, tandis que dans l'anencéphalie la base du crâne présente une surface en partie convexe. Il ne paraît donc pas y avoir excès de pression dans ces poches d'anencéphales.

II. — Dans la catégorie des faits dénommés *anencéphalies hydrocéphaliques*, il en est certainement un assez grand nombre qui relèvent de l'interprétation tératologique. Ce fait avancé par Fritsh, que c'est cette forme qui se répète le plus souvent chez la même femme, vient à l'appui de cette opinion. Elle apparaît par rapport à l'anen-

céphalie vraie comme la conséquence d'un arrêt de déve
loppement survenu à une période plus avancée de la vie
embryonnaire. La présence de substance nerveuse à la base
du crâne s'explique par ce fait qu'à la partie inférieure des
vésicules cérébrales la couche ectodermique s'épaissit et
se transforme en substance nerveuse, tandis que la paroi
supérieure conserve plus longtemps les caractères de l'ec-
toderne.

Cette agénésie cérébrale est-elle ici primitive ou secondaire à l'hydrocéphalie ? Il est probable que dans quelques
cas l'arrêt de développement soit ici encore le fait initial.
L'absence de dilatation crânienne, la microcéphalie même
constatées dans certaines hydrocéphalies congénitales,
trouvent dans cette hypothèse une interprétation satisfai-
sante : l'épanchement constituerait en quelque sorte une
hydropisie a vacuo secondaire et sans valeur pathogénique.

Mais dans les faits où l'augmentation de volume de la
tête démontre une exagération de pression intra-crânienne, il est impossible de ne pas reconnaître à l'épanchement hydrocéphalique un rôle important dans le processus
morbide.

III. — Ce rôle apparaît plus indiscutable dans les
hydrocéphalies où la présence au moins partielle des hémisphères cérébraux s'accompagne d'un épanchement
abondant. Il y a lieu dans ces cas de rechercher la raison
et de l'épanchement hydrocéphalique et des malformations
variées que peut présenter le cerveau.

Dans des recherches qui remontent à 1866, Dareste (1) découvrit que l'aire vasculaire, c'est-à-dire l'ensemble des vaisseaux qui se produisent dans le feuillet vasculaire ou la lame inférieure de la partie périphérique du mésoderme, peut devenir anormal par l'effet de la formation incomplète des vaisseaux. L'arrêt de développement des *îles de sang* de l'aire vasculaire, siège de formation des globules rouges, a pour effet de modifier profondément la nutrition du mésoderme et d'y déterminer des altérations plus ou moins comparables à celles que l'hydropisie détermine chez les animaux adultes. La sérosité s'accumule entre les cellules du mésoderme, et aussi dans les cavités closes comme la fente pleuro-péritonéale et le tube cérébro-spinal. Dans le plus grand nombre des cas même l'hydropisie est partielle. A l'époque où Dareste découvrit ces faits tératologiques, il crut pouvoir leur attribuer la formation de l'anencéphalie. Mais depuis, ses observations sur cette hydropisie embryonnaire lui firent constater que les désordres qu'elle entraîne amènent fatalement la mort de l'embryon et il renonça à cette interprétation pour s'arrêter à celle que j'ai exposée plus haut.

Mais il y a lieu de se demander, croyons-nous, si des troubles d'évolution localisés dans le système circulatoire de l'encéphale ne retentiraient pas sur le développement de ce dernier.

On attribue généralement la formation des vaisseaux capillaires de l'embryon à l'extension des vaisseaux de

(1) DARESTE, Sur le mode de production des monstres anencéphales. *C. R.*, 1866.

l'aire vasculaire. Mais Dareste, se fondant sur les observations de Haller et sur les siennes, est porté à croire que
les vaisseaux capillaires de l'embryon et notamment ceux
de la pie-mère se forment sur place comme ceux de l'aire
vasculaire. La pie-mère est de très bonne heure dans l'embryon du poulet le siège d'un réseau capillaire qui apparaît
par îles de sang isolées comme celles de l'aire vasculaire,
pour s'unir ensuite entre elles et communiquer ultérieurement avec le cœur par les artères carotides et les veines
cardinales supérieures.

Chez le fœtus humain, la pie-mère corticale se vascula-
rise assez tardivement. D'après Duret, les arborisations
de cette membrane apparaissent sur le cerveau du fœtus
au 4ᵉ mois seulement. Ce fait est en rapport avec le développement tardif des circonvolutions. Par contre, les vaisseaux
contenus dans la *pie-mère interne, toile choroïdienne* et
plexus choroïdes, sont bien plus précoces dans leur développement. « Si, sur un embryon de 3 mois, on ouvre les hémisphères par une coupe transversale, on trouve à leur
intérieur une cavité spacieuse presque remplie par une
masse granuleuse, plissée et rougeâtre, qui n'est autre que
le plexus choroïdien latéral d'un volume démesuré » (Köl-
liker). A ce grand développement des plexus choroïdes,
correspond un calibre relativement considérable de l'artère
choroïdienne antérieure, qui égale presque chez le fœtus
les autres artères de la base. Le volume excessif des plexus
choroïdes, qui diminue beaucoup après la naissance ainsi
que je l'ai dit plus haut, implique pendant la vie intra-utérine une grande activité de leurs fonctions, qui, d'après
Luschka, se rapportent surtout à la nutrition et à l'accrois-

sement du cerveau. On sait qu'ils sont de plus les organes sécréteurs du liquide ventriculaire.

La connaissance de ces notions embryogéniques fait prévoir l'influence qu'auraient sur le développement du cerveau les troubles d'évolution du système circulatoire ventriculaire.

Il est probable que c'est à eux qu'il faut attribuer cette malformation dénommée pseudencéphalie, caractérisée par la présence d'une tumeur vasculaire au lieu et place de l'encéphale ; il est habituel de constater au centre de ces tumeurs des amas de sérosité quelquefois considérables.

Bien différentes sont les malformations hydrocéphaliques. Et cependant l'importance fonctionnelle des plexus choroïdes quant à la physiologie de la sécrétion ventriculaire et au développement du cerveau me paraît légitimer cette hypothèse que, dans l'hydrocéphalie congénitale, épanchement hydrocéphalique et malformations cérébrales peuvent relever de troubles embryogénétiques de la circulation ventriculaire et plus généralement de la circulation cérébrale (1).

Les caractères divers des malformations cérébrales considérées comme résultat d'un arrêt ou d'un défaut de développement s'expliquent par les caractères mêmes du développement embryonnaire normal.

L'occlusion de la gouttière neurale s'effectue, on le

(1) Dans le fait de Budin (absence des lobes frontaux et pariétaux) étudié par Duret, les artères carotides primitives d'un calibre très petit donnaient naissance aux artères cérébrales antérieures et sylviennes qui n'étaient elles-mêmes pas plus volumineuses que les artères correspondantes d'un fœtus de 4 mois.

sait, pour le cerveau, d'arrière en avant ; la fente qui
donne en dernier lieu accès dans la vésicule encéphalique
primitive antérieure est remplacée par une mince lame
suturale, *lame terminale embryonnaire primitive* ou *antérieure*. Cette lame, dite encore lame unissante, donne
naissance par bourgeonnement de la paroi antérieure à
la vésicule des hémisphères (cerveau antérieur). Lorsque
le cerveau intermédiaire s'est invaginé dans le cerveau
antérieur, et que vers la fin de la 4ᵉ semaine un repli mé-
sodermique médian, la faux primitive du cerveau, sépare
en deux la vésicule des hémisphères, c'est cette lame qui
forme le fond de la gouttière inter-hémisphérique. — Dès
la fin du second mois et surtout pendant le 3ᵉ mois, se
complète l'union de la paroi interne de la vésicule hémisphérique au cerveau intermédiaire, c'est-à-dire du corps
strié à la couche optique. — Vers le 3ᵉ ou 4ᵉ mois, immédiatement en avant de la lame terminale embryonnaire,
les parois internes des deux hémisphères se soudent entre
elles au niveau d'un espace triangulaire, situé de chaque
côté de la scissure inter-hémisphérique, dénommée *zone
choroïdienne* (His). La suture des zones choroïdiennes
donne naissance au septum lucidum, aux piliers antérieurs
du trigone et au genou du corps calleux. Le corps calleux,
qui n'est qu'une formation tardive, se complète par la con-
vergence des fibres émanées de toute la surface du manteau
cérébral.

Que, primitivement ou secondairement à une hydropisie
de la vésicule encéphalique antérieure, la mince lame terminale embryonnaire ne se développe pas ou se développe
incomplètement, alors suivant l'époque de l'arrêt de déve-

loppement, suivant l'intensité de l'influence dysgénésique, pourront se produire les diverses anomalies dont j'ai rapporté des exemples. Il peut y avoir absence complète de développement des hémisphères et même du corps strié (cerveau antérieur) : le cerveau est représenté seulement par deux nodules, embryons des couches optiques (cerveau intermédiaire). — Les hémisphères se sont développés en partie, mais leur soudure ne s'est point effectuée au niveau de la zone choroïdienne : alors les organes médians, septum, trigone, corps calleux, manquent complètement et les cavités ventriculaires peuvent se présenter largement ouvertes en avant et en haut. — Ailleurs, certaines commissures seulement, le corps calleux notamment, ne se sont point développées : les cavités ventriculaires sont fermées néanmoins, mais leur paroi supérieure n'est constituée que par une mince membrane. — La soudure du cerveau antérieur au cerveau intermédiaire ne se fait pas ou se fait incomplètement : les corps striés et les couches optiques restent distants. — Enfin dans un certain nombre de cas, dans le plus grand nombre peut-être, il n'existe pas au point de vue morphologique grossier d'*arrêt* de développement à proprement parler : on retrouve tous les organes encéphaliques et ce qui domine c'est la dilatation extrême des cavités. Les diverses parties du cerveau ne présentent pas moins un *défaut* de développement: l'absence de circonvolutions dans quelques cas, la minceur de la couche corticale, la faible quantité de substance blanche, enfin et surtout les caractères histologiques que j'ai décrits d'après Anton, persistance de la forme embryonnaire des cellules ganglionnaires de l'écorce, absence de myélinisation des fibres blanches, ne constituent pas de simples lésions de distension, mais témoignent aussi de la réalité de troubles de développement.

Reste à rechercher la nature des relations qui lient ces troubles de développement à l'épanchement ventriculaire. Elle n'est peut-être pas identique dans tous les cas. On peut pour quelques-uns considérer ces deux éléments du processus tératologique comme deux effets parallèles des troubles de l'embryogénèse. On doit incontestablement, dans les hydrocéphalies simples à grande dilatation ventriculaire, admettre le plus souvent l'antériorité de l'épanchement et regarder les troubles du développement cérébral comme un fait secondaire à la présence et à la pression du liquide. Que l'épanchement ventriculaire constitue alors le fait essentiel et primitif dans l'ensemble du processus, on n'est pas moins autorisé, me semble-t-il, d'après les considérations développées plus haut, à considérer encore certaines de ces hydrocéphalies comme une conséquence possible de troubles de l'embryogénèse, localisés à la circulation ventriculaire et aboutissant à des anomalies de sécrétion.

Hydrocéphalie, Encéphalocèle et Spina bifida.

Je reviens avec quelques détails sur ces deux malformations qui accompagnent quelquefois l'hydrocéphalie : l'encéphalocèle et le spina bifida.

I. — L'*encéphalocèle* consiste, on le sait, dans la présence d'une partie plus ou moins considérable de l'encéphale hors de la boîte crânienne. Elle n'est qu'un degré de l'exencéphalie. Dans la famille des exencéphaliens, les hyperencéphales sont caractérisés par l'absence complète de la voûte du crâne, et les podencéphales par la formation incomplète de cette voûte, qui semble percée en son milieu d'un trou par lequel sort sous forme de tumeur une partie de l'encéphale. Tantôt la tumeur, formée par l'encéphale, occupe la région frontale, c'est la proencéphalie; tantôt elle occupe la région occipitale, c'est la notencéphalie.

Dans l'espèce humaine on désigne ces tumeurs sous le nom d'encéphalocèles; elles sont presque toujours accompagnées d'amas de sérosité, accumulés soit dans les ventricules du cerveau, soit dans les méninges.

Dans un important mémoire, Spring (1) a donné de l'encéphalocèle une théorie admise par la plupart des auteurs (2) et qui a longtemps régné en maîtresse. Il admettait que le fait primitif était une hydrocéphalie, ordinairement une hydropisie partielle des ventricules, se développant vers le *septième mois de la vie intra-utérine*, déterminant l'usure par pression de la partie correspondante de la boîte crânienne, puis la hernie du cerveau.

Il convient de bien distinguer l'encéphalocèle congénitale et les encéphalocèles acquises; la première seule nous importe ici.

En 1877, Larger (3) s'est appliqué à combattre la théorie

(1) Spring, Monographie de la hernie du cerveau. *Mémoire de l'Académie de Belgique*, 1854.

(2) Voir notamment: Houel, Mémoire sur l'encéphalocèle congénitale. *Arch. gén. de méd.*, 1859.

(3) Larger, De l'exencéphalie (encéphalocèle congénitale). *Arch. gén. de méd.*, 1877.

de Spring. D'après lui la présence du cerveau hors du crâne doit être attribuée, non point à une usure secondaire, mais à un arrêt de développement primitif de la boîte crânienne. Il démontra que la sortie de l'encéphalocèle se fait toujours au niveau de la ligne médiane, c'est-à-dire de la fissure primitive. Dans la proencéphalie, il s'agit généralement d'encéphalocèles pures, ayant pour siège de prédilection la racine du nez, qui correspond à la première fente branchiale ; dans la notencéphalie, on observe surtout des hydrencéphalocèles et des méningocèles (ou tumeurs kystiques), siégeant de préférence dans la région sous-occipitale.

Un fait paraît acquis, c'est que l'encéphalocèle résulte bien d'un trouble d'évolution survenu *dès la vie embryonnaire*, et dont l'inocclusion de la voûte crânienne est une conséquence. Mais la cause première de cet arrêt de développement du crâne a été interprétée différemment, par les auteurs. Les uns admettent des influences agissant par le dehors : adhérences amniotiques, se produisant au niveau de la vésicule cérébrale primitive (Geoffroy St-Hilaire), arrêt de développement de l'amnios ayant pour résultat la compression de la tête (Dareste). D'autres admettent plutôt l'influence de causes internes, notamment d'une hydrocéphalie primitive remontant à la vie embryonnaire (Leriche) (1) ; c'est un retour à la théorie de Spring mais reportée aux premiers temps de la vie intra-utérine.

Il est infiniment probable que l'encéphalocèle congénitale peut relever de causes très différentes ; les apparences

____

(1) Leriche, *Du spina bifida crânien*. Thèse de Paris, 1871.

cliniques elles-mêmes semblent l'indiquer. Récemment Berger (1) a même décrit des faits où il ne s'agissait pas d'une simple ectopie du cerveau, mais d'une véritable hyperplasie nerveuse, d'un encéphalome, vrai néoplasme de tissu nerveux sortant par la fissure crânienne.

En ce qui concerne l'hydrocéphalie, lorsqu'elle coïncide avec l'encéphalocèle, il y a lieu d'étudier sa valeur dans le processus tératologique.

Le cerveau ectopié n'est pas constamment, il est vrai, le siège d'hydrocéphalie. Dareste, dans tous les cas d'exencéphalie qu'il a observés chez les embryons de poules, n'a jamais rencontré d'accumulation de sérosité ni dans les cavités des vésicules, ni dans les méninges. Il considère les faits de ce genre que l'on a rencontrés dans les exencéphales appartenant à l'espèce humaine, comme des faits consécutifs ou accidentels, qui par conséquent ne contribuent en aucune façon à la monstruosité. Larger, dont le mémoire est en entier une réaction contre les idées de Spring, considère également l'hydropisie qui accompagne l'encéphalocèle comme un fait secondaire, dû à l'étranglement de la substance cérébrale au niveau de l'orifice osseux et à la gêne dans la circulation de retour. Cette opinion me paraît trop absolue.

Il ne faut point, à mon avis, rechercher une pathogénie unique pour tous les cas d'encéphalocèle et admettre pour tous l'antériorité de l'hydrocéphalie. Mais dans certaines formes la valeur pathogénique de cette dernière ne paraît pas douteuse. Je fais surtout allusion aux hydrencéphalocèles

(1) BERGER, *Rev. de chirurgie*, 1890.

de la région sous-occipitale. Les observations si bien étudiées de Chiari sur les déplacements inférieurs du cervelet
dans l'hydrocéphalie congénitale, témoignent des effets de
la pression intra-crânienne dans la région de la base du
crâne. La persistance de la fissure occipitale apparaît dans
bien des cas comme une conséquence possible de cet excès
de pression. Dans les faits de ce genre l'ouverture crânienne
se continue souvent par une fissure spinale : l'exencéphalie se confond avec le spina bifida.

II. — Le *spina bifida* n'est point rare dans l'hydrocéphalie congénitale. La coïncidence de ces deux malformations
se présente dans une proportion qu'il est difficile de pré-
ciser. Il n'existe pas, à ma connaissance, de statistique
établissant la fréquence du spina bifida dans un nombre
donné d'hydrocéphalies. Par contre Bellanger (1), sur
330 observations de spina bifida, a relevé 41 fois l'apparition de l'hydrocéphalie : 27 fois l'hydrocéphalie s'est mon-
trée en dehors de toute intervention, 14 fois elle s'est développée à la suite de l'opération du spina bifida. Ces chiffres
sont probablement inférieurs à la réalité.

Quoi qu'il en soit, au point de vue clinique il y a lieu de
distinguer deux ordres de faits :

1° Dans un certain nombre de cas, sans intervention
opératoire, on a constaté la coexistence du spina bifida et
de l'hydrocéphalie.

L'hydrocéphalie dans ces faits n'est pas toujours appa-

____

(1) Bellanger, *Traitement du spina bifida*. Thèse de Paris, 1891.

rente à la naissance ; elle ne se manifeste souvent que progressivement, ainsi d'ailleurs qu'il arrive fréquemment dans l'hydrocéphalie congénitale en général.

Quant au spina bifida, il est comme toujours apparent dès la naissance. Son siège varie.

Exceptionnellement la fissure spinale occupe la *région cervicale* portant sur les premières vertèbres cervicales, et la tumeur est constituée par une encéphalocèle cérébelleuse : le cervelet hydrocéphale pénètre par le grand trou occipital dans la cavité vertébrale et dans le spina bifida cervical. Dans ces faits, analogues à celui de Chiari dont je donne ci-dessous le résumé, l'hydro-encéphalocèle cérébelleuse apparaît comme le degré le plus prononcé de ces refoulements du cervelet hors de la cavité crânienne dans la colonne vertébrale, si bien décrits par cet auteur.

Ce fait de **Chiari** (1) concerne une fillette de 5 mois, présentant un crâne très fort et du strabisme convergent. Elle avait à la nuque une tumeur de la grosseur d'un œuf de poule environ, recouverte d'une peau mince, fluctuante et réductible. La tumeur fut opérée et l'enfant succomba le 8e jour.

L'autopsie démontra que la tumeur était constituée par une hydro-encéphalocèle cérébelleuse. Le crâne mesurait 41 centimètres dans sa circonférence horizontale, les sutures étaient béantes et la grande fontanelle notablement élargie. Les os du crâne présentaient par places, notamment au niveau des os pariétaux, des défauts d'ossification. Le cerveau était très volumineux : les ventricules latéraux, le 3e ventricule, l'aqueduc de Sylvius et le 4e ventricule très dilatés et remplis d'une sérosité claire. La tente du cervelet manquait complètement. Le cervelet était représenté par une poche de la grosseur d'une noix environ, occupant le grand trou occipital élargi, et qui durant la vie se prolongeait jusque dans la tumeur cervicale : *hydro-encéphalocèle cérébelleuse cervicale*. La fissure spinale occupait les arcs

(1) CHIARI, *loc. cit.* Obs. III du mémoire.

des 3 vertèbres cervicales supérieures béants, particulièrement au niveau de l'atlas et de l'axis. La moelle épinière présentait une cavité hydromyélique en arrière du canal central.

Généralement le spina bifida occupe la région dorso-lombaire, son siège habituel, quelquefois la région dorsale ; il est constitué par une méningocèle ou par une méningo-myélocèle. La moelle peut présenter une véritable hydro-myélie ou des formations lacunaires communiquant avec le canal central, ainsi que je l'ai déjà signalé.

Dans l'observation II du mémoire de **Chiari**, il s'agit d'une enfant de six mois qui mourut de pneumonie.

Le cerveau était fortement hydrocéphale, la circonférence du crâne était de 43 centimètres, les sutures étaient béantes et la grande fontanelle paraissait très élargie. La dilatation était à peu près générale dans les ventricules latéraux et le 3e ventricule. La masse médullaire des hémisphères était partout très mince, l'écorce par contre, très épaisse à circonvolutions nettes. L'épendyme des ventricules latéraux présentait des nodosités contenant de nombreuses et grosses cellules ganglionnaires. La protubérance, la moelle allongée et le cervelet pénétraient dans le canal vertébral.

Le canal central de la moelle commençait normalement sous le 4e ventricule. La moelle dorsale renfermait du 1er au 7e segment dans sa moitié postérieure, une cavité cylindrique de 6 millimètres, pleine d'une sérosité claire ; une seconde cavité cylindrique de 4 millimètres se trouvait dans la région du 11e et du 12e segment. A la limite supérieure de la région lombaire, la moelle épinière se divisait en deux moitiés latérales et pénétrait par une fissure spinale, portant sur la 12e vertèbre dorsale et les 3 vertèbres lombaires supérieures, dans la poche d'un spina bifida à la surface interne duquel elle adhérait. Au niveau du 5e segment lombaire les deux moitiés de la moelle épinière se rejoignaient en un cordon unique, qui pénétrait à nouveau dans le canal vertébral.

2° Dans un second ordre de faits des plus intéressants au point de vue clinique, l'hydrocéphalie ne se manifeste qu'après une intervention chirurgicale. Beaucoup de chirurgiens ont signalé le fait et ont vu leurs opérés de spina bifida mourir de cette complication d'hydrocéphalie. Cette hydrocéphalie secondaire du spina bifida paraît avoir été observée plus fréquemment de nos jours, grâce à l'emploi des méthodes antiseptiques qui permettent à un plus grand nombre d'opérés d'échapper aux complications opératoires et de survivre plus ou moins longtemps.

Dans ces cas, l'hydrocéphalie paraît se développer souvent rapidement. Je l'ai vue devenir manifeste dès le 10ᵉ ou 12ᵉ jour de l'opération. Il s'agissait d'un enfant qu'on nous présenta à l'âge de 6 jours, portant à la région lombaire un spina bifida du volume d'une orange, à peau rouge, amincie, près de se perforer. Je fis pratiquer l'opération par mon collègue le Dʳ Gamel ; la plaie se réunit par première intention. Mais le lendemain une paraplégie s'établissait. Vers le 10ᵉ jour après l'opération, il était manifeste que la tête augmentait de volume ; elle ne cessa de grossir pendant 20 jours encore, au bout desquels l'enfant succomba.

La rapidité du développement de l'hydrocéphalie est en rapport avec le degré de pression déterminé dans le tube cérébro-spinal par la suppression de la tumeur. Il en est de même de la survie du malade.

Ces faits doivent être présents à l'esprit du chirurgien qui s'apprête à opérer un spina bifida. Il n'existe malheureusement pas de signes certains qui puissent faire prévoir avant l'opération cette complication secondaire. Nous croyons qu'elle est cependant plus à craindre lorsqu'une pression excessive distend progressivement la poche du spina bifida.

Il convient de rechercher la raison de cette coïncidence relativement fréquente du spina bifida et de l'hydrocéphalie.

Le spina bifida est, on le sait, une malformation de la colonne vertébrale, remontant à la vie embryonnaire, due à un arrêt de développement des lames dorsales avant leur réunion sur la ligne médiane. L'origine première de cette malformation est encore très discutée.

Il est possible que dans certains cas une influence extérieure, peut-être un arrêt dans le développement de l'amnios, soit la cause première de la malformation spinale. Lannelongue (1) admet la possibilité de cette hypothèse pour une certaine catégorie de faits où l'enveloppe du spina bifida présente un tissu cicatriciel qui paraît indiquer la présence d'un travail ulcératif pendant la vie intra-utérine.

Mais c'est vraisemblablement dans l'intérieur du rachis qu'il faut rechercher l'origine première de la fissure spinale. Dareste considère l'accumulation du liquide dans la tumeur comme un fait secondaire, ne constituant pas à proprement parler une véritable hydropisie, mais seulement une légère augmentation de liquide céphalo-rachidien, venant occuper la partie la plus déclive du canal vertébral. Cette opinion ne peut être admise, au moins dans son intégralité : chez le fœtus dans le sein maternel, la région du spina bifida ne peut être considérée comme une partie déclive.

Le spina bifida est une malformation dans laquelle l'hy-

____

(1) *Société de Chirurgie*, 1884.

dropisie du tube cérébro-spinal ne peut être regardée comme un élément secondaire. Tantôt le liquide occupe la cavité du canal central de la moelle, c'est l'hydrorachis interne (Cruveilhier), hydromyocèle de Virchow, tantôt et plus souvent le liquide siège immédiatement sous les méninges : hydrorachis externe, hydroméningocèle. Mais ces deux formes ne sont que des degrés différents du même processus. Seulement dans la dernière, comme Tourneux et Martin (1) et après eux Recklinghausen (2), l'ont démontré, la moelle au lieu de constituer un canal fermé, a persisté sous forme de gouttière, du fait de la précocité de la malformation pendant la vie embryonnaire, et se présente sous forme de lame étalée.

Les relations possibles de l'hydrocéphalie congénitale et du spina bifida trouvent une explication facile dans les dispositions primitives du système nerveux central. Celui-ci dans les premiers temps de la vie embryonnaire constitue un tube continu après la fermeture de la gouttière neurale. Que sous l'influence d'un trouble d'évolution, une hydropisie se produise dans le tube nerveux, cette hydropisie se manifeste sous des apparences variables suivant son étendue et son siège. L'hydrocéphalie existe souvent

---

(1) Tourneux et Martin, Contribution à l'histoire du spina bifida. *Journal de l'anatomie*, 1881.

(2) Recklinghausen, Recherches sur le spina bifida. *Arch. f. path. Anat. und Phys.*, 1886.

Cette dernière forme correspond à la *myélo-méningocèle* de Recklinghausen. Cet auteur décrit une autre forme intéressante mais plus rare, la *myélo-cystocèle* représentant une dilatation *partielle* du canal central de la moelle. Dans celle-ci il y aurait arrêt de développement de longueur de la colonne vertébrale, tandis que l'axe médullaire continue à s'allonger ; la moelle se recourbe en anse et la dilatation du canal central se forme au niveau du coude qui pénètre dans la fissure spinale.

sans dilatation aucune du canal central de la moelle, et le fait s'explique par le développement beaucoup plus précoce du tissu nerveux dans la moelle que dans l'encéphale. D'autre part le spina bifida, qui se produit dans les premiers temps de la vie embryonnaire, souvent même avant la fermeture complète de la gouttière neurale, est souvent isolé. Mais l'on conçoit qu'une hydropisie survenant dès le début de la période embryonnaire puisse occuper le tube nerveux dans une plus grande étendue et déterminer en même temps que l'hydrocéphalie tantôt une encéphalocèle cérébelleuse, tantôt un spina bifida, suivant que l'excès de pression se fait sentir dans la région du quatrième ventricule, ou du côté de la moelle épinière. Dans ce dernier cas c'est la partie inférieure de la moelle, par le fait de son développement plus tardif, qui subit le plus facilement les effets de cette pression, d'où la persistance fréquente de la fissure médullaire au niveau du spina dorsolombaire.

Quant aux faits où l'hydrocéphalie est consécutive à l'opération du spina bifida, ils ont été interprétés différemment. Bellanger les explique par une considération hydrostatique : « Etant donné, dit-il, un tube inextensible fermé à ses deux extrémités, crâne et spina bifida, par une membrane élastique et renfermant un contenu compressible, centres nerveux, lequel de ces trois éléments souffrira le plus si la pression vient à augmenter ? Si le spina bifida est le moins résistant, on le verra se rompre ; si c'est le crâne, il y aura hydrocéphalie ; si ce sont les centres nerveux, paralysie et mort. » Février et Picqué (1) ad-

---

(1) Février et Picqué, Traitement chirurgical de l'hydrocéphalie congénitale. *Congrès de Chirurgie*, Lyon, 1894.

mettent que l'hydrocéphalie, dans les faits où elle paraît
se développer postérieurement à l'opération, existait déjà
antérieurement. Nous tenons cette opinion pour très probable dans un grand nombre de cas. L'hydrocéphalie congénitale peut ne se manifester extérieurement par l'augmentation du volume de la tête qu'au bout de quelques
semaines ; il est bien possible que dans les faits dont il est
question ici, l'intervention chirurgicale ait pour effet d'a-
vancer simplement l'échéance de ce signe clinique.

Quoi qu'il en soit, il ressort de ces observations que le
spina bifida doit être considéré dans la plupart des cas, non
comme un simple arrêt de développement de la moelle,
localisé au niveau de la tumeur, mais comme la manifestation apparente d'un trouble d'évolution portant sur la totalité du tube cérébro-spinal. Au point de vue clinique,
cette conception du spina bifida rend mieux compte des
faits assez nombreux dans lesquels on le voit coïncider avec
l'hydrocéphalie congénitale, ou la précéder de peu en
tant au moins que manifestation extérieure.

Pathologie fœtale et Hydrocéphalie.

La pathologie fœtale est un chapitre encore bien peu
connu de la médecine. Cependant si j'ai cru devoir dans
la classe de l'hydrocéphalie congénitale distinguer une
forme tératologique et une forme pathologique, c'est qu'à
côté des causes tératologiques l'importance des causes
morbides dans l'étiologie de l'hydrocéphalie congénitale
est incontestable. Il est toutefois impossible encore d'é-
tablir à laquelle de ces deux influences, tératologique ou

pathologique, revient la prédominance dans l'étiologie
de l'hydrocéphalie congénitale ; car il est souvent difficile dans certains cas, en face même des constatations
d'autopsie, de se faire une opinion ferme sur l'origine
première et la nature de l'affection.

Il est un moment de l'évolution des hydrocéphalies congénitales dont il faut grandement tenir compte, c'est le début même de l'hydrocéphalie. Il peut remonter à des épo-
gues très différentes de la vie intra-utérine. A ce point de
vue on doit distinguer deux classes d'hydrocéphalies congénitales : les *hydrocéphalies embryonnaires*, qui remontent aux premiers temps du développement du produit
de la conception, à la période embryonnaire, et les *hydrocéphalies fœtales*, qui se développent durant la seconde
période de la vie intra-utérine. Anatomiquement elles se
différencient par des caractères quelquefois assez nets. En
ne tenant compte que des hydrocéphalies à parois fermées,
on peut dire que la dilatation ventriculaire a une tendance d'autant plus grande à se généraliser à l'ensemble
du système ventriculaire que l'hydrocéphalie est plus
précoce. C'est aux hydrocéphalies embryonnaires qu'appartiennent surtout les dislocations des régions basales du
cerveau avec dilatation des cavités ventriculaires médianes,
3e ventricule, aqueduc, 4e ventricule. Dans les hydrocéphalies plus tardives, par contre, ces régions restent plus
longtemps intactes en raison de leur plus grande résistance,
même avec un épanchement abondant dans les ventricules
latéraux.

De par la nature des causes qui la produisent, l'hydrocéphalie tératologique est, presque par définition, une

hydrocéphalie embryonnaire. Par contre, il semble *a priori* que les causes pathologiques capables de déterminer l'hydrocéphalie puissent agir pendant tout le cours de la vie intra-utérine. Il est permis de penser cependant que leur influence sur l'embryon doit aboutir fréquemment à entraîner sa mort et par suite l'avortement ; tandis qu'elles peuvent plus souvent durant la période fœtale, sans compromettre la vie, déterminer certaines affections, parmi lesquelles l'hydrocéphalie.

Quoi qu'il en soit, à quelque période que se produise l'hydrocéphalie congénitale pathologique, le cerveau présentera en même temps que l'épanchement et les lésions banales de l'hydrocéphalie, des lésions propres qui témoigneront de l'origine pathologique de cette hydrocéphalie.

1° L'absence plus ou moins complète des organes encéphaliques dans l'hydrocéphalie congénitale a suggéré deux interprétations pathogéniques très différentes : d'après l'une, elle résulterait d'un arrêt de développement plus ou moins marqué du cerveau, d'après l'autre, elle serait la conséquence de la destruction de cet organe sous l'influence de causes pathologiques. En d'autres termes, dans la première hypothèse il y aurait agénésie cérébrale, dans la seconde il s'agirait d'une atrophie secondaire du cerveau. J'ai exposé tantôt la théorie de l'arrêt de développement et les raisons qui la rendent admissible pour un grand nombre de cas. La théorie contraire a été soutenue par plusieurs auteurs.

Parmi ceux-ci il faut citer surtout Cruveilhier (1). D'après

(1) *Loc. cit.*

lui, dans l'anencéphalie hydrocéphalique, l'existence d'une fluxion inflammatoire sur le cerveau est démontrée de la manière la plus péremptoire : 1° par la coloration brun marron, jaune orangé, qui atteste un travail morbide de réparation des débris du cerveau ; 2° par la densité quelquefois cartilagineuse de ces débris. Mais cet auteur va encore plus loin ; pour lui, non seulement dans l'anencéphalie hydrocéphalique, mais même dans l'anencéphalie avec absence de la voûte crânienne, l'absence du cerveau doit tenir à la même cause, « à une aberration de nutrition par fluxion séreuse ou inflammatoire dirigée sur la substance cérébrale ».

J'ai trop longuement exposé le mode de production de l'anencéphalie vraie pour y revenir ici. Quant aux faits divers compris sous la dénomination d'anencéphalie hydrocéphalique, il est probable qu'ils ne sont pas tous assimilables. Si la plupart vraisemblablement relèvent de la tératologie, il en est peut-être d'origine pathologique. Les constatations nécropsiques pourront quelquefois faire reconnaître la nature de l'affection d'après le caractère des lésions.

2° La chose est plus aisée lorsqu'on se trouve en présence du type anatomique d'hydrocéphalie constitué par la dilatation des cavités ventriculaires avec amincissement des parois. On peut plus facilement apprécier dans ces cas les lésions concomitantes de nature pathologique. Ce qui caractérise le plus souvent l'hydrocéphalie congénitale pathologique, c'est l'existence de lésions inflammatoires récentes ou anciennes portant sur les parois ventriculaires ; ce sont quelquefois des traces de méningite ventriculaire ayant atteint la toile choroïdienne et surtout les plexus choroïdes. La dilatation du crâne peut atteindre des proportions considérables. L'observation suivante me paraît un type net de cette forme. Chez cet enfant la circonférence horizontale du crâne mesurait à 5 mois 61 centimètres.

OBSERVATION II. — *Hydrocéphalie congénitale pathologique (lésions ventriculaires).*

Antécédents héréditaires. — La mère n'accuse aucun antécédent personnel digne d'être noté. Le père, nous dit-elle, ne présente aucun état morbide. Deux enfants nés à terme, sans qu'il y ait eu pendant la grossesse aucun état morbide. L'aîné des enfants est bien portant, a eu seulement la coqueluche.

Le plus jeune enfant, notre malade, né en janvier 1896, présentait à la naissance une bosse à la région occipitale, peu volumineuse (bosse sanguine?). Dès après la naissance la tête a grossi chaque jour davantage.

A son entrée dans notre service, le 18 juin 1896, l'enfant, âgé de 5 mois, mesurant 62 centimètres de long, présente une tête énorme ; le crâne est en grande partie membraneux, les sutures sont remplacées par de grands espaces membraneux qui mesurent au niveau de la suture sagittale quatre travers de doigt. Les mensurations de la tête donnent les chiffres suivants :

Grande circonférence horizontale . . . . 61 cent.
Demi-circonférence transverse supérieure (d'un point
    auditif à l'autre) . . . . 42 —
Demi-circonférence antéro-postérieure (de la glabelle
    à l'inion) . . . . 42 —
Diamètre transverse maximum . . . . 18 —
Diamètre antéro-postérieur maximum . . . . 20 —
Indice céphalique. 90

Le facies est caractéristique. Les membres et le corps sont amaigris. L'enfant sans connaissance aucune, paraît suivre la lumière de l'œil droit seulement. Il prend assez bien le biberon.

Le 20 *juin.* — Une ponction lombaire est pratiquée et ne donne issue à aucun liquide.

Le 23. — 3 attaques convulsives pendant la nuit. Diarrhée et vomissements. — Décès le 2 juillet à 8 heures du matin.

Autopsie.— En premier lieu je pratique l'ouverture de la colonne vertébrale à la région lombaire ; par l'incision des méninges je constate qu'il n'y a pas ou fort peu de liquide dans l'espace sous-arachnoïdien. Ce fait explique la ponction blanche pratiquée pendant la vie.

Par la ponction du crâne au niveau de la fontanelle antérieure, je retire un liquide clair, ambré ; sa quantité totale atteint 2 litres 600, l'analyse en a été donnée plus haut (V. chap. II).

L'ouverture du crâne fait constater l'affaissement du cerveau dans l'intérieur duquel le liquide était contenu. Les hémisphères sont représentés par une mince couche de substance cérébrale analogue à une poche kystique, mesurant approximativement dans certains points à peine un tiers de millimètre d'épaisseur. Cette mince paroi forme l'enveloppe des ventricules latéraux qui constituent une large cavité sans démarcation possible des diverses cornes ventriculaires. Ils communiquent largement l'un avec l'autre par les trous de Monro, qui atteignent des dimensions énormes présentant un diamètre de 5 centimètres ; ces trous sont nettement limités par les piliers antérieurs du trigone.

Le 3e ventricule n'est pas dilaté ; ses parois sont grisâtres et ramollies, paraissant avoir été le siège d'une inflammation. L'orifice de l'aqueduc de Sylvius dans le 3e ventricule est oblitéré.

Les plexus choroïdes paraissent en partie détruits. De la corne temporale, ils s'avancent peu vasculaires et adhérents à la couche optique pour se terminer en avant sous forme de bourgeons ; ils ne dépassent pas la couche optique et on ne peut constater leur continuité dans le 3e ventricule.

Les couches optiques présentent leur surface épaissie, hyperémiée. Dans le sillon de séparation de la couche optique et du noyau coudé, existe une tache jaunâtre de l'épendyme épaissi qui paraît le reliquat d'une inflammation ancienne.

L'ouverture du corps fait constater une hépatisation du poumon droit à la base. Foie, volumineux et gras. Autres organes, normaux.

Bien que la tête ne présentât pas à la naissance un développement excessif, elle prit dès les premiers jours de la

vie un accroissement progressif en rapport avec l'origine
congénitale de cette hydrocéphalie. Quant à la nature de
celle-ci, elle apparaît nettement pathologique d'après les
lésions constatées à l'autopsie, qui témoignent de l'existence antérieure d'un processus inflammatoire du côté des
cavités ventriculaires. Ces lésions sont surtout marquées
sur les parois du 3e ventricule, où elles ont eu comme conséquence l'oblitération de l'aqueduc de Sylvius ; dans les
ventricules latéraux, l'atrophie, la destruction même des
plexus choroïdes sont très probablement l'effet de ce processus inflammatoire. Enfin on peut fixer approximativement
l'époque du début de cette hydrocéphalie. L'absence de
déformations dans les régions basiques du cerveau, notamment l'absence de dilatation du 3e ventricule, en opposition avec la dilatation extrême des ventricules latéraux,
témoigne que l'hydrocéphalie a dû se produire ici à une
période relativement avancée de la vie intra-utérine, qu'il
s'agit en d'autres termes d'une hydrocéphalie fœtale et
non d'une hydrocéphalie embryonnaire.

Caractères cliniques de l'hydrocéphalie congénitale.

Si l'on doit admettre deux formes pathogéniques de
l'hydrocéphalie congénitale, l'une tératologique, l'autre
pathologique, dans un grand nombre de cas, il faut bien
l'avouer, il est impossible pendant la vie de distinguer l'une
de l'autre ces deux formes d'après les caractères cliniques de l'hydrocéphalie ; mieux que ces caractères, certains signes connexes, certaines malformations concomi-

tantes pourront quelquefois fournir des indications à ce
point de vue. Aussi en clinique les hydrocéphalies congénitales doivent-elles être comprises sous une même description.

I. — L'hydrocéphalie du fœtus. — Il n'existe pas jusqu'à présent de symptomatologie de l'hydrocéphalie pendant la vie intra-utérine. L'hydrocéphalie en effet produit
des troubles de développement qui portent sur la vésicule
cérébrale antérieure, sur le cerveau proprement dit. Or le
cerveau paraît complètement inutile pendant la vie fœtale ;
le fonctionnement du bulbe et de la moelle suffit à cette
vie. Les fonctions végétatives s'accomplissent normalement chez un grand nombre de fœtus hydrocéphales : chez
ceux mêmes qui présentent des malformations cérébrales
considérables, le poids du corps à la naissance peut être
normal, dépasser même la normale. L'enfant qui fait l'objet de mon observation I, pesait 3 kilos 500. Dans le fait
de Budin l'enfant pesait 3 kilos 900.

Les fonctions circulatoires s'accomplissent aussi normalement. Les battements du cœur sont en effet régis par le
bulbe et la moelle.

Quant aux fonctions nerveuses, il ne peut s'agir chez le
fœtus que de mouvements réflexes qui ne dépendent en
rien de l'écorce des hémisphères. L'absence de ceux-ci
ne peut donc avoir d'influence sur la motricité du fœtus.
Lorsque l'hydrocéphalie coïncide avec des malformations
plus profondes encore du système nerveux central, il serait
intéressant de savoir si elle est capable de troubler les
mouvements actifs du fœtus, si, en d'autres termes, ces

hydrocéphales agissent et réagissent absolument comme des fœtus bien conformés. — Dans d'autres malformations cérébrales on a pu constater des différences. Dans un fait de Dubois, cet auteur diagnostiqua la malformation (il s'agissait de pseudencéphalie) aux mouvements désordonnés et presque convulsifs du fœtus. Par contre j'ai observé un fait de malformation cérébrale très probable, quoique non vérifié par l'autopsie, dans lequel les mouvements du fœtus étaient au contraire très réduits : la mère experte en cette matière, puisqu'elle en était à sa 8e grossesse, les comparait aux sensations que produiraient les mouvements d'une araignée. Je ne crois pas que rien d'analogue ait été constaté dans les cas d'hydrocéphalie simple.

En ce qui concerne l'influence de l'hydrocéphalie fœtale sur la grossesse, rien de caractéristique. Les grossesses donnant lieu à un produit hydrocéphale ne diffèrent en rien des grossesses normales. Toutefois, dit Poullet (1), cette conclusion n'est probablement pas absolument exacte, et peut-être dans les observations ultérieures, l'attention se portant sur ce point, pourra-t-on signaler des particularités. On a observé dans quelques cas l'accouchement prématuré, quelquefois des vomissements incoercibles. Dans quelques observations, il y avait coïncidence d'insertion vicieuse du placenta. Dans quelques faits, il existait une infiltration de la femme, de l'albuminurie et de l'hydramnios.

(1) Poullet, *L'hydrocéphalie fœtale dans ses rapports avec la grossesse et l'accouchement*. Thèse d'agrégation, Paris, 1880.
Nous empruntons à cet auteur les principales conclusions de son mémoire.

Quant au volume du ventre pendant la grossesse hydrocéphalique, il est souvent normal, le volume du crâne lorsqu'il est déjà augmenté ne s'accusant pas d'une façon appréciable ; mais il peut être beaucoup plus considérable qu'à l'état sain, car il s'y joint souvent de l'hydramnios, et même le volume du corps du fœtus est souvent très développé, contrairement à l'opinion de Désormeaux et Jacquemier.

II. — L'HYDROCÉPHALIE ET L'ACCOUCHEMENT. — L'hydrocéphalie n'est pas absolument sans influence sur l'accommodation du fœtus dans la cavité utérine. La présentation du siège est relativement plus fréquente chez l'hydrocéphale : Poullet, dans sa statistique, l'a constatée 30 fois sur 106. La présentation de la tête reste néanmoins la plus fréquente d'une façon absolue. Seulement dans les cas où le développement hydrocéphalique existe déjà il n'y a aucun signe d'engagement. La tête ne se présente jamais défléchie : on n'a pas signalé de présentation de la face.

L'hydrocéphalie n'a d'influence sur le travail de l'accouchement, comme d'ailleurs sur l'accommodation du fœtus, que lorsqu'elle détermine dès la vie fœtale une augmentation du volume de la tête. « Cette influence sur le travail, écrit Poullet, présente de très grandes variétés qui peuvent être classées en 3 groupes. Dans un certain nombre de cas, le travail est peu modifié et l'accouchement peut être spontané, après une légère prolongation de sa durée, ce qui arrive quand le développement de la tête n'existe qu'à un faible degré. Dans d'autres cas, l'accouchement quoique encore spontané est beaucoup plus pénible, beaucoup plus long, et la femme ne parvient qu'après beaucoup de souffrances à expulser le produit de la conception. Enfin dans le plus grand nombre des observations publiées, les effets de la nature sont tout à fait impuissants à effectuer cette expulsion de la tête hydropique, et après des alternatives de contractions et d'inertie par épuisement de l'utérus, l'inertie définitive peut survenir ou une rupture utérine se produire et la femme succomber sans être délivrée ; telle serait du moins la marche du travail spontané si les interventions ne survenaient, quand la tête est volumineuse. Cependant parfois des têtes très volumineuses ont pu être expulsées spontanément, grâce à un mécanisme particulier très varié dans ses modalités, mais aboutissant toujours somme toute à la rupture des parois de la cavité hydrocéphalique. » Cazeaux a publié des faits analogues à ces derniers et Depaul a exposé les divers modes de rupture de l'hydrocéphalie : Dans ce cas le liquide passe par quelque fissure ou fracture de l'intérieur à l'extérieur du crâne et s'accumule entre les os et le cuir chevelu. Quelquefois le liquide s'infiltre dans le tissu cellulaire du cou, de la poitrine et du ventre et jusque dans les cavités splanchniques, plèvre ou péritoine.

Je ne veux pas aborder ici le diagnostic de l'hydrocéphalie pendant l'accouchement, ce qui est du domaine exclusif de l'obstétrique, de même que les procédés d'intervention à employer dans cette forme de dystocie.

III. — L'HYDROCÉPHALIE A LA NAISSANCE. — *Période latente de l'hydrocéphalie congénitale.* — Les lignes qui précèdent se rapportent exclusivement aux faits qui constituent en quelque sorte l'hydrocéphalie obstétricale, dans lesquels l'augmentation du volume de la tête s'est déjà produite avant la naissance. De fait, à la naissance, l'hydrocéphalie congénitale peut se présenter sous trois apparences :

a) Dans une première catégorie, qui comprend les faits précédents, l'hydrocéphalie est déjà apparente de par le volume exagéré du crâne.

b) Dans quelques cas qui constituent un groupe bien spécial, la tête au lieu de présenter une augmentation de volume est plus petite qu'à l'état normal : il s'agit de *micro-hydrocéphalie*.

Dans les cas d'anencéphalie vraie, où la voûte crânienne elle-même ne s'est pas développée, la poche anencéphalique se crève ordinairement pendant l'accouchement et l'enfant naît la tête ouverte, généralement mort.

La micro-hydrocéphalie correspond surtout à certaines anencéphalies hydrocéphaliques au sens de Cruveilhier. Il est véritablement impossible de faire le diagnostic de ces formes d'avec la microcéphalie simple.

c) Dans une troisième catégorie, qui comprend peut-être le plus grand nombre des faits que l'on observe en clinique, le volume de la tête paraît normal ; rien au dehors ne trahit l'hydrocéphalie qui n'est reconnue qu'à l'autopsie si l'enfant succombe peu après sa naissance, ou s'il survit, ne devient manifeste que par le développement ultérieur du crâne.

Dans ces cas le développement hydrocéphalique de la tête peut se produire dès après la naissance. Mais dans d'autres faits il peut tarder à se manifester et l'hydrocéphalie reste *latente*. C'est ainsi que chez l'enfant qui fait l'objet de mon observation I, les caractères de l'hydrocéphalie ne devinrent apparents que plus d'un mois après la naissance, et il s'agissait bien réellement d'hydrocéphalie congénitale comme le démontrèrent les malformations cérébrales constatées à l'autopsie. Les faits de cette nature prouvent qu'il ne faut pas se hâter de conclure à une hydrocéphalie acquise sur ce simple caractère tardif du développement du volume du crâne. Dans ces faits l'épanchement se produit exclusivement aux dépens de la substance cérébrale pendant la vie fœtale et les premiers temps qui suivent la naissance, ne déterminant qu'ultérieurement l'expansion du crâne. Celle-ci est alors progressive, et peu à peu se développent les caractères du crâne hydrocéphale, tels que je les ai décrits.

Il est difficile d'établir la durée de cette période latente de l'hydrocéphalie congénitale, qui peut être de quelques semaines. Mais durant cette période se présente quelquefois un symptôme révélateur de l'affection, c'est l'état spastique de la musculature des extrémités, qui, comme je l'ai déjà dit, peut précéder l'augmentation du volume de la tête. Ce symptôme n'existe souvent qu'à un très faible degré ; il présente en outre des caractères qui le différencient assez nettement de l'état spastique analogue qui caractérise la maladie de Little : dans celle-ci la raideur spastique des membres se limite aux extrémités inférieures, tandis que dans l'hydrocéphalie chronique la rigidité atteint l'ensemble des extrémités, parfois même la musculature du tronc. De plus, dans la maladie de Little la rigidité spastique des membres n'apparaît le plus souvent distinctement qu'au bout d'un temps assez long, quand l'enfant commence à s'élever, tandis que dans l'épanchement hydrocéphalique elle est beaucoup plus précoce (Ranke).

Quant aux convulsions, elles peuvent manquer complètement. Dans quelques cas elles traduisent un processus congestif du côté de l'encéphale, alors que l'hydrocéphalie est déjà constituée.

L'augmentation du volume de la tête n'en est pas moins le signe le plus probant de l'hydrocéphalie.

IV. — Évolution clinique de l'hydrocéphalie congénitale. — Cette évolution varie beaucoup suivant le degré des malformations cérébrales et l'abondance de l'épanchement.

Dans les grandes malformations, dans les formes anencéphaliques, même sans épanchement abondant ou encore avec microcéphalie, la mort survient souvent peu après la naissance, au bout de quelques heures ou de quelques jours. On est étonné de voir quelques-uns de ces sujets vivre quelques mois (obs. I).

En l'absence de malformations proprement dites, les hydrocéphales à grand épanchement peuvent vivre quelques mois, quelques années même. C'est chez eux que l'on constate les grands crânes membraneux que j'ai décrits. Le plus souvent les fonctions cérébrales ne se développent pas. La cécité est assez fréquente. Les mouvements volontaires n'apparaissent pas. L'intelligence ne se développe pas. La mort survient chez eux soit par complications pulmonaires,soit par apparition de troubles digestifs,assez souvent au milieu de convulsions en état de mal.

Cependant un certain nombre de congénitaux peuvent atteindre un âge plus avancé. Parmi ces derniers les grands hydrocéphales sont rares. Le plus souvent il s'agit de sujets chez lesquels l'hydrocéphalie n'existe qu'à un degré modéré et s'accompagne quelquefois d'autres stigmates de dégénérescence.

CHAPITRE VII

DÉGÉNÉRESCENCE ET HYDROCÉPHALIE.
L'HYDROCÉPHALIE DES DÉGÉNÉRÉS.

L'hydrocéphalie quelle qu'en soit l'origine et quelle qu'en
soit la forme, qu'elle soit congénitale, qu'elle soit acquise
pendant la première enfance et accidentelle comme celles
dont je vais parler bientôt, constitue à un certain degré une
cause capable non seulement d'altérer les fonctions cérébrales, mais encore de troubler l'organisme entier d'une
façon profonde et de porter une grave atteinte à son développement général. En d'autres termes, l'hydrocéphalie
comme toute influence morbide ou accidentelle grave peut
être considérée comme *cause* possible de dégénérescence.

Mais c'est d'un autre côté que je veux considérer ici les
rapports de l'hydrocéphalie et de la dégénérescence. L'é-
tude que j'ai faite des causes de l'hydrocéphalie congénitale, influences héréditaires, causes tératologiques etc...

doit d'ores et déjà faire envisager un certain nombre d'hydrocéphalies comme des *produits de dégénérescence*. Dans les grandes hydrocéphalies que j'ai eues surtout en vue jusqu'à présent, les graves malformations cérébrales que l'on constate dans ces cas constituent presque des monstruosités, qui dominent par leur importance et leur gravité l'ensemble des autres troubles formateurs.

Ailleurs, par contre, plus limitée et moins progressive, l'hydrocéphalie n'apparaît au milieu d'autres anomalies physiques et psychiques que comme un effet similaire de l'évolution dégénérative. De ces sujets malformés et infirmes on peut dire qu'ils le sont par tout leur être et non point seulement par leur hydrocéphalie.

Chez ces dégénérés hydrocéphales l'épanchement hydrocéphalique n'est pas toujours très abondant ; il peut être même assez réduit, ne dépassant pas dans quelques cas 100, 150 centimètres cubes de liquide ventriculaire. Cette faible quantité de liquide, rapprochée des troubles marqués des fonctions cérébrales durant la vie, démontre déjà quelle erreur il y aurait à la regarder comme la cause première et unique de ces troubles. L'hydrocéphalie n'est en effet ici qu'un élément connexe, témoignant du trouble de la sécrétion ventriculaire dans l'ensemble des troubles du développement et du fonctionnement cérébral.

Chez ces hydrocéphales en outre on constate fréquemment une répartition irrégulière de l'épanchement ventriculaire, qui peut tantôt occuper avec prédominance un ventricule, tantôt distendre inégalement les diverses cornes ventriculaires. L'hydrocéphalie subit ici les lois d'asymétrie et d'irrégularité qui régissent l'ensemble des manifestations de la dégénérescence.

Enfin l'hydrocéphalie des dégénérés paraît se localiser volontiers dans les cornes occipitales. Celles-ci sont souvent atteintes en effet d'une façon prédominante. Il y a plus, dans quelques cas elles sont exclusivement dilatées : il s'agit en quelque sorte alors d'*hydrocéphalie occipitale*. Je ne sache pas qu'on ait donné l'explication de cette prédisposition des cornes occipitales à subir l'influence des troubles évolutifs de la dégénérescence. Elle n'en reste pas moins, dans un certain nombre de cas, comme un caractère important de cette forme d'hydrocéphalie.

Le cerveau présente ordinairement des anomalies notables. J'ai déjà décrit les malformations cérébrales les plus importantes des hydrocéphales congénitaux ; ces grands malformés meurent généralement dans le premier âge. Ceux qui atteignent la seconde enfance présentent souvent encore certaines anomalies de la morphologie cérébrale. Les plus intéressantes portent sur les circonvolutions. La petitesse des circonvolutions, la microgyrie, sont quelquefois signalées, ainsi que les irrégularités dans la profondeur des sillons. Quelquefois c'est dans la disposition même des circonvolutions et des scissures qu'on a relevé des anomalies. La région sylvienne en particulier paraît assez souvent irrégulièrement formée ; dans plusieurs observations, on signale une disposition des circonvolutions de la région convexe convergeant vers la scissure de Sylvius. La fosse de Sylvius reste quelquefois ouverte, laissant largement apparaître un insula à circonvolutions courtes, petites, aplaties. Les lobes temporaux et occipitaux peuvent présenter également des anomalies dans la disposition de leurs circonvolutions et de leurs scissures. Le cervelet est assez souvent malformé, asymétrique.

Ce qui constitue encore une caractéristique importante de ces formes d'hydrocéphalies, c'est la coexistence, surtout du côté de l'extrémité céphalique, de certains signes considérés comme témoins de la dégénérescence.

Le crâne, chez ces hydrocéphales, diffère assez souvent du crâne simplement hydrocéphalique, dont j'ai décrit les caractères. L'augmentation de volume et la forme du crâne dans l'hydrocéphalie simple relèvent exclusivement de l'épanchement qui produit la distension des sutures et l'amincissement des os. Or, dans certains faits dont il s'agit ici, l'épanchement est certainement insuffisant à expliquer à lui seul le volume de la tête, et celui-ci apparaît bien plutôt comme une conséquence de troubles de nutrition plus généralisés, atteignant simultanément le cerveau et les os du crâne. Dans quelques cas, en effet, le cerveau est réellement augmenté de volume et de poids, comme il ressort de quelques observations de Bourneville : dans l'une d'elles (18 ans), le poids de l'encéphale est de 1560 grammes, il n'existe que 390 grammes de liquide. Chez un enfant de 9 ans, le poids de l'encéphale est de 1510 grammes, la quantité de liquide recueilli est de 300 grammes seulement. Il semble bien qu'il y ait eu ici une véritable hypertrophie du cerveau. — D'autre part, les os du crâne se montrent durs, épais et compacts. J'ai antérieurement fait des réserves sur l'opinion de Bourneville qui paraît considérer l'épaisseur des os du crâne comme étant toujours un effet de l'évolution de l'hydrocéphalie vers la guérison. Je crois que, dans bien des cas, l'hypertrophie des os et l'hydrocéphalie légère qui l'accompagne sont contemporaines et résultent de troubles de l'évolution générale de l'extrémité céphalique. Il est probable même que dans un certain nombre de faits décrits simplement sous le nom de macrocéphalies, coexiste un certain degré d'hydrocéphalie ventriculaire.

La *scaphocéphalie* en elle-même est une déformation crânienne bien caractéristique de la dégénérescence. Or, dans certaines hydrocéphalies, ainsi que je l'ai déjà dit plus haut, le crâne est en même temps scaphocéphale par synostose précoce de la suture sagittale. Ces *hydrocéphalies scaphocéphaliques*, ainsi que les a dénommées Bourneville, relèvent bien certainement elles-mêmes de la dégénérescence. L'épanchement ventriculaire y est généralement peu abondant, il occupe surtout les cornes occipitales qui peuvent se présenter comme de véritables poches allongées ; il est quelquefois localisé dans l'une d'elles seulement. Cliniquement l'aspect de la tête est caractéristique : le front est bombé en avant ; le crâne n'est pas élargi au niveau des bosses pariétales, par contre il est très développé dans ses régions postérieures, surtout au niveau du segment occipital saillant en arrière et en bas (Figure VIII). On constate souvent simultanément d'autres stigmates de dégénérescence. Au point de vue mental, ces hydrocéphales sont généralement de parfaits idiots. Je crois utile de résumer ici deux observations caractéristiques d'hydrocéphalie scaphocéphalique.

Dans un fait de **Bourneville** (1) il s'agit d'un enfant qui mourut à l'âge de 9 ans.

(1) Observation XIII du mémoire cité.

Ses antécédents étaient chargés : père rhumatisant nerveux ; grand'mère paternelle rhumatisante et migraineuse ; oncle paternel bègue ; grand-père maternel, apoplexie et hémiplégie transitoire ; grand'mère maternelle migraineuse ; aïeux paralysés et alcooliques ; cousin germain idiot ; sept cousins morts de convulsions ; grand-oncle maternel bègue ; sœur morte de convulsions et deux autres de congestions cérébrales.

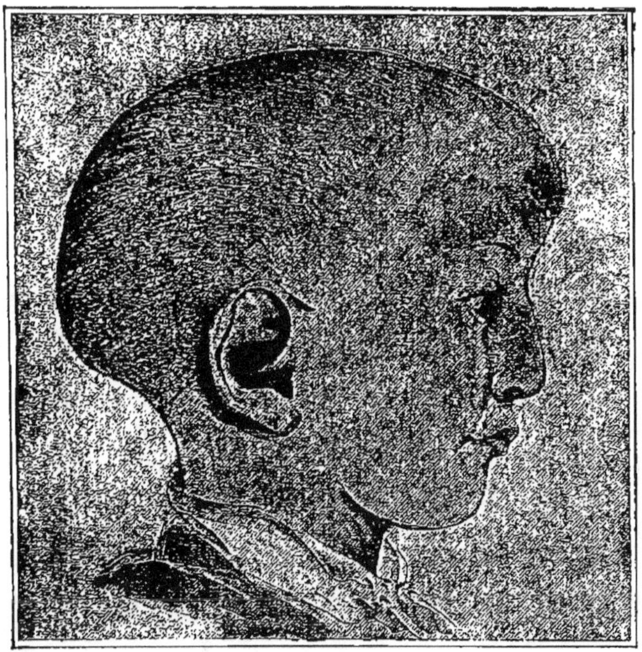

FIGURE VIII. — Hydrocéphalie scaphocéphalique (BOURNEVILLE).

C'est vers 2 ans 1/2 que la tête de l'enfant se mit à grossir et prit peu à peu sa forme actuelle. Il avait les jambes faibles et restait presque continuellement immobile. Voracité, gâtisme, clastomanie, violence.

Le crâne volumineux est très aplati latéralement, très saillant en avant et en arrière. Les régions pariétales offrent des méplats, tandis que la tête est très bombée au sommet surtout et au niveau de la suture sagittale. La face est énorme, longue et grosse surtout à sa partie inférieure. La physionomie, hideuse, n'exprime que l'hébétude. Lèvres épaisses toujours entr'ouvertes. Dentition très irrégulière. Palais très ogival. Hernie ombilicale. Ectopie abdominale du testicule gauche. Mains épaisses, doigts courts et épais. Parole à peu près nulle, pas de mots distinctement prononcés. Mouvements de préhension assez mal coordonnés. Instabilité très grande, colère, grimaces ; tic sous forme de balancement antéro-postérieur. Démarche lourde et bestiale.

Autopsie. — Le crâne est nettement dolichocéphale, j'en ai donné les mensurations au chapitre III. Il est asymétrique, le côté droit moins développé que le gauche. La suture sagittale est complètement synostosée.

Le ventricule latéral gauche est notablement dilaté, surtout au niveau de la corne occipitale et à sa partie moyenne. Pas de dilatation du ventricule droit.

Le fait suivant dû aussi à **Bourneville** (1) concerne un enfant mort à l'âge de 6 ans. L'enfant n'a commencé à marcher qu'à 3 ans 1/2. Début de la parole à 4 ans seulement. A 2 ans il avait présenté des accès de petit mal épileptique. Il a toujours été gâteux. Il bave encore. Il présente fréquemment un balancement antéro-postérieur du tronc et comme autre tic un petit clignement des paupières. Cris de colère violents

Les bosses frontales sont saillantes et la tête latéralement aplatie présente très nettement l'aspect scaphoïde. Les mensurations donnent les chiffres suivants :

Circonférence horizontale maxima	48
Diamètre antéro-postérieur maximum	16,5
— bi-pariétal	13

Autopsie. — Les os du crâne très minces à certains points et très compacts, offrent une épaisseur assez grande sur d'autres points et sont alors formés de tissu spongieux. Les *sutures coronale et interpariétale sont ossifiées.*

Le cerveau est très allongé. Les ventricules latéraux sont légèrement dilatés dans leurs cornes frontales, normaux dans leur partie moyenne ainsi que dans la corne temporale ; mais en revanche les

____

(1) Observ. XIV du mémoire cité.

cornes occipitales sont très dilatées jusqu'à la pointe du lobe correspondant. La dilatation paraît un peu plus prononcée à gauche qu'à droite. Les cornes occipitales constituent à proprement parler de véritables poches allongées entourées par les circonvolutions dont l'épaisseur varie de 5 à 15 millimètres.

L'asymétrie crânienne est assez fréquente dans l'hydrocéphalie. On ne considère plus actuellement toute asymétrie crânienne comme signe de dégénérescence. D'après certains auteurs cette asymétrie est absolument physiologique, et suivant Ribbes (1) la moitié des crânes humains sont asymétriques. Pour Topinard même, l'asymétrie crânienne résulte du fonctionnement physiologique des deux hémisphères et représente un caractère, non d'infériorité, mais au contraire de supériorité chez l'homme. Il y aurait, croyons-nous, exagération à généraliser cette formule. Chez l'hydrocéphale notamment, on ne conçoit pas comment cette asymétrie pourrait manifester un caractère de supériorité par fonctionnement des hémisphères. Lorsqu'elle est limitée à la voûte du crâne, l'asymétrie tient souvent à l'inégale répartition de l'hydrocéphalie dans les deux hémisphères, le côté le plus volumineux correspondant au ventricule le plus dilaté. L'asymétrie paraît avoir plus de valeur comme signe de dégénérescence lorsqu'elle porte aussi sur la face. Enfin l'asymétrie de la base du crâne, constatée dans quelques observations, manifeste encore plus nettement la précocité des troubles d'ossification.

Or *les troubles d'ossification du crâne et de la face* sont fréquents dans l'hydrocéphalie, lorsque celle-ci relève de

(1) RIBBES, Thèse de Paris, 1885.

causes dégénératives, ainsi qu'en témoignent les observations suivantes :

Un enfant hydrocéphale (Obs. de **Bourneville**) (1), décédé à 7 ans, présente les antécédents suivants : Père violent, cardiaque. Arrière-grand père paternel buveur. Grand-oncle paternel, ivrogne, mort subitement. Mère, convulsions à 4 ans. Grand-père maternel enfant naturel. Grand'mère maternelle enfant naturel. Frère mort à 2 mois et demi de convulsions. La mère a eu une varioloïde au 3e mois de sa grossesse.

L'hydrocéphalie constatée dès la naissance augmente surtout à 3 mois. Allaitement au sein. Sevrage à 8 mois. Dentition complète à 2 ans. Convulsions à 4 ans.

Tête très volumineuse, plagiocéphalique. Voûte palatine ogivale. Le maxillaire supérieur offre une atrophie de l'os inter-maxillaire latéral droit et la réduction de ses diamètres transversal et longitudinal. Le maxillaire inférieur est augmenté de volume dans ses deux diamètres. Dentition extrêmement anormale. Au maxillaire supérieur, les incisives centrales offrent un type très marqué de géantisme, l'incisive latérale gauche seule existe, la latérale droite manque, la canine également. Au maxillaire inférieur, l'incisive latérale gauche que le sujet possédait, manque ; les trois incisives qui restent sont marquées de géantisme, et leur bord supérieur affecte la forme d'une fleur de lys. — Les oreilles sont irrégulièrement implantées, la gauche plus bas que la droite ; l'ourlet est plus prononcé à droite qu'à gauche, les lobules sont à demi adhérents. — Scoliose légère à convexité droite lombaire. La main gauche est à demi-contracturée. Les pieds, plats et en varus équin, sont cyanosés. Testicule de la grosseur d'un pois situé au niveau de l'orifice du canal inguinal. Mensuration de la tête :

Circonférence horizontale maxima . . . .   66 cm.

Diamètre antéro-postérieur maximum . . . . .   21,8 cm.

  —   bi-pariétal. . . . .   20 cm.

L'enfant est complètement gâteux, dépourvu de toute intelligence et de tout sentiment, il prononce cependant quelques mots : maman, papa, à boire, et pousse presque continuellement des cris plaintifs. Il meurt de broncho-pneumonie.

(1) Observation VIII du mémoire.

Autopsie. — Le cerveau réduit à une simple vésicule contient 2180 grammes de liquide ; il n'a pu être examiné. Le crâne est asymétrique, le côté droit plus saillant que le gauche. Il existe en avant de la bosse pariétale, une bosse surnuméraire. Os wormiens multiples. *La suture fronto-pariétale gauche est presque entièrement synostosée. La base du crâne est très asymétrique ;* l'éminence cruciale de l'occipital est déviée à droite et les fosses cérébelleuse et cérébrales postérieures sont plus vastes à droite qu'à gauche. *Le trou occipital est dévié fortement à gauche* et forme un plan incliné en bas et à droite.

Dans le fait suivant dû encore à **Bourneville** (1) il s'agit d'une enfant qui vécut jusqu'à l'âge de 13 ans.

Père alcoolique ayant eu des accès de délirium tremens. Tante maternelle fortement névropathique. Rapports sexuels pendant l'ivresse.

Hydrocéphalie dès la naissance. Cécité. Faiblesse musculaire, l'enfant n'a jamais marché. Crises convulsives à diverses reprises. L'enfant a commencé à parler à 5 ans, elle a toujours été gâteuse. La lèvre supérieure présente à 1 centimètre de chaque commissure une encoche de 4 à 5 millimètres environ, sorte d'esquisse de bec-delièvre. Circonférence de la tête : 53 cm. 5. Membres supérieurs en extension forcée. Membres inférieurs ordinairement fléchis.

Autopsie. — Les os de la voûte du crâne sont *tous soudés* ; ils sont minces, transparents. La *base du crâne est absolument déformée,* la moitié droite est plus profonde et plus large que la gauche. Ce qu'il y a de plus remarquable, c'est que le rocher est complètement aplati des deux côtés et que la fosse pariétale a la dépression maxima correspondant à l'aplatissement du rocher. La selle turcique est très étroite. La gouttière basilaire est tout à fait verticale.

La tente du cervelet n'existe pas, ou plutôt elle est représentée par deux lames indépendantes l'une de l'autre et très obliquement disposées, à peine plus larges en arrière qu'en avant. La loge du cervelet est extrêmement étroite.

Cerveau énorme contenant dans les ventricules latéraux, considérablement dilatés, 570 grammes d'un liquide clair, limpide ;

(1) Observation XI du mémoire.

soustraction faite de ce liquide, l'encéphale ne pèse plus que 770 grammes. Cervelet rudimentaire, à peine du volume d'un petit œuf de pigeon. Les hémisphères cérébelleux manquent totalement, en sorte que le cervelet n'est représenté que par le vermis, légèrement renflé sur les parties latérales. Protubérance et bulbe normaux.

Les *stigmates physiques* de la dégénérescence se montrent à des degrés divers dans ces formes d'hydrocéphalie. Cela ressort de la lecture même des observations. Je citerai notamment la forme ogivale de la voûte palatine, les anomalies dentaires, les malformations de l'oreille, écartement du pavillon, adhérence du lobule, les ébauches du bec-de-lièvre, etc...L'ectopie du testicule, la monorchydie, la cryptorchydie sont assez souvent signalées.

On peut rencontrer quelquefois une accumulation de malformation chez le même sujet. Dans le fait d'hydrocéphalie héréditaire rapporté par Marie et Sainton, auquel j'ai déjà fait allusion, le père présentait en outre de son crâne volumineux (590 mm. de circonférence) un prognathisme du maxillaire inférieur, une séparation complète de la voûte palatine sur la ligne médiane par non-soudure des os ; sa clavicule droite était séparée en deux fragments non soudés. Le fils présentait une voûte du palais extraordinairement ogivale reproduisant à un moindre degré la déformation paternelle, des malformations dentaires, une atrophie de toute la moitié interne de la clavicule droite, une division de la clavicule gauche en deux fragments incomplètement soudés, une absence des côtes supérieures.

Les *symptômes nerveux* que l'on constate chez ces dégénérés hydrocéphales sont variables. Il existe toujours un degré marqué d'insuffisance mentale. Mais les troubles cérébraux et nerveux sont sans rapport et quelquefois hors de proportion avec la quantité de l'épanchement ventriculaire, car la plupart de ces troubles relèvent beaucoup moins de l'hydrocéphalie que de la dégénérescence dont cette hydrocéphalie est elle-même une manifestation.

C'est dans cette forme surtout que l'on observe des *hydrocéphales épileptiques*, des *hydrocéphales idiots*, des *hydrocéphales aliénés*.

Quelques-uns de ces hydrocéphales en effet sont en même temps *épileptiques*. J'ai dit combien les convulsions étaient un symptôme irrégulier de l'hydrocéphalie, ne relevant donc pas directement de l'épanchement. Les convulsions isolées peuvent apparaître dans les diverses formes d'hydrocéphalie, sous l'influence de poussées congestives du côté du cerveau. Mais quelques malades présentent des crises convulsives qui se répètent chez eux fréquemment et constituent réellement de vraies crises d'épilepsie. Tel cet hydrocéphale de Bourneville qui durant les trois années 1881, 1882, 1883, eut 119, 78, 96 accès d'épilepsie. Tel cet autre hydrocéphale scaphocéphale du même auteur qui durant les quatre années qui précédèrent sa mort eut : en 1881 : 397 accès, 7 vertiges ; en 1882 : 333 accès ; en 1883 : 159 accès, 19 vertiges ; en 1884 (1er semestre) : 297 accès, 19 vertiges.

L'épilepsie est ici surajoutée à l'hydrocéphalie. La rareté relative de ces faits ne permet pas de reconnaître entre l'une et l'autre de ces affections une dépendance causale, mais on doit bien plutôt les considérer comme deux effets simultanés d'une même cause, en sorte que s'il y a des hydrocéphales épileptiques, il n'existe pas à proprement parler, à mon avis, d'épilepsie hydrocéphalique.

J'ai déjà parlé assez longuement de l'*idiotie* chez les hydrocéphales, et j'ai conclu également que s'il y avait un grand nombre d'hydrocéphales idiots, il n'existait pas à proprement parler d'idiotie hydrocéphalique. Le degré de l'idiotie est en effet loin d'être toujours en rapport avec le degré de l'hydrocéphalie. Chez les grands hydrocéphales congénitaux, l'absence de développement du cerveau entraîne naturellement une absence complète du développement des facultés intellectuelles. Mais le développement de ces facultés n'est pas incompatible avec un degré assez marqué d'hydrocéphalie, tandis que d'autre part chez certains hydrocéphales idiots la quantité de liquide est quelquefois relativement minime. Nul doute que dans plusieurs de ces derniers faits l'idiotie relève de la dégénérescence, dont la plupart de ces sujets présentent les caractères sur lesquels je viens d'insister.

Les rapports de l'hydrocéphalie avec l'*aliénation mentale* sont moins connus. Il est juste de dire que la folie se manifeste habituellement à un âge auquel les hydrocéphales arrivent rarement. Les auteurs cependant rapportent quelques faits bien nets de coïncidence entre les deux affections.

Rivet (1) relate l'histoire d'une malade âgée de 24 ans, entrée à la Salpêtrière dans le service de Moreau (de Tours) avec du tremblement et des idées de suicide qu'elle manifeste souvent. D'un

______

(1) Rivet, Hydrocéphalie congénitale. Mélancolie. Impulsion au suicide. *Soc. Anat.*, 1877.

caractère désagréable, facilement excitable, elle ne dort pas la nuit·
Elle menace toujours de se tuer, fait même une tentative dans la
cour en se frappant la tête contre les murs. Longtemps son état
mental demeure le même ; elle refuse absolument de travailler.
passe toutes les journées inoccupée, les bras croisés,refusant parfois
de répondre aux questions qu'on lui adresse, et, quand elle le fait,
affectant un ton de mauvaise humeur non motivé. La malade tient
volontiers la tête inclinée en avant et semble fatiguée par son poids,
Pas de céphalalgie. Jamais de phénomènes convulsifs ni paralytiques. La tête prend un volume plus considérable qu'à l'état normal,
élargie vers les régions pariétales, plus bombée dans la région occipitale. L'ossification de la boîte osseuse est complète, les sutures
bien formées. Cette malade meurt en 7 semaines de phtisie rapide.

Autopsie. — Le crâne à parois amincies donne les mensurations
suivantes :

    Circonférence . . . . 57 centimètres.
    Diamètre antéro-postérieur . . . 19 cent. 1/2
    Diamètre transverse . . . . . . 16 cent. 1/2

Les deux ventricules latéraux très dilatés, renferment une quantité de liquide évaluée à 1 litre. Leurs parois amincies n'offrent plus
qu'un centimètre d'épaisseur.

Dans un fait de **Christian** (1), il s'agit d'un hydrocéphale mort à
40 ans. Ce malade avait eu une enfance très tourmentée, ne paraissant pas devoir vivre longtemps. Cependant de bonne heure il présenta un goût spécial pour la musique et une aptitude aux langues
étrangères. Son caractère a toujours été difficile ; il était bizarre,
irritable, inégal. Mais ce n'est qu'à 38 ans qu'il présenta des signes
manifestes d'aliénation mentale : idées de ruine, emportements,
violences, impulsions à l'homicide et au suicide. La tête était énorme. Dans le dernier mois, attaques épileptiformes auxquelles il succomba.

Autopsie. — Crâne complètement ossifié, symétrique.
    Circonférence horizontale . . . . . 70 centimètres.
    Diamètre antéro-postérieur . . . . 24 centimètres.
Les ventricules du cerveau contiennent 1100 grammes de liquide.

(1) Christian, *Soc. méd. psychol.*, 27 février 1882.

Poids du cerveau : 1400 grammes (au-dessus de la moyenne). Le cerveau étalé sous la pression, dit Christian, paraît avoir gagné en étendue ce qu'il avait perdu en épaisseur.

Lorsque l'hydrocéphalie atteint les proportions des deux observations précédentes, elle est facilement reconnue pendant la vie. Mais il est très probable qu'à un degré plus léger, elle existe ou a pu exister antérieurement chez un assez grand nombre d'aliénés. Zuckerkandl (d'après Meynert) constata les caractères distinctifs du crâne hydrocéphale sur 127 crânes d'aliénés, examinés dans le musée de Rokitansky, dans les proportions suivantes : crânes d'hommes, 23,8 0/0 ; crânes de femmes : 32,1 0/0 ; crânes indéterminés de l'âge de la puberté : 27 0/0. D'après Meynert (1), l'existence de l'hydrocéphalie serait encore plus fréquente chez les sujets atteints de maladies mentales qu'on ne serait porté à l'admettre d'après les caractères objectifs seuls des crânes d'aliénés : sur 719 cerveaux d'aliénés, il rencontra l'hydrocéphalie 306 fois, c'est-à-dire dans une proportion de 42, 5 0/0.

Depuis ces premières recherches, Meynert a insisté de nouveau sur la coexistence fréquente de lésions hydrocéphaliques chez les idiots, les épileptiques, les aliénés héréditaires. Sur 450 autopsies de cerveau pratiquées dans la clinique de Meynert, on constata dans 168 cas de l'hydrocéphalie chronique ou le reliquat d'une hydrocéphalie probablement congénitale, sous l'apparence d'un état cicatriciel de la paroi ventriculaire. Ces dernières lésions siégeaient presque toujours dans la corne postérieure,

____

(1) Cité par ANTON, *loc. cit.*

tantôt formant une zone cicatricielle complètement sclé-
reuse, tantôt constituant une formation kystique dans l'ex-
trêmité occipitale. Dans ces derniers faits, 41 fois les deux
cornes postérieures étaient oblitérées; 21 fois l'oblitération portait seulement sur l'une d'elles, 10 fois sur la
droite, 11 fois sur la gauche. Avec cette oblitération uni-
latérale coexistaient presque toujours une élongation et
une dilatation de la corne ventriculaire postérieure du côté
opposé restée saine. On ne tint compte dans cette statistique que des faits où la dilatation ventriculaire était considérable et la collection du liquide importante. Le plus
grand nombre de ces cas dataient de la première enfance,
alors que le crâne prend facilement la forme hydrocéphalique; pour quelques-uns il s'agissait d'affections hydrocéphaliques tardives, développées à la période terminale de
la maladie, sans signes extérieurs manifestes.

Je dois dire que malgré ces observations de Meynert,
les aliénistes ne signalent généralement pas la fréquence
de lésions hydrocéphaliques dans l'aliénation.

CHAPITRE VIII

INFECTION ET HYDROCÉPHALIE.
LES HYDROCÉPHALIES AIGUES.

Prédominance des infections ventriculaires pendant la vie fœtale et le premier âge. — Infections intra-utérines. — Infections obstétricales.

Hydrocéphalies aiguës. — L'histoire de l'hydrocéphalie aiguë. — Délimitation du sujet. — Causes des déterminations ventriculaires d'origine infectieuse ; importance des infections gastrointestinales. Les hydrocéphalies aiguës chirurgicales.

La méningite séreuse aiguë.— Méningites et encéphalites ventriculaires aiguës. — Phlébites infectieuses des sinus.

Symptômes de l'hydrocéphalie aiguë. — Evolution de la maladie. — Le passage à l'état subaigu ou chronique : *Hydrocéphalies chroniques à début aigu.*

Durant la période du développement les processus infectieux quels qu'ils soient, septicémiques ou toxémiques, ont une tendance à atteindre de préférence les tissus ou les organes en voie d'évolution. En d'autres termes, l'activité de développement et de fonctionnement crée pour les tissus et les organes une prédisposition aux localisations infectieuses.

J'ai déjà insisté sur l'activité de développement de la région ventriculaire durant la vie fœtale. Au niveau de cette région, les ganglions opto-striés président pendant une certaine période aux actes les plus élevés de la vie cérébrale. Au moment de la naissance, le développement des éléments nerveux des hémisphères est loin d'être achevé, ce n'est qu'ultérieurement par l'organisation histologique et le fonctionnement parallèle de ces éléments que l'activité corticale se substitue en importance aux activités cérébrales inférieures. A la prédominance physiologique des régions ventriculaires correspond une active circulation des parois épendymaires et des méninges ventriculaires, notamment des plexus choroïdes.

L'activité circulatoire et fonctionnelle des régions ventriculaires les prédispose, on doit le prévoir, durant les derniers mois de la vie intra-utérine et dans les premiers temps qui suivent la naissance, à devenir le siège de processus morbides dans le cours des états infectieux et toxi-infectieux. Ces processus morbides, troubles circulatoires ou lésions variées, ont souvent comme conséquence des épanchements hydrocéphaliques.

Les infections ventriculaires peuvent survenir à diverses périodes.

I. — Elles peuvent se produire, elles se produisent assez souvent, croyons-nous, durant la vie intra-utérine. Les *infections intra-utérines* du produit de la conception pendant la grossesse ne sont plus discutées ; et l'on sait qu'elles peuvent être dues au passage des agents infectieux à travers le placenta sain ou altéré. Dans bien des cas, l'évolution de ces agents infectieux dans l'organisme maternel reste inaperçue ; elle s'accomplit presque entièrement ou exclusivement dans l'organisme fœtal, et dans celui-ci elle peut plus ou moins localiser ses effets.

Les régions ventriculaires peuvent être le siège de l'activité infectieuse et celle-ci s'y traduire par des lésions variées, qui peuvent aboutir à l'hydrocéphalie. Ces hydrocéphalies pathologiques, acquises généralement pendant la vie fœtale, diffèrent essentiellement par leur pathogénie, comme je l'ai déjà fait remarquer, de l'hydrocéphalie tératologique de la période embryonnaire.

II. — Au moment de la naissance et dans les premiers jours de la vie, l'enfant est exposé aux *infections obstétricales* du fait d'interventions opératoires ou d'une infection maternelle primitive. Ces infections à manifestations variées ont une grande tendance à la purulence. Elles peuvent avoir quelquefois comme conséquence la production d'épanchements purulents intra-crâniens, véritables *pyocéphalies*. Il en était ainsi dans le fait suivant que j'ai observé.

Observation III.— *Infection obstétricale. Hydrocéphalie purulente.*

On apporte dans le service un enfant né à la Maternité le 1er juin 1896. L'accouchement a été artificiel pour cause de pelviviciation. Le forceps a été appliqué au détroit supérieur. La première prise défectueuse à cause de la hauteur de la tête, n'a pas tenu : le forceps a dérapé. Une seconde prise a amené l'enfant.

A son entrée dans le service, cet enfant très cachectique présente un écoulement purulent des deux yeux. De plus, à la partie postérieure du cou et des deux côtés, correspondant aux points d'application des extrémités du forceps, existe une tuméfaction notable : à droite elle est mollasse, pâteuse ; à gauche, il s'agit d'une tumeur liquide, nettement fluctuante, du volume d'une très grosse noix.

Le 2 juillet la tumeur droite s'est confondue avec celle du côté gauche ; elle est tendue et rouge. Une incision donne issue à 30 à

35 centimètres cubes d'un pus crémeux et épais. Pansement anti-
septique.

Deux jours après, le 4 juillet, la plaie est complètement cicatrisée.

Le 8 juillet l'enfant a eu deux crises convulsives. Le crâne paraît
avoir augmenté notablement de volume.Les sutures sont très larges,
de 2 centimètres à 2 centimètres 1/2. Les mensurations donnent :

  Circonférence horizontale . . . . 375 mm.

  Diamètre antéro-postérieur maximum . . . 120 mm.

   — transverse maximum . . . . . . 116 mm.

  Indice céphalique 96, 66

L'enfant tombe dans le coma. Il meurt le 10 juillet à 11 heures
du soir.

AUTOPSIE. — A l'ouverture de la boîte crânienne, après ablation
de la calotte, la surface cérébrale paraît saine. Les hémisphères sont
augmentés de volume. L'incision des hémisphères conduit dans les
ventricules fortement distendus et remplis de pus, dont on recueille environ 200 centimètres cubes. Les parois des ventricules
sont tapissées d'un exsudat membraneux, tomenteux, d'aspect fibrino-purulent.

Les lésions du cou sont guéries et l'on ne constate pas de continuité entre elles et les lésions cérébrales.

L'accumulation d'une grande quantité de pus (200 cc.)
dans les cavités ventriculaires, constitue le point saillant
de cette observation. L'infection ventriculaire s'est faite
vraisemblablement par les voies lymphatiques et l'espace
sous-arachnoïdien. Le fait sur lequel je tiens surtout à insister ici, c'est la localisation de l'épanchement purulent
dans les cavités ventriculaires, sans participation des méninges extra-ventriculaires à cette pyocéphalie interne.
Cette constatation vient à l'appui de cette loi pathologique,
qu'à la naissance les régions ventriculaires du cerveau présentent une prédisposition spéciale aux divers processus
morbides.

Un traumatisme obstétrical portant sur la tête peut-il

déterminer une hydrocéphalie simple ? Haushalter et Thiry (1) ont observé un enfant qui à la suite d'une application de forceps présenta pendant un mois, au niveau du point d'application des branches du forceps, une vaste bosse sanguine sur l'œil droit. A cette époque l'hydrocéphalie commença à devenir apparente. En l'absence d'autopsie on ne peut avoir d'opinion ferme sur l'origine et la nature de cette hydrocéphalie.

III. — *La prédominance de la pathologie ventriculaire sur la pathologie corticale persiste encore dans les premiers temps qui suivent la naissance* ; elle se manifeste, comme je vais le démontrer, sous la forme d'hydrocéphalies aiguës. Ultérieurement, l'activité circulatoire de l'écorce cérébrale, en rapport avec le développement organique et fonctionnel des régions supérieures de l'encéphale, créera dans ces dernières régions un terrain plus propice à l'évolution des lésions d'ordre infectieux; progressivement les processus méningitiques se substitueront comme fréquence aux processus ventriculaires. Aussi n'observons-nous d'hydrocéphalies aiguës que dans les premières années et surtout les premiers mois de la vie.

LES HYDROCÉPHALIES AIGUES

L'hydrocéphalie aiguë a autrefois joué un grand rôle en pédiatrie. Sous ce nom d'hydrocéphalie aiguë cependant des affections très diverses ont été décrites, et sur ce sujet

(1) HAUSHALTER et THIRY, Etude sur l'hydrocéphalie. *Revue de médecine,* 10 août 1897.

on trouve encore beaucoup de confusion, même chez des
auteurs relativement récents. Il importe avant tout de bien
définir ce qu'il convient d'entendre par cette dénomination ;
des nombreuses affections auxquelles elle a été appliquée,
je m'attacherai donc tout d'abord à extraire le syndrome
clinique auquel elle doit être réservée.

Barthez et Sanné écrivent encore en 1884 dans la 3ᵉ édition du *Traité des maladies des enfants* : « Le mal de Bright
aigu ou chronique est une des causes les plus efficaces de
l'hydrocéphalie aiguë. » Monod (1), dans l'encéphalopathie
albuminurique chez les enfants, a constaté il est vrai presque constamment (9 fois sur 10) la présence de sérosité
dans les ventricules et dans les espaces sous-arachnoïdiens,
« mais dans la plupart des cas, dit-il, l'hydrocéphalie est
modérée ; une fois seulement il y avait accumulation considérable de liquide ». Il est bien reconnu aujourd'hui que
dans ces faits l'épanchement ventriculaire n'est qu'un élément au milieu de l'ensemble des lésions, et l'on sait bien
que si son rôle n'est pas absolument négligeable, il est du
moins très secondaire dans la pathogénie des encéphalopathies urémiques, où l'élément toxique a une importance
autrement grande que l'élément mécanique. Non seulement les épanchements ventriculaires, mais aussi les œdèmes de la pie-mère et du cerveau, dues au mal de Bright,
à la scarlatine, à l'anasarque essentielle aiguë de l'enfance,
l'apoplexie séreuse des vieillards etc... sont encore compris
par Sanné (2) dans la description de l'hydrocéphalie aiguë.

---

(1) Monod. *L'encéphalopathie albuminurique et les caractères qu'elle
présente en particulier chez l'enfant.* Thèse de Paris, 1868.
(2) Sanné, *Diction. encyclop. des Sc. méd.*, art. Hydrocéphalie aiguë.

Ces lésions doivent en être, à mon avis, complètement dis-
traites.

Pendant longtemps la méningite tuberculeuse a été
décrite sous le nom d'hydrocéphalie aiguë. En 1768,
Robert Whytt, dans son mémoire qui fait date, « Observations on the dropsy of the brain », rapportait tous les
symptômes de la maladie à l'épanchement ventriculaire ;
les auteurs qui suivirent adoptèrent cette opinion, d'où le
nom d'hydrocéphalie aiguë appliqué à la maladie. En 1827,
Guersant vit les granulations et substitua le nom de méningite granuleuse à celui d'hydrocéphalie aiguë. Depuis,
nombre de travaux ont définitivement établi la nature de
la méningite tuberculeuse où l'épanchement ventriculaire
a été à juste titre considéré comme un élément très secondaire. Je rechercherai plus loin si l'abondance de l'épanchement justifie pour quelques cas la description d'une
forme hydrocéphalique de la méningite tuberculeuse.

Restreinte à juste titre dans sa compréhension, la dénomination d'hydrocéphalie aiguë s'applique aujourd'hui à
un groupe de faits mieux délimité. La nature de cette affection n'en a pas moins été encore différemment comprise
par les auteurs, suivant les préoccupations doctrinales de
leur époque.

Au temps où la nosographie plaçait l'hydrocéphalie
dans la classe des hydropisies, Blache et Guersant (1)
écrivaient : « Nous pensons que le total des hydrocéphalies
aiguës sans lésions organiques est extrêmement minime,
et que les hydrocéphalies essentielles aiguës du cerveau

(1) Blache et Guersant, *Diction*, en 30 *volumes*. Art. Hydrocéphalie.

sont encore plus rares peut-être que les hydropisies essentielles des autres cavités séreuses. Nous admettons néanmoins l'hydrocéphalie comme *maladie essentielle* mais
comme une maladie très rare ».

Avec l'école anatomo-pathologique la question se précisa
et l'hydrocéphalie ventriculaire aiguë fut considérée
comme une inflammation des parois et des méninges ventriculaires. De nos jours, Baginsky (1) désigne « sous la
dénomination d'hydrocéphalie aiguë l'*inflammation aiguë*
non tuberculeuse des plexus choroïdes avec exsudation de
liquide dans les ventricules ». Pour Huguenin (2), la
leptoméningite avec épanchement ventriculaire n'est pas
rare dans l'enfance et présente deux formes : une forme
hyperémique avec épanchement clair et pauvre en albumine, et une forme inflammatoire avec épanchement
trouble plus ou moins riche en cellules et chargé en albumine. Ces formes correspondent bien aux formes anatomiques de l'hydrocéphalie aiguë.

Actuellement la notion étiologique doit dominer la pathogénie et l'hydrocéphalie aiguë doit être, à mon avis,
considérée comme une conséquence de processus infectieux ou toxi-infectieux, localisant leurs effets dans les
ventricules cérébraux. La nature de ces processus n'est
pas la même dans tous les cas ; mais on en trouvera toujours ou presque toujours la cause dans quelque maladie
infectieuse.

(1) Baginsky, *Traité des maladies des enfants.* Traduction française d e
Guinon et Romme.
(2) Huguenin, Inflammation du cerveau et de ses enveloppes. *Ziemssen's
Handb.*

Parmi les maladies infectieuses, il en est une qui joue un grand rôle dans la pathologie infantile, c'est la syphilis héréditaire. L'hérédo-syphilis peut déterminer certaines lésions des parois ventriculaires et secondairement un épanchement ventriculaire assez rapide pour mériter vraiment le nom d'hydrocéphalie aiguë syphilitique. La spécificité bien nette et les caractères de cette forme d'hydrocéphalie me la font décrire à part. Je vais étudier ici les causes plus banales de l'hydrocéphalie aiguë.

Les causes de l'hydrocéphalie aiguë.

I. — Il est des causes prédisposantes de l'hydrocéphalie aiguë qu'il importe tout d'abord de signaler.

En premier lieu, l'âge des sujets. Les considérations anatomo-physiologiques sur lesquelles je me suis déjà étendu rendent suffisamment compte de ce fait que *l'hydrocéphalie aiguë est une maladie du premier âge, des premiers mois de la vie.*

Il faut vraisemblablement aussi considérer comme influence prédisposante les antécédents héréditaires. Tel enfant, à l'hérédité nerveuse chargée, courra plus que tout autre les risques d'une détermination cérébrale au cours d'un processus infectieux.

II. — L'hydrocéphalie aiguë reconnaît comme causes déterminantes les divers processus infectieux de l'organisme, qu'il s'agisse d'une infection générale, plus souvent peut-être d'une toxi-infection.

Il n'est qu'à se rappeler la très grande fréquence des

infections gastro-intestinales chez le nourrisson pour prévoir le rôle qu'elles doivent jouer ici. Baginsky admet que l'hydrocéphalie aiguë peut survenir comme complication du groupe très étendu des états dyspeptiques. Marfan (1) a très justement insisté sur les hydrocéphalies consécutives à la gastro-entérite des nourrissons, et il relate deux observations des plus probantes de cette affection chez deux enfants élevés au biberon. Chez l'un d'eux (fillette de 7 mois), au cours d'une gastro-entérite très grave (15 à 20 selles par jour), surviennent des convulsions et des phénomènes nerveux tels, que le médecin prononce le mot de méningite ; à leur suite se développe un léger degré d'hydrocéphalie. Dans la seconde observation (enfant de 10 mois), peu de jours après le début d'une diarrhée verte très fétide, surviennent des convulsions, de la rigidité des membres, puis l'augmentation du volume de la tête. J'ai observé moi-même un fait des plus probants que je relate ci-dessous dans tous ses détails (obs. V). Chez un enfant de 3 mois, à la suite d'une infection gastro-intestinale fébrile, avec vomissements et diarrhée verte fétide, les fontanelles se tendent et présentent des battements, puis surviennent des convulsions répétées et l'on constate bientôt le développement hydrocéphalique de la tête.

L'influence déterminante des infections gastro-intestinales sur le développement de l'hydrocéphalie a pu être méconnue dans certains faits. C'est ainsi que dans une observation de Rilliet, que je résume plus bas, l'auteur

---

(1) MARFAN, Hydrocéphalies et encéphalopathies chroniques consécutives à la gastro-entérite du nourrisson. *Semaine médicale*, 10 juin 1896.

n'insiste nullement sur les relations qui ont pu exister
entre ces deux ordres de manifestations morbides ; et néanmoins il est nettement signalé que les accidents nerveux
sont survenus au cours de troubles digestifs, caractérisés
par « des évacuations irrégulières, claires, fétides, verdâtres ».

Si les infections gastro-intestinales dominent la pathologie du nourrisson, il faut cependant tenir compte des
autres maladies infectieuses auxquelles il est exposé.

Baginsky considère l'hydrocéphalie aiguë comme pouvant survenir au cours de divers processus morbides,
chroniques ou aigus, tels que la bronchite, la coqueluche.

Schilling, dans une observation que je donnerai au chapitre du traitement, incrimine l'influenza.

Haushalter et Thiry (1) dans un cas d'hydrocéphalie
aiguë chez un enfant de 16 mois, constatèrent dans l'exsudat la présence du pneumocoque.

Dans un fait personnel (obs. IV), l'hydrocéphalie se développa rapidement chez un enfant de 2 mois 1/2 à la
suite d'une éruption généralisée, dont la nature resta indéterminée, et de convulsions répétées.

L'hydrocéphalie apparaît donc dans la majorité des cas
comme une affection secondaire survenant dans le cours
d'infections diverses. Dans quelques cas la porte d'entrée
de l'infection peut échapper, et l'hydrocéphalie aiguë évolue alors sous l'apparence d'une maladie primitive.

III. — L'hydrocéphalie aiguë ou subaiguë peut être la

____

(1) HAUSHALTER et THIRY, Etude sur l'hydrocéphalie, *loc. cit.*

conséquence d'infections primitivement localisées à l'extrémité céphalique. Récemment Bernhard de Beck (1) a relaté un fait d'hydrocéphalie aiguë au cours d'une otite moyenne chronique, chez un enfant de 14 ans ; les accidents cérébraux relevaient de l'épanchement ventriculaire en l'absence de toute autre complication, thrombose des sinus ou abcès cérébral ; le succès du traitement par la ponction ventriculaire donna une confirmation de la cause des accidents. Dans un autre fait du même auteur, chez un enfant de 7 ans, une hydrocéphalie aiguë vint compliquer un abcès du cerveau consécutif lui-même à une fracture du frontal.

Ces *hydrocéphalies aiguës chirurgicales* d'origine infectieuse locale ne sont plus l'apanage de la première enfance. Leur connaissance est d'un grand intérêt, car elles fournissent des indications bien spéciales au chirurgien.

Pathogénie et lésions anatomiques.

L'hydrocéphalie aiguë ne constitue pas une entité morbide définie ; elle n'est qu'un aboutissant de processus ventriculaires variés dont il importe d'étudier la valeur pathogénique dans la détermination de cette affection.

Les caractères des lésions constatées à l'autopsie diffèrent suivant la nature du processus morbide.

I. — Dans un assez grand nombre de cas il existe dans les ventricules un liquide clair et limpide. A l'œil nu on

(1) BERNHARD DE BECK, La ponction du ventricule latéral. *Mittheilungen aus dem Grenzgebieten der Medizin und Chirurgie*. Erst. Band.

ne constate pas de lésions manifestes, et, bien que manque dans la plupart de ces cas le contrôle de l'examen histologique, il n'existe pas vraisemblablement de lésions réellement inflammatoires.

C'est aux faits de cet ordre qu'ont été données les dénominations de lepto-méningite séreuse, de méningite séreuse aiguë (Quincke).

Quant à l'origine de l'exsudation, c'est très probablement du côté des plexus choroïdes qu'il faut la chercher. Si ces plexus sont à l'état normal les organes sécréteurs du liquide ventriculaire, l'épanchement hydrocéphalique paraît ici le résultat d'une hypersécrétion morbide. Peut-être dans la première période de l'affection trouverait-on du côté des plexus les traces d'un processus congestif, correspondant à la leptoméningite hyperémique de Huguenin. Ultérieurement les altérations constatées à l'examen histologique viennent démontrer qu'ils ont été réellement le siège de l'exsudation séreuse. C'est du moins ce que j'ai pu vérifier dans le cas qui fait l'objet de mon observation V (v. plus bas, p. 180), où la mort survint 4 mois après le début de l'hydrocéphalie. Les ventricules très dilatés contenaient 700 grammes environ d'un liquide clair et citrin ; leurs parois ne présentaient pas à l'œil nu de lésions apparentes. Par contre, les plexus choroïdes qui adhéraient aux parois, formaient une masse dense, jaunâtre, au milieu de laquelle on ne pouvait plus distinguer ni vaisseaux, ni granulations. M. le Dr Léger (1), chef des travaux pratiques à la Faculté des Sciences de Marseille, a bien voulu faire pour

---

(1) Je prie mon cher confrère le Dr Léger d'accepter ici mes meilleurs remerciements.

moi l'étude de ces plexus choroïdes, comparativement avec les plexus choroïdes normaux d'un enfant du même âge. Je transcris ici presque intégralement le résumé de son étude :

PLEXUS CHOROÏDES D'UN HYDROCÉPHALE (**Léger**). — « En examinant comparativement les coupes histologiques provenant les unes d'un plexus choroïde d'un enfant hydrocéphale, les autres d'un plexus choroïde normal d'un enfant de même âge, nous avons remarqué les différences suivantes.

1° Sur une vue d'ensemble et à un faible grossissement (oc. 3, obj. 3, Leitz), les coupes du plexus choroïde de l'hydrocéphale montrent manifestement que la zone de tissu conjonctif, située sous la couche épithéliale repliée et formant en quelque sorte deux lames épithéliales, est considérablement plus épaisse que dans le plexus normal, mais elle a néanmoins conservé son aspect clair dénotant qu'il n'y a point dans cette zone formation d'éléments nouveaux d'ordre scléreux.

2° Les coupes examinées à un fort grossissement (oc. 4, obj. 7) montrent les différences suivantes.

a) *Epithélium*. — Pas de différence notable entre les cellules épithéliales du plexus normal et celles du plexus hydrocéphale, si ce n'est que ces dernières présentent un aspect légèrement granuleux ; mais elles ne sont modifiées ni dans leur forme générale, ni dans celle de leur noyau qui reste sphérique et facilement colorable.

b) *Zone conjonctive*. — Elle est, ainsi qu'il a été dit plus haut, considérablement plus développée dans le plexus hydrocéphale que dans le plexus normal, mais les éléments constitutifs du tissu conjonctif y restent dans les mêmes proportions. C'est une hypertrophie pure et simple mais avec distension des mailles du tissu, dans lequel il semblerait avoir existé une exsudation. En outre on constate dans les mailles de ce tissu une certaine quantité d'éléments migrateurs dont on voit les noyaux disséminés çà et là (*n, n'*, fig. IX).

c) *Vaisseaux*. — Dans les artères et les artérioles du plexus hydrocéphale nous n'avons pas constaté de lésions endartéritiques. Mais il y a lieu de noter un épaississement considérable de la zone conjonctive constituant l'adventice ; cette épaisseur pour les artères de diamètre égal, est trois fois plus forte dans le plexus hydrocéphale que dans le plexus normal. La tunique moyenne ou muscu-

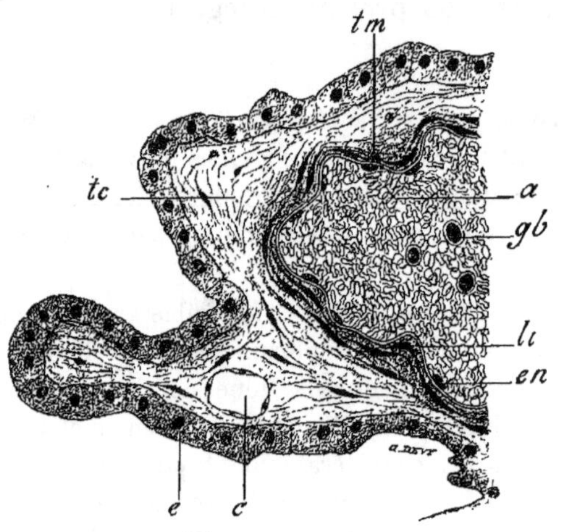

Plexus normal.

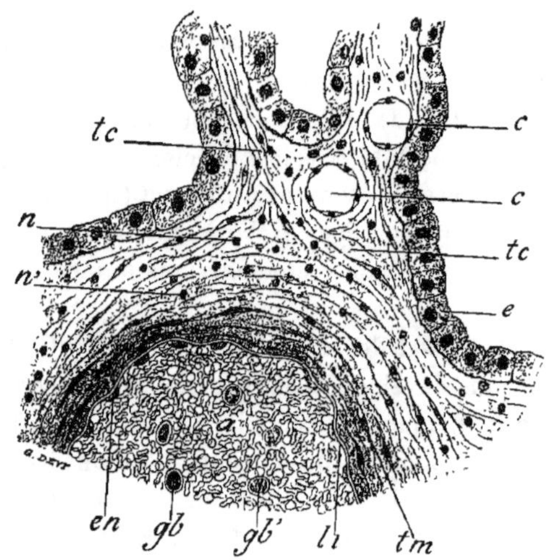

Plexus hydrocéphale.

FIGURE IX.

a, coupe de l'artère.   en, endartère.   tm, tunique moyenne.
e, couche épithéliale.   li, limitante interne.   gb, globules blancs.
tc, zone conjonctive.   n,n', noyaux et cellules   gb',   »   »
c,c', capillaires.   migratrices.

laire y est également plus épaisse, non par adjonction de nouvelle s
cellules musculaires, mais par la présence de travées conjonctives
régulières, dissociant les éléments contractiles tout en amenant
l'hypertrophie générale de la zone.

Dans les veines nous n'avons pas remarqué de différence sensible
d'un cas à l'autre. L'adventice est toutefois plus développée chez
l'hydrocéphale, mais ce caractère ne paraît pas de grande importance. »

Ces altérations des plexus choroïdes présentent au point
de vue de l'interprétation pathogénique le plus grand intérêt. Déjà leur aspect macroscopique en l'absence d'autres
lésions ventriculaires, les désignait comme l'origine probable de l'épanchement hydrocéphalique. L'examen histologique a fixé en quelque sorte la nature du processus
morbide, en démontrant d'une part l'absence de lésions
d'ordre inflammatoire, d'autre part l'existence d'un œdème
et d'une hypertrophie simple du tissu conjonctif de ces
organes, conséquence de l'exsudation morbide dont ils
étaient le siège. La marche subaiguë et la durée de cette
hydrocéphalie ont permis la formation de ces lésions secondaires, témoins à la fois de l'origine et de la nature du processus morbide, qui ne saurait mieux être désigné que
comme *méningite séreuse ventriculaire.*

La genèse de l'hypersécrétion des plexus choroïdes dans
les cas analogues reste forcément obscure. En l'absence de
phénomènes inflammatoires, il ne semble pas qu'on doive
l'attribuer à une action directe des agents infectieux, et
l'on est porté à incriminer plutôt les toxines circulant chez
le malade, qu'elles agissent sur les plexus choroïdes directement, ou indirectement par l'intermédiaire des vaso-
moteurs (méningite séreuse angio-neurotique de Quincke).

II. — Dans d'autres faits par contre, l'hydrocéphalie aiguë paraît bien être la conséquence d'une infection ventriculaire directe.

Dans ces cas, le liquide contenu dans les ventricules est lactescent, quelquefois avec flocons membraneux, ou même plus ou moins purulent. Il existe des lésions inflammatoires bien nettes dans les cavités ventriculaires : les plexus choroïdes présentent une congestion intense ; leurs vaisseaux sont troubles et couverts d'un enduit purulent mince. La pie-mère de la base participe quelquefois à l'inflammation ; elle est alors trouble et marbrée de petits amas purulents (Baginsky). Il s'agit ici de *méningite fibrino-purulente* à localisation ou du moins à prédominance ventriculaire.

L'épendyme est généralement intact. Mais dans quelques cas les parois ventriculaires peuvent participer à l'inflammation. Dans le fait de Haushalter et Thiry (méningite à pneumocoques, 120 cc. de liquide ventriculaire louche et floconneux) l'épendyme opaque était recouvert de placards de flocons purulents ; les plexus choroïdes très développés étaient enrobés d'une gangue épaisse, constituée par du tissu conjonctif embryonnaire à nombreuses cellules rondes et riche en néo-vaisseaux à parois minces ; de plus, au niveau des couches optiques, la surface épendymaire était tapissée d'une couche épaisse de cellules rondes, et la paroi des petits vaisseaux était le siège d'une infiltration énorme de cellules rondes rétrécissant et même oblitérant en certains points leur lumière. Il est probable qu'en cas de survie, ces lésions d'encéphalite peuvent être le point de départ de certaines scléroses cérébrales qui, ainsi que je l'établirai plus loin, s'accompagnent d'hydrocéphalie.

III. — Marfan a relaté récemment une observation qui démontre que l'hydrocéphalie aiguë ou du moins à début aigu, peut être sous la dépendance de *phlébites infectieuses* ou septicémiques des gros sinus du crâne. Dans ces cas, l'épanchement hydrocéphalique relève de l'oblitération des sinus de la dure-mère et de la gêne circulatoire du système veineux de Galien qui en résulte.

Si intéressante que soit cette pathogénie de l'hydrocéphalie consécutive aux états infectieux, je la crois néanmoins assez exceptionnelle ; mais elle mérite d'être mentionnée.

Dans ce fait de **Marfan** (1), un enfant nourri au sein jusqu'à deux mois et jusque-là bien portant, fut à cet âge mis au biberon, et l'on vit survenir une diarrhée verte très fétide qui persista longtemps ; comme l'enfant était devenu vorace on donnait jusqu'à 2 litres de lait non stérilisé par jour. C'est peu de jours après le début de la diarrhée que sont survenues des convulsions, de la rigidité des membres et que l'on a remarqué l'augmentation de la tête, qui depuis est toujours allée en progressant.

A son entrée, l'enfant âgé de 10 mois présente une tête énorme dont la circonférence et de 55 centimètres. Diamètre antéro-postérieur maximum : 16 1/2. Diamètre transverse maximum : 17. L'enfant est aveugle. De plus il existe de la microphtalmie de l'œil droit. Les membres ne sont pas paralysés mais se trouvent en état de rigidité spasmodique. La mort survient par broncho-pneumonie à 14 mois.

Autopsie. — Les ventricules latéraux sont extrèmement dilatés, le ventricule moyen l'est beaucoup moins, les cavités ventriculaires renferment 1200 grammes de liquide limpide. Les plexus choroïdes sont ratatinés. L'aqueduc de Sylvius est oblitéré. Le nerf optique droit est atteint d'une atrophie notable.

(1) Marfan, Phlébite fibro-adhésive des sinus de la dure-mère ayant déterminé de l'hydrocéphalie et consécutive à une gastro-entérite. *Rev. mens. des mal. de l'enfance*, août 1896.

Le *pressoir d'Hérophile*, le *sinus latéral droit* et le *sinus caverneux du côté droit* sont atteints de lésions de *phlébite fibro-adhésive*, qui aboutissent à l'oblitération complète ou incomplète.

Il est probable, comme l'admet Marfan, qu'il s'agit dans ce fait d'une phlébite septicémique dont il faut chercher l'origine dans la gastro-entérite qui a précédé l'apparition des accidents nerveux ; l'enfant ayant survécu plus de 10 mois, la thrombose des sinus se transforma en phlébite adhésive ; l'hydrocéphalie intra-ventriculaire fut la conséquence de l'oblitération des sinus veineux, et la microphtalmie concomitante put être rapportée à l'oblitération du sinus caverneux.

Symptômes de l'hydrocéphalie aiguë.

L'hydrocéphalie aiguë est une affection relativement rare. La raison s'en conçoit aisément. Résultat contingent d'une encéphalopathie ventriculaire, l'épanchement hydrocéphalique exige pour se produire et surtout pour atteindre un certain développement des conditions assez rarement réalisées. Si l'atteinte cérébrale est intense, l'évolution morbide sera rapide et la mort de l'enfant surviendra avant que l'épanchement ait eu le temps de se développer. Il faut pour que l'hydrocéphalie puisse se produire que l'encéphalopathie présente un caractère subaigu ou que du moins son évolution soit compatible avec une certaine survie.

Quant aux caractères symptomatiques proprement dits, on comprend qu'ils puissent varier sensiblement d'un cas à l'autre en raison de la diversité du processus originel ; il n'est pas possible cependant de tracer un tableau clinique correspondant à chacune des formes pathogéniques de l'affection.

Baginsky décrit à la maladie une *période prodromique* pendant laquelle on observerait des changements insensibles dans l'état général : « Les enfants, écrit-il, deviennent moroses, dorment mal d'un sommeil agité, grincent des dents. Bientôt surviennent et dominent des troubles digestifs, des vomissements et une constipation assez opiniâtre. En même temps les enfants maigrissent considérablement. Le pouls est ralenti ou devient irrégulier. La respiration présente également des irrégularités, elle est ordinairement accélérée. La température est un peu élevée ; dans d'autres cas elle est presque normale pendant tout le temps de la maladie. »

L'existence d'une telle période prodromique, avec les caractères que lui reconnaît Baginsky, doit rendre souverainement épineux le diagnostic de l'hydrocéphalie aiguë avec la méningite tuberculeuse. Nous ne croyons pas qu'elle soit la règle, dans la majorité des cas du moins. Très généralement l'hydrocéphalie aiguë survient au cours d'états morbides infectieux divers. notamment d'affections gastro-intestinales, qui peuvent évoluer sous des modalités différentes, pyrétiques ou apyrétiques. Au cours de ces affections, l'apparition de quelques-uns des symptômes sus-mentionnés peut seulement éveiller la crainte d'une encéphalopathie de nature encore indéterminée.

Le *début* proprement dit de l'affection est caractérisé par des accidents cérébraux plus accusés : mâchonnement, spasmes glottiques, strabisme, nystagmus, inégalité pupillaire, agitation alternant avec la stupeur, tremblement des membres, rigidité de la nuque et des membres. Précédée ou non de ces symptômes nerveux, éclate habituellement une *attaque de convulsions* toniques et cloniques, ordinairement généralisées, souvent d'une violence extrême. Cette attaque, vrai ictus cérébral, dénote en quelque sorte la localisation définitive du processus toxi-infectieux sur l'encéphale. Mais jusqu'à cette attaque, et celle-ci comprise, si l'ensemble des symptômes démontrent l'existence d'une encéphalopathie, il n'en précise pas la nature et ne témoigne pas spécialement d'une localisation ventriculaire. Que par leur intensité les accidents cérébraux entraînent rapidement la mort, le terme seul d'encéphalopathie toxi-infectieuse pourra être prononcé. Dans les cas moins rapides, la localisation ventriculaire se manifeste par des caractères qui objectivent plus nettement la production de l'épanchement hydrocéphalique.

On peut voir se former sous les yeux une dilatation générale des veines sous-cutanées de la tête, circulation supplémentaire, témoignant de l'augmentation de la pression intra-crânienne. Le développement de ce réseau veineux sous-cutané présente une grande importance surtout chez les enfants à crâne déjà fermé. Chez les tout jeunes enfants il se produit en outre des *modifications du côté du crâne* plus caractéristiques encore, qu'il importe de rechercher. Assez rapidement la grande fontanelle se bombe et à son niveau on peut percevoir nettement les pulsations cérébrales. Elle devient de plus en plus tendue, et à un certain degré de tension les pulsations cérébrales disparaissent généralement. Puis l'on constate l'augmentation progressive du volume de la tête, l'élargissement des sutures, l'écartement des os.

Les symptômes généraux ne paraissent pas uniformes dans tous les cas. La fièvre existe ou peut manquer. Ces différences tiennent à la nature de la maladie primitive au cours de laquelle survient l'hydrocéphalie aiguë.

Les *symptômes nerveux* sont toujours très marqués. Les convulsions peuvent se répéter et la situation peut être alors très rapidement grave. Les contractures ne manquent généralement pas ; elles peuvent être généralisées ou localisées à un ou plusieurs membres, permanentes ou intermittentes. La raideur de la nuque est habituelle. Mais les symptômes les plus caractéristiques sont surtout les phénomènes de dépression dus à la compression du cerveau ; ils ont été ainsi décrits par Blache et Guersant : « En mettant de côté ce qui appartient aux maladies du cerveau, dont l'hydrocéphalie aiguë n'est qu'un effet secondaire, on trouve surtout pour caractères essentiels de l'épanchement, je ne dirai pas les plus sûrs, mais du moins les plus probables, un état comateux plus ou moins profond, une dilatation constante de la pupille, une insensibilité complète de la rétine, une certaine fixité des yeux, qui restent souvent entr'ouverts comme dans une sorte d'extase. »

Marche et Terminaisons.

1° La mort est la terminaison habituelle de la maladie. Elle survient soit dans les convulsions, soit dans le coma.

2° La guérison n'est cependant pas impossible. Dans le fait suivant l'auteur l'attribue à l'intervention chirurgicale.

Schilling (1) rapporte le fait suivant : Un enfant né le 23 novembre 1894, nourri d'abord au biberon, le fut bientôt avec des féculents; cette alimentation détermina du météorisme. Le 14 janvier, convulsions sans fièvre ; on décide de prendre une nourrice. Le 15 janvier, convulsions cloniques et toniques de longue durée, intenses, de tout le corps, apparaissant toutes les demi-heures. Ces convulsions continuèrent les jours suivants. Pas de rigidité cervicale. Grande fontanelle tendue. Circonférence de la tête : 37,5, diamètre antéro-postérieur : 17, grand diamètre transverse : 11. Le 18, l'enfant est dans le coma et ne prend aucune nourriture. D'après la tension de la grande fontanelle, on décide la ponction des ventricules latéraux. Ponction blanche du ventricule gauche. Mais la ponction du ventricule droit donna 2 à 3 centimètres cubes d'un liquide légèrement sanguinolent, dans lequel nageaient quelques rares et petits flocons de substance cérébrale. L'enfant fut comme transformé après l'opération et prit immédiatement le sein de la nourrice. Les convulsions apparurent faibles le 19 janvier et disparurent complètement le 22. Depuis, son état est satisfaisant. A la fin de mars, les parents remarquèrent du strabisme.

3o D'après Baginsky, dans les cas de survie, le retour *ad integrum* est très exceptionnel ; « ordinairement une certaine quantité d'exsudat hydrocéphalique persiste. Et après la guérison on observe de l'affaiblissement de l'intelligence, quelquefois même des troubles des sens comme la vue ou l'ouïe ; le langage reste incomplet. Très souvent on voit se répéter des attaques épileptiformes. Les enfants restent idiots, peu capables de culture ultérieure ; ils deviennent quelquefois sourds-muets, si l'ouïe est profondément atteinte. »

Ces caractères sont à rapprocher de ceux que j'ai décrits dans l'hydrocéphalie des dégénérés. Ils sont ici la consé-

___

(1) Schilling, La ponction de l'hydrocéphalie. *Münchener medicin. Wochens.*, 7 janv. 1896 (obs. III du mémoire).

quence d'une dégénérescence acquise ou accidentelle, sous l'influence des causes morbides qui ont agi sur le cerveau dans les premiers mois de la vie.

4° Enfin dans certains cas les symptômes de l'hydrocéphalie aiguë sont suivis d'une évolution subaiguë ou chronique progressive. *Ces hydrocéphalies chroniques à début aigu* méritent qu'on s'y arrête.

Rilliet et Barthez (1) les avaient déjà signalées : « Chez les très jeunes enfants, dans les premiers mois de la vie, l'hydrocéphalie aiguë peut servir de point de départ à l'hydrocéphalie chronique. Dans ces cas, le début est moins violent; il se caractérise par des mouvements convulsifs partiels des bras et des yeux, par de la fixité du regard, par des cris aigus, par de la raideur des extrémités, par du mâchonnement, par des altérations de coloration et de pâleur de la face, par des bâillements, par des soupirs, et par des vomissements sans constipation. Ces symptômes persistent pendant quelques jours, puis la plupart du temps se dissipent, mais la convalescence reste incomplète, et l'on ne tarde pas à s'apercevoir que la tête a augmenté de volume. L'hydrocéphalie chronique est alors déclarée. » A la suite de cette description, ces auteurs publient un fait unique à leur connaissance d'hydrocéphalie chronique succédant à une hydrocéphalie aiguë.

Dans cette observation recueillie par **Rilliet** (2) il s'agit d'un enfant, qui jusque-là bien portant eut à 4 mois 1/2 un dérangement de santé caractérisé par de l'abattement, un peu de tendance à la somnolence, de la pâleur, de l'agitation la nuit, de la toux, des évacuations irrégulières claires, fétides, verdâtres.

(1) *Traité des maladies des enfants*, 3ᵉ édition, 1884.
(2) *Loc. cit.*

Quinze jours après (26 septembre) ses parents furent alarmés par des plaintes inaccoutumées et des mouvements semi-convulsifs des bras et des yeux. Regard fixe, extrémités inférieures étendues, raides ; cris aigus, fréquentes alternatives de rougeur et de pâleur, mâchonnements, bâillements et soupirs ; quelques vomissements. Assoupissement alternant avec la surexcitation.

A partir du 6ᵉ jour ces symptômes cérébraux aigus disparaissent, mais la convalescence est incomplète et bientôt on s'aperçoit que la tête grossit de jour en jour : l'hydrocéphalie est bientôt confirmée.

On tente successivement des traitements par l'iodure de potassium, la compression et la ponction, mais l'enfant succombe le 23 février après 5 mois de maladie.

AUTOPSIE. — Le cerveau fluctuant renferme dans les ventricules énormément dilatés 1 kilogramme de sérosité limpide : la substance des hémisphères n'a que 6 millimètres d'épaisseur. La membrane ventriculaire est parfaitement saine, lisse, polie, transparente. Nulle part il n'existe de tubercules, ni de granulations. Les sinus ne sont pas obstrués.

Le liquide extrait par la ponction ne contenait que des traces d'albumine, très peu de phosphates alcalins et beaucoup de chlorure de potassium et de sodium.

« Il nous semble évident, concluent Rilliet et Barthez que cet enfant a succombé à une hydrocéphalie consécutive à une hydrocéphalie aiguë essentielle. Il est possible que l'enfant ait apporté en naissant la prédisposition à l'hydrocéphalie mais aucun symptôme ne l'a décelée jusqu'à l'époque où est survenue la maladie cérébrale aiguë. Quant à la filiation entre l'état aigu et la période chronique, elle a été de toute évidence, et sous ce rapport encore, le fait est tout à fait exceptionnel. Plusieurs auteurs assurent n'en avoir jamais observé d'exemple. »

En 1861, Brunet (1), après avoir rappelé ce fait de Ril-

_____

(1) BRUNET, De l'hydrocéphalie ventriculaire chronique, acquise et idiopathique. *Annales méd. psych.*, 1861.

liet, a rapporté une observation analogue : Une enfant, bien portante jusqu'à l'âge de 4 mois, fut prise de convulsions à la suite desquelles la tête commença à grossir. L'évolution ultérieure de l'hydrocéphalie fut essentiellement chronique puisque l'enfant ne mourut qu'à l'âge de 11 ans. L'autopsie ne démontra ni vices de conformation, ni tumeur ; rien aux veines de Galien. Les plexus choroïdes étaient rouges, assez petits.

Depuis, plusieurs faits analogues ont été publiés. Mossler (1) a observé une fillette née de parents sains qui à l'âge de 6 mois présenta des signes de méningite aiguë, puis de la parésie des quatre membres et enfin l'hydrocéphalie. Je relaterai au chapitre du traitement une autre observation de Schilling, dans laquelle une enfant fut prise à 4 mois 1/2 de convulsions et de fièvre, suivies rapidement du développement hydrocéphalique de la tête. Les faits de Marfan rentrent dans la même catégorie. J'ai observé moi-même deux enfants chez lesquels l'hydrocéphalie se développa, à la suite de symptômes cérébraux aigus survenus chez l'un à 2 mois 1/2, chez l'autre à 4 mois, et eut ultérieurement une évolution chronique ou subaiguë (4 mois).

Voici ces observations in extenso.

OBSERVATION IV. — *Hydrocéphalie à début aigu* (2).

Cet enfant, Georges D..., âgé de 6 mois, entre dans mon service le 1er septembre 1894.

La mère est bien portante, mais elle est très émotive. Elle a eu une

____

(1) Mossler, *Soc. méd. de Greifswald*, 5 mai 1888. *Archiv. de Méd.*, 1889, t. I, p. 96.

(2) Un résumé de cette observation a été donné au *Congrès pour l'avan_ cement des sciences.* Bordeaux, 1895. — Léon d'Astros, Note sur les formes pathogéniques et le traitement chirurgical de l'hydrocéphalie.

grossesse normale qui n'a été troublée par aucun incident. Elle ne
connaît pas d'antécédents syphilitiques à son mari. Mais celui-ci a
des habitudes alcooliques ; depuis deux ans il s'est largement adonné
aux boissons : absinthe, picon, etc... Les frères et sœurs du père et de
la mère ne présentaient rien de particulier.

Cet enfant est le 3ᵉ de la famille ; les deux premiers, venus à
terme, sont bien portants. L'aîné a 4 ans, le second 3 ans.

Lui-même est né à terme le 24 février 1894. L'accouchement a été
normal. A la naissance il ne présentait rien de particulier. Il se développait normalement, il commençait à sourire.

Le 13 mai, l'enfant alors âgé de 2 mois 1/2 fut agité dans la soi-
rée, poussa des cris toute la nuit et présenta dès le lendemain matin
sur tout le corps une éruption dont la nature reste indécise et qui
disparut le soir encore. L'enfant tenait la tête en opisthotonos. Une
quinzaine de jours après, l'enfant commença à tourner les yeux. Puis
se montrèrent des convulsions dans le bras et la jambe gauches seulement ; la face était tirée des deux côtés alternativement. Les convulsions se reproduisirent presque sans interruption jour et nuit
pendant un mois. Les médecins disaient que c'était une méningite.
Vers le 17 juillet environ les convulsions cessèrent.

Mais deux ou trois jours après le début de la maladie et l'apparition
de l'éruption, avant même les convulsions, la mère s'apercevait que
la fontanelle antérieure était saillante et que la tête grossissait. Le
développement hydrocéphalique du crâne se produisit dès lors progressivement.

Le 1ᵉʳ septembre j'examine l'enfant. Le développement intellectuel
s'est arrêté, l'enfant ne sourit plus ; cependant il reconnaît la voix
de sa mère, la vision est abolie, les yeux sont en strabisme convergent. L'état général est satisfaisant, l'enfant tète bien. Pas de stigmates syphilitiques.

Le développement de la tête est assez particulier. Les bosses frontales font saillie en avant. Le vertex est saillant et arrondi, la fontanelle antérieure considérablement élargie étant repoussée par le
liquide. Mais l'élargissement transversal est peu marqué au niveau
des temporaux, tandis que les deux bosses pariétales sont très écartées. Les mensurations donnent les chiffres suivants :

Grande circonférence occipito-frontale . . 51 cent.
Diamètre occipito-frontal. . . . . 16,5 »
    —   bi-pariétal . . . . 14 »
    —   bi-temporal . . . . 13 »

Un traitement anti-syphilitique est institué : frictions d'onguent napolitain et iodure de potassium.

Le 16 octobre malgré ce traitement prolongé, l'hydrocéphalie a considérablement progressé et les mensurations nous le font constater :

> Grande circonférence occipito-frontale . .   54 cent.
> Diamètre occipito-frontal. . . . . . .   18 »
> —   bi-pariétal. . . . .   15,5 »

Le mode de début de la maladie et la saillie extrême de la fontanelle me firent admettre la possibilité d'une hydrocéphalie externe consécutive à une hémorrhagie méningée et je me décidai à faire intervenir chirurgicalement.

L'opération fut pratiquée le 17 octobre par mon collègue le Dr Poncel. L'enfant est endormi au chloroforme. Le cuir chevelu est incisé au niveau de la partie latérale droite de la fontanelle supérieure dans l'étendue de plusieurs centimètres. La fontanelle et les méninges incisés, on tombe sur la substance cérébrale et nous reconnaissons qu'il s'agit d'une hydrocéphalie ventriculaire. Le ventricule est ponctionné avec un trocart ; sa paroi ne mesure pas plus de 1/2 centimètre d'épaisseur. On retire 175 grammes environ d'un liquide transparent, limpide comme de l'eau de roche ; l'analyse en a été donnée au chapitre II. La cavité ventriculaire est drainée avec des crins de Florence. Puis on applique un pansement compressif avec bande élastique. L'enfant a bien supporté l'opération. Il y a une amélioration légère du côté des yeux dont les axes se rapprochent de la normale.

Le soir cependant la température monte à 39°5. Le 18 au matin, le thermomètre est à 39°, L'enfant a peu dormi, poussant des cris continuels. Il y a un léger tremblement du membre supérieur gauche. L'amélioration du côté des yeux n'a pas persisté. Le 19, grande agitation, l'enfant a les extrémités refroidies. Il meurt le 20 avec une température centrale de 40°.

Autopsie. — La plaie opératoire est en parfait état et ne présente ni gonflement ni suintement.

A l'extraction de la calotte crânienne les méninges sont entraînées. Le cerveau est affaissé. Une grande quantité de liquide s'échappe par la plaie ; il est aussi limpide que celui retiré par la ponction. Mais les méninges sont congestionnées. Nous ouvrons les ventricules par une incision horizontale. L'épaisseur de la substance cérébrale est partout très faible, 1 centimètre au niveau des circonvolutions, 1/2 centimètre au niveau des sillons. Les ventricules sont considérablement dilatés jusque dans les prolongements frontaux et occipitaux ; les prolongements sphénoïdaux sont beaucoup moins développés. Les deux ventricules latéraux communiquent largement entre eux, le septum lucidum étant détruit à sa partie antérieure ; quelques tractus nerveux restent, seuls vestiges de cette cloison. Le trigone, refoulé à la partie postérieure, est singulièrement atrophié.

Les couches optiques, les corps striés sont déformés, plus allongés qu'à l'état normal ; leur situation est aussi plus excentrique. Dans son ensemble le ganglion opto-strié gauche est plus atrophié que le droit ; il apparaît comme une simple bandelette. L'épendyme ventriculaire ne présente à l'œil nu rien d'anormal ; pas d'épaississement, pas de granulations. L'état des plexus choroïdes n'a malheureusement pas été noté. Rien du côté du cervelet ni du 4ᵉ ventricule.

OBSERVATION V. — Hydrocéphalie à début aigu
au cours d'une gastro-entérite. Lésions des plexus choroïdes.

Cette enfant, Rose C..., est née à terme le 15 janvier 1896. L'accouchement fut normal après une bonne grossesse.

Antécédents héréditaires. — Les parents de l'enfant, espagnols d'origine, paraissent l'un et l'autre jouir d'une bonne santé. Le père, âgé de 38 ans, dit n'avoir jamais été malade. Il n'a jamais eu la syphilis ; il boit comme beaucoup d'ouvriers, mais n'a pas d'habitudes alcooliques excessives. Son père vit encore et se porte bien. Sa mère, morte en couches après lui avoir donné le jour, n'avait jamais été souffrante. La mère de l'enfant ne nous a signalé sur elle aucun antécédent pathologique. Dans aucune des deux familles il n'y a eu de maladies nerveuses. Il y a eu avant notre petite malade trois autres enfants, tous trois forts et bien portants ; peut-être ont-ils la tête un peu plus forte que normalement (1) ; ils ont tous été nourris par leur mère, qui allaite en ce moment le petit malade.

(1) Nous avons mesuré la tête de 2 de ces enfants.

	Garçon 3 ans 1/2	Fille 2 ans et 4 mois
Grande circonférence horizontale	515 mm.	490 mm.
Demi-circonférence transverse supérieure . .	310 »	295 »
Demi-circonférence sagittale supérieure . . .	320 »	305 »
Diamètre antéro-postérieur maximum	178 »	170 »
Diamètre transverse maximum	143 »	134 »
Taille.	90 cent.	82 cent.

Jusqu'au mois d'avril la petite Rose n'a jamais été indisposée. Elle ne prenait aucun autre aliment que le lait de la mère. Elle était développée normalement tant au point de vue intellectuel qu'au point de vue physique : elle commençait en effet à sourire et à suivre les objets qui l'entouraient.

Vers le 10 avril, l'enfant est prise de vomissements et d'une diarrhée verte fétide. La mère ajoute qu'à la diarrhée « est mêlé comme du sang pourri ». Ces symptômes s'accompagnent de fièvre. De plus l'enfant toussote et se plaint constamment. En même temps la fontanelle antérieure présentait des battements manifestes ; mais il n'y avait pas encore d'augmentation de volume du crâne.

Le 14 mai, l'enfant, qui est restée souffreteuse et se plaint facilement, est prise tout à coup de convulsions violentes ; elles avaient été précédées de battements plus marqués de la fontanelle. Le tronc était en opisthotonos : la tête, nous dit la mère, était près de toucher les pieds ; les membres étaient contorsionnés.

Dans la huitaine qui suit, les convulsions se reproduisent à plusieurs reprises, jusqu'à 5 fois en 24 heures. Dans la suite les crises convulsives se reproduisent à des intervalles plus éloignés, mais l'enfant conserve une raideur généralisée persistante.

Tous ces renseignements fournis par la mère, nous sont confirmés par notre collègue le D\u02b3 Lartail, qui soigne l'enfant depuis sa naissance. Il insiste particulièrement sur ce fait que le début des accidents a été marqué par une gastro-entérite intense et fébrile ; il ajoute qu'à deux ou trois reprises, l'enfant est tombée dans un état comateux qui fit craindre qu'elle succombât à brève échéance. La famille vit dans des conditions hygiéniques déplorables.

Depuis les accidents convulsifs la tête s'est développée rapidement et l'hydrocéphalie est devenue considérable.

Le 28 août à l'entrée de l'enfant, nous constatons le développement exagéré de la tête, qui dans son ensemble a pris la forme d'une pyramide à base supérieure. Le front est saillant et très élevé ; le développement transversal très marqué. Fontanelles et sutures sont très élargies. Les mensurations de la tête donnent les résultats suivants :

Grande circonférence horizontale.	500	millim.
Demi-circonférence transverse supérieure .	335	—
Demi-circonférence sagittale supérieure . .	340	—
Diamètre antéro-postérieur maximum . . .	175	—
Diamètre transverse maximum	145	—
Indice céphalique	85	

La peau du crâne rouge, comme amincie, présente quelques rares cheveux. Les veines sous-cutanées du crâne sont généralement très saillantes, en particulier les temporales et les occipitales. Les veines du cou sont également gorgées de sang. La face est très amaigrie, les yeux sont refoulés en bas et la paupière inférieure recouvre la moitié inférieure de la cornée. L'enfant a par moments du strabisme convergent, le regard est vague, la rétine ne paraît pas impressionnée par la lumière, la cornée est sensible.

Le corps de l'enfant est très amaigri et ne présente pas un développement en rapport avec l'âge du sujet. Le tronc en opisthotonos forme un arc de cercle, en sorte que dans le décubitus dorsal, l'enfant repose seulement sur la tête et le sacrum ; le thorax et l'abdomen sont comme projetés en avant. Les bras sont portés en arrière, les coudes attenant au corps, les avant-bras en demi-flexion sur les bras. Les membres inférieurs sont en extension forcée ; mais la contracture des membres n'est pas constante et se laisse facilement vaincre.

Les fonctions digestives s'accomplissent normalement. L'enfant prend facilement le biberon, elle est même vorace. Dans l'intervalle des tétées, elle fait fréquemment des mouvements de succion. Elle pousse de temps en temps de petits cris plaintifs.

Le 31 août, on constate que le crâne est devenu asymétrique ; il s'est formé à gauche, au-dessous de la bosse pariétale, au niveau de la fontanelle astérique, une saillie arrondie, molle, fluctuante. Les jours suivants une saillie analogue mais moins prononcée apparaît du côté droit. Il n'existe pas de souffle céphalique.

Le 7 septembre, les mensurations dénotent une augmentation de la capacité crânienne :

> Grande circonférence horizontale. . . . . 510 millim.
> Demi-circonférence transverse supérieure 340   —
> Demi-circonférence sagittale supérieure . 350   —
> Diamètre antéro-postérieur maximum . .   174   —
> Diamètre transverse maximum.   150   —
> Indice céphalique.   86

Une ponction lombaire est pratiquée : elle ne donne issue qu'à 7 à 8 centimètres cubes d'un liquide clair et citrin. Elle ne modifie en rien l'état de l'enfant.

Le 8. — L'enfant a de la diarrhée. Dans la nuit quelques convulsions qui se reproduisent dans les journées du 9 et du 10. La diarrhée continue. Le 11, les selles sont très abondantes et très liquides. En même temps le crâne diminue de volume, les fontanelles s'affaissent, les os chevauchent les uns sur les autres. L'enfant s'affaiblit, se refroidit en état comateux et succombe à 11 heures du soir, 4 mois après le début des premiers accidents convulsifs.

Autopsie. — Nous pratiquons en premier lieu l'ouverture du canal rachidien à la région lombaire, pour apprécier les rapports du liquide sous-arachnoïdien avec le liquide hydrocéphalique. L'incision des méninges rachidiennes ne donne issue qu'à quelques gouttes de liquide, malgré la position verticale donnée au sujet et la compression du crâne. Cette expérience rend compte de l'inefficacité de la ponction lombaire pratiquée pendant la vie : la suite de l'autopsie démontra la non-communication des cavités ventriculaires avec l'espace sous-arachnoïdien.

Ouverture de la boîte crânienne. La fontanelle antérieure est considérablement élargie ; les os du crâne sont très amincis. Les sinus, sinus longitudinal supérieur, sinus latéraux, sinus longitudinal inférieur, examinés dans le cours de l'autopsie, ne présentent aucune oblitération et ne contiennent pas de caillots. Le sinus droit ne présente également ni thrombose, ni oblitération ; la veine de Galien s'y ouvre par un large orifice.

Les hémisphères saillants et fluctuants sont ponctionnés. On retire 700 centimètres cubes d'un liquide clair et citrin, dont l'analyse a été donnée au chapitre II. Les ventricules latéraux sont considérablement dilatés dans tous leurs prolongements. La substance blanche des hémisphères est très atrophiée ; elle présente à peine une épaisseur de 1/2 centimètre. L'épendyme apparaît normal ; cependant au niveau du noyau caudé, la paroi ventriculaire présente des veinules dilatées et un petit semis granuleux qui donne à ce point un aspect chagriné. Les plexus choroïdes des ventricules latéraux forment une masse compacte où l'on ne peut plus distinguer ni vaisseaux sanguins, ni granulations : ils sont infiltrés, pâles, de couleur jaunâtre. Ramassés en cordes, ils présentent un épaississement noueux au carrefour des cornes occipitale et sphénoïdale (glomus). Ils sont adhérents à la paroi ventriculaire. Les résultats de leur examen microscopique ont été donnés plus haut (page 165).

Le 3e ventricule ne présente pas de dilatation. En soulevant le cervelet, et l'arachnoïde incisée, nous constatons qu'il ne s'écoule aucun liquide et le trou de Magendie ne paraît pas exister. Le 4e ventricule est normal.

Ces hydrocéphalies à début aigu ne sauraient être séparées des hydrocéphalies franchement aiguës à évolution rapide. Elles relèvent des mêmes causes, elles reconnaissent les mêmes conditions de développement avec une moindre acuité du processus morbide. Leur début en rapport avec la nature infectieuse de l'affection primitive est généralement moins aigu ; la tension et les battements des fontanelles peuvent précéder de quelques jours les accidents convulsifs ; mais ceux-ci viennent bientôt confirmer l'atteinte profonde du cerveau. La marche ultérieure de ces hydrocéphalies varie ; elle peut être subaiguë, évoluer en quelques mois, ou devenir franchement chronique et permettre une survie de plusieurs années.

Ces hydrocéphalies constituent en quelque sorte une forme de transition entre les hydrocéphalies aiguës proprement dites et les hydrocéphalies chroniques d'emblée, qui vont faire le sujet des chapitres suivants :

CHAPITRE IX

RACHITISME ET HYDROCÉPHALIE

Rapports du rachitisme et de l'hydrocéphalie. Existe-t-il une hydrocéphalie rachitique? Valeur de l'épanchement ventriculaire dans
le rachitisme céphalique.

Les hydrocéphalies chroniques qui se développent postérieurement à la naissance reconnaissent comme les hydrocéphalies aiguës des modes pathogéniques variés. Les
unes semblent relever d'une simple exagération morbide
de sécrétion du liquide ventriculaire, les autres sont sous
la dépendance de lésions manifestes des parois ventriculaires ou de tumeurs intra-crâniennes.

Dans le premier groupe on a fait entrer l'hydrocéphalie
du rachitisme dont je vais discuter la réalité, et ces formes
d'épanchements ventriculaires dénommés par Quincke:
méningite séreuse.

Les rapports du rachitisme et de l'hydrocéphalie ont été
diversement interprétés. Il existe incontestablement une
coïncidence fréquente des signes de rachitisme chez les
enfants atteints d'hydrocéphalie. Bourneville aurait constaté dans près de la moitié des cas d'hydrocéphalie qu'il a
observés des déformations rachitiques du thorax ou de la
colonne vertébrale. Mais la grande fréquence du rachitisme dans l'enfance fait qu'on ne peut de cette coïncidence

seule tirer aucune conclusion relative à l'influence étiologique de cette maladie sur l'hydrocéphalie.

Certains auteurs la nient complètement. Pour West « les altérations rachitiques existantes chez les hydrocéphales sont relativement légères et ne précèdent pas, mais suivent le développement de la cavité crânienne. Non seulement l'hydrocéphalie existe dans une grande quantité de cas exempte de tout signe de rachitis, mais encore les spécimens de rachitis ne sont pas habituellement accompagnés d'hydrocéphalie » (1).

Par contre Baginsky (2) admet que l'hydrocéphalie peut être une conséquence du rachitisme. A la réunion des naturalistes allemands à Lubeck (1895), Pott cite comme cause d'hydrocéphalie le rachitisme à côté de la tuberculose et de la syphilis, et Steffen (3) interprète ainsi qu'il suit son influence pathogénique : « L'augmentation de la quantité d'eau dans l'ensemble de l'organisme, les phénomènes de transsudation favorisés par l'altération du sang, la grande flexibilité des os résultat des troubles nutritifs, l'augmentation de l'énergie du cœur sont autant de causes qui peuvent produire aisément l'augmentation du liquide cérébro-spinal au-dessus de la normale et la dilatation des os du crâne. » En France Comby (4) admet cette opinion sous une forme atténuée : « La tête de la plupart des rachitiques, écrit-il, paraît augmentée de volume, les bosses frontales et pariétales sont plus saillantes, la fontanelle antérieure est largement ouverte, il semble que la masse

---

(1) WEST, *Leçons sur les maladies des enfants*.
(2) BAGINSKY, *Traité des maladies des enfants*. Trad. GUINON et ROMNE.
(3) STEFFEN, *Gerhardt's Handbuch der Kinderkrankheiten*. Bd V, 1. 1880.
(4) COMBY, *Le rachitisme*. Bibliot. Charcot-Debove.

encéphalique soit plus volumineuse qu'à l'état physiologique, comme s'il existait un certain degré d'hydrocéphalie.
Pour moi cette hydrocéphalie relative n'est pas douteuse
dans les cas où la fontanelle antérieure est bombée, ani-
mée de battements énergiques avec souffle systolique dans
l'auscultation directe. »

On a invoqué en témoignage d'une hydrocéphalie d'origine rachitique certains caractères du crâne rachitique.
Depuis longtemps l'*apparente* grosseur du crâne chez les
rachitiques avait frappé les observateurs. Dès 1651, Glisson
l'avait notée, et l'hypertrophie du crâne rachitique a été
admise par presque tous les auteurs modernes : Giraldès,
Bouvier sont catégoriques à cet égard. Steiner (1) cependant fait déjà une restriction à ce sujet : « Tantôt, dit-il,
le volume est absolument grand, tantôt il paraît simplement plus gros, comparé à la diminution de la taille et de
la face. » Beylard (2), plus tard, dans son importante thèse,
« n'a pas trouvé chez les enfants rachitiques que le crâne
fût relativement plus volumineux que chez les autres enfants de même âge ». De même Le Courtois (3) constate
que l'augmentation du crâne n'est pas commune chez les
rachitiques. Les mensurations doivent fournir la meilleure
solution à la question : or les recherches de Regnault (4)
lui ont fait constater que chez les rachitiques, la circonférence horizontale de la tête n'est pas supérieure à celle des
enfants non rachitiques. Si le crâne semble beaucoup plus

(1) STEINER, *Compendium des maladies des enfants.*
(2) BEYLARD, *Du Rachitis, de la fragilité des os, de l'ostéomalacie.* Thèse
de Paris, 1852.
(3) LE COURTOIS, *Bulletin d'anthropologie de Paris,* 1872.
(4) REGNAULT, *Des altérations crâniennes dans le rachitisme.* Thèse de
Paris, 1888.

grand chez les rachitiques, dit enfin Marfan (1), c'est
d'abord par contraste avec le reste du corps dont le développement s'arrête, et avec la face qui semble rapetissée
par le rachitisme ; c'est aussi en raison de la projection du
frontal en avant (front large, bombé, presque carré, front
olympien) et aussi en raison de l'élargissement du crâne ;
la tête brachycéphale a la forme carrée.

J'admets que dans la grande majorité des cas le volume
du crâne des rachitiques n'est pas supérieur à la normale.
Dès lors, d'une manière générale, l'argument tiré des dimensions de la tête tombe devant le résultat de l'observation précise, et l'augmentation légère du liquide cérébro-
spinal, qu'on a pu constater dans quelques-uns de ces cas,
ne suffit pas à constituer une forme clinique d'hydrocéphalie. Mais exceptionnellement la tête des rachitiques peut
présenter un volume bien supérieur à la normale, et c'est
pour ces cas que se pose réellement la question d'une hydrocéphalie rachitique.

L'augmentation du volume de la tête chez quelques malades relève de cette affection rare, dont on doit la connaissance à Laennec, l'hypertrophie du cerveau, en relation
elle-même avec le rachitisme. L'existence habituelle de
quelques troubles cérébraux dans cette affection fait volontiers penser à une hydrocéphalie chronique ; souvent
l'autopsie seule a démontré l'erreur. Mais dans quelques faits il me paraît très probable qu'une augmentation
notable de liquide cérébro-spinal a dû contribuer pour sa
part au développement de la boîte crânienne. Dans l'ob-

____

(1) Marfan, in *Traité de médecine et de thérapeutique*, 1897. Art. Rachitisme.

servation suivante, relative à un enfant rachitique (1) au plus haut point, il me paraît difficile de ne pas admettre qu'il ait existé, au moins à une certaine période, un certain degré d'épanchement intra-crânien.

OBSERVATION VI. — *Rachitisme céphalique avec macrocéphalie.*

Cet enfant, Ar..., né en août 1885, est âgé actuellement de 11 ans et demi.

Antécédents héréditaires. — Le père de l'enfant est bien portant ; il ne s'est jamais adonné à l'alcoolisme. Son père et sa mère sont morts tous deux très âgés. Il a deux frères bien portants.

La mère de l'enfant, de bonne santé, est fille unique. Son père est mort à 40 ans, d'une dissolution de sang (?). Sa mère est morte à 30 ans.

Du mariage sont nés : 1° une fille actuellement âgée de 13 ans, bien portante ; 2° un garçon, notre malade, né en 1885 ; 3° une fille qui a 3 ans. Pas de fausse couche.

Pendant la grossesse rien à signaler.

Antécédents personnels. — L'enfant est né à terme, un peu petit, mais bien en chair et bien conformé. La tête était normale. Il fut donné à une nourrice âgée de 40 ans, qui l'allaita hors de la maison. A 2 mois, apparut la croûte de lait qui s'étendit sur toute la face, sans gagner la tête, et qui suintait beaucoup ; cet *eczéma* dura environ 6 mois. A 3 mois l'enfant fut atteint d'une inflammation des bourses qui devinrent énormes et s'accompagna de forte fièvre. Le médecin prononça le mot d'*orchite* et l'on parla même d'opération ; mais au bout de 15 jours ces symptômes se dissipèrent. Ils furent suivis de *troubles digestifs*, vomissements et diarrhée, qui persistèrent durant deux mois et ne s'amendèrent qu'après un changement de nourrice.

C'est à la suite de ces états infectieux complexes et l'eczéma persistant encore que la tête commença à grossir vers l'âge de 5 à 6 mois. Ce développement se fit progressivement sans crises convul-

(1) C'est à mon collègue M. le prof. Laget que je dois d'avoir pu examiner à fond cet enfant d'une famille de sa clientèle ; je l'en remercie sincèrement.

sives à aucun moment, et la tête augmentait de volume tandis que
le corps maigrissait ; le médecin parla d'hydrocéphalie. A 12-15 mois
la tête était très grosse, l'enfant ne pouvait la porter et la tenait

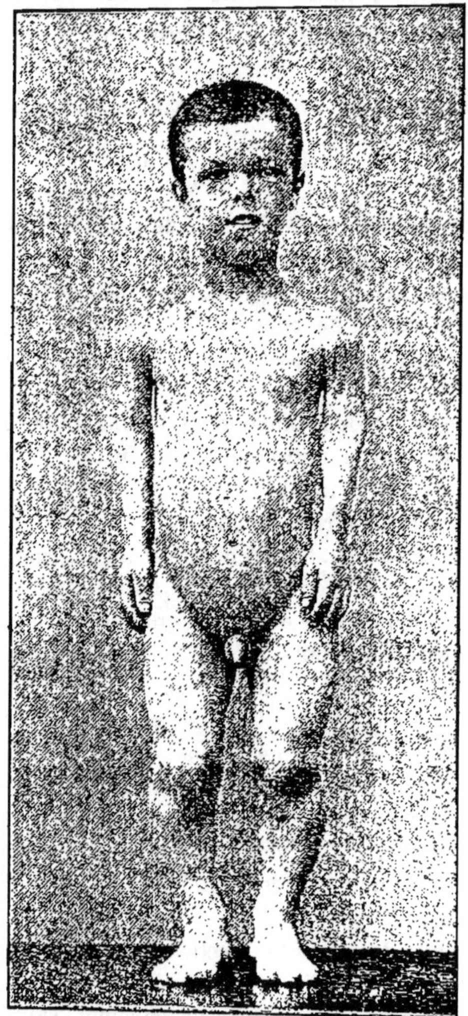

FIGURE X. — Rachitisme céphalique. — Ar..., 12 ans (obs. VI).

Cet enfant a la taille d'un enfant de sept ans. Cette petite taille qui contraste avec le volume exagéré de la tête est due surtout au rachitisme
des membres inférieurs.

toujours appuyée sur l'oreiller. En même temps il était toujours en
état fiévreux.

On conduisit le petit malade à la campagne. Son état général s'a-
méliora, mais la tête resta grosse et proportionnellement beaucoup
plus grosse que maintenant, dit la mère, car depuis cette époque
elle a peu augmenté de volume et sa disproportion avec le corps, qui
s'est développé, est moins marquée que dans la première enfance.
On ne peut avoir de renseignements nets sur le début précis des
malformations rachitiques des membres que nous constatons aujourd'hui. La dentition a été très retardée. La fontanelle antérieure

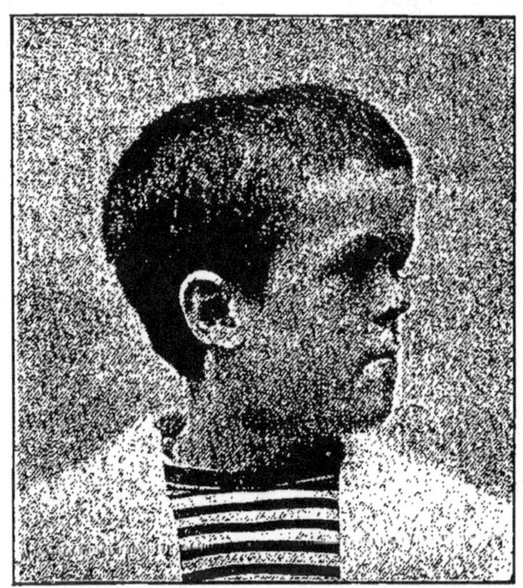

FIGURE XI. — Ar..., 12 ans (obs. VI).
Cette figure met en relief le développement excessif du segment antérieur
de la tête, le segment postérieur étant à peu près normal.

ne serait fermée que depuis 2 ans. Elle aurait donc persisté jusqu'à
l'âge de 9 ans. Le retard dans le développement intellectuel a été peu
marqué.

Etat actuel (février 1897). — On remarque d'emblée l'aspect général de l'enfant qui se présente avec une grosse tête, le buste long
et les jambes très courtes. La taille de l'enfant, actuellement âgé de
11 ans 1/2, est de 1 mètre 16, c'est-à-dire à peu près la taille d'un enfant de 8 à 9 ans.

La tête apparaît volumineuse. Ce qui frappe le plus c'est le développement de la partie antérieure du crâne très élargie, ainsi que le montrent les mensurations, et surplombant la face par ses bosses frontales très saillantes, tandis que le crâne occipito-pariétal ne paraît pas développé outre mesure. En arrière du frontal on sent encore la dépression correspondant à la fontanelle.

Mensurations du crâne :

Circonférence horizontale (par la ligne sus-orbitaire), ...	562	millim.
Circonférence horizontale (au niveau des bosses frontales).	567	—
Le plan auriculo-bregmatique divise la circonférence horizontale en deux parties sensiblement égales :		
pour le crâne antérieur.	280	—
pour le crâne postérieur.	282	—
Demi - circonférence transverse supérieure	362	—
Demi-circonférence antéro-supérieure . .	370	—
Diamètre antéro-postérieur (de la glabelle au point occipital maximum).	181	—
Diamètre antéro-postérieur maximum, pris des bosses frontales.	188	—
Diamètre transverse maximum (au niveau du [frontal).	162	—
Indice céphalique	89,5	

La face est haute, la racine du nez enfoncée, bouche constamment ouverte, lèvre supérieure en circonflexe : facies adénoïdien. Palais en ogive très aiguë. La dentition est irrégulière. Au maxillaire supérieur les deux incisives latérales sont atrophiées. La première grosse molaire droite montre à peine ses cuspides hors de la gencive. Au maxillaire inférieur, les deux canines émergent à peine ; la petite molaire droite est tombée. Les oreilles ne présentent pas de malformations. L'enfant ronfle la nuit. Il est dur d'oreille. Le voile du palais présente une convexité antérieure. L'examen digital fait constater nettement l'existence de tumeurs adénoïdes.

Le tronc de l'enfant est relativement long. Le thorax ne présente pas de caractère rachitique net. Il n'y a pas trace de chapelet costal.

Les côtes inférieures sont attirées un peu en dedans comme chez les adénoïdiens.

Les membres supérieurs ont des courbures et nouures rachitiques. Courbures de la clavicule exagérée. Courbures très marquées des humérus et des avant-bras. Poignets fortement noués. Les doigts sont très courts, sensiblement plus courts que le métacarpe ; ils ont leurs proportions relatives normales.

Les membres inférieurs sont rachitiques à un degré extrême. En-sellure lombaire très marquée avec ventre saillant et fesses proémi-nentes, mais pas de luxation congénitale de la hanche. La marche se fait bien. Les fémurs présentent une convexité antérieure exces-sive. Les tibias sont fortement incurvés immédiatement au-dessous des genoux avec convexité externe ; aussi les jambes sont extrême-ment courtes. Les malléoles sont relativement peu augmentées de volume.

Les facultés intellectuelles sont à peu près normales. L'enfant a appris à lire ; il lisait très bien à 6 ans. Il va bien pour le français. Le calcul est sa partie faible. La mémoire est mauvaise ; il apprend difficilement et oublie facilement. En somme il suit sa classe, mais l'étude le fatigue si elle exige une attention un peu prolongée. L'en-fant est très musicien et retient les airs très facilement.

Il a quelquefois des crises d'apparence syncopale. Tout d'un coup il a mal au cœur ; il devient pâle, il est près de perdre connaissance ; cela se dissipe en trois ou quatre minutes. Ces temps-ci il présente des crises différentes ; il se sent pris de tournements de tête, puis il se congestionne, la face, le blanc des yeux même deviennent rouges, l'enfant conserve quelque temps de grandes douleurs de tête.

Quelle qu'ait été la nature des lésions dans le premier âge chez cet enfant, il faut bien reconnaître qu'aujour-d'hui la forme générale du crâne malgré son volume se rapproche beaucoup de celle du crâne rachitique : c'est surtout le crâne antérieur qui est développé, le front sail-lant très élargi, vrai front olympien, alors que les yeux ne sont nullement abaissés ni saillants. Le crâne occipito-pariétal est loin d'être également hypertrophié. Au lieu du développement globuleux à peu près égal dans tous les sens du crâne hydrocéphale, il existe donc surtout une hypertrophie partielle antérieure, qui témoigne du rôle du rachitisme dans l'augmentation du volume de la tête.

Les faits de cette nature demandent à être interprétés. Le rachitisme ne peut être considéré simplement comme une maladie des os. De par sa pathogénie il atteint la nutrition générale, altérant surtout les tissus et les organes en voie de développement. Le système osseux, en raison de la longue durée de sa période de développement, est le plus constamment lésé. Mais si le rachitisme est précoce, comme dans le fait ci-dessus, il peut déterminer du côté du cerveau des troubles de nutrition d'autant plus marqués que le développement de cet organe est encore moins avancé. La grosse tête de certains rachitiques tient vraisemblablement à des lésions multiples ; épaississement des parois du crâne, hypertrophie de la substance cérébrale, exsudation anormale du liquide cérébro-spinal. Il paraît y avoir dans ces faits un trouble général de nutrition de l'extrémité céphalique, dont tous les tissus contenant et contenu sont encore en voie de développement. Reconnaître quelle part revient à l'hypertrophie du cerveau ou à l'hydrocéphalie dans l'augmentation de la tête, est souvent impossible. La saillie de la fontanelle coïncidant avec la dilatation considérable du crâne doit faire admettre que parfois l'épanchement hydrocéphalique est assez abondant. Mais même dans ces cas il ne constitue pas toute la lésion ; il peut même vraisemblablement se résorber à une certaine période ; il n'est en tout cas qu'un élément dans l'ensemble des troubles de la nutrition cérébrale.

En résumé ces faits n'évoluent pas comme formes cliniques pures d'hydrocéphalie. En raison de la complexité des lésions, la dénomination de *rachitisme céphalique* leur convient bien mieux que celle d'hydrocéphalie rachitique ; du moins cette dernière expression ne doit être employée qu'avec cette réserve qu'elle indique simplement une certaine prédominance de l'épanchement dans l'ensemble des lésions, et non point qu'elle implique l'existence d'un épanchement primitif qui tiendrait sous sa dépendance exclusive et l'augmentation de volume et les déformations du crâne.

CHAPITRE X

MÉNINGITE SÉREUSE

Exposé et discussion des idées de Quincke. — Réalité de la méningite séreuse aiguë comme origine de l'hydrocéphalie. Le rôle de la méningite séreuse chronique est moins démontré.

Dans les hydrocéphalies postérieures à la naissance, à côté des faits où, d'après les résultats nécropsiques, l'épanchement ventriculaire apparaît comme un phénomène secondaire à des lésions organiques manifestes, il en est d'autres pour lesquels en l'absence de lésions, l'interprétation pathogénique de l'épanchement reste entourée d'obscurité. Ce sont ces dernières formes que Quincke (1) considère comme *hydrocéphalies primitives*, ou plutôt comme des *méningites séreuses produisant l'hydrocéphalie* aussi bien chez les adultes que chez les enfants. D'après leur évolution il groupe ces faits en plusieurs classes : I. Méningite séreuse à début aigu : 1° à marche aiguë ; 2° à marche chronique. — II. Méningite séreuse chronique : 1° à marche chronique progressive ; 2° à exacerbations aiguës.

Après avoir relaté un certain nombre d'observations, Quincke donne de la méningite séreuse une description clinique synthétique :

(1) QUINCKE, Meningitis serosa. *Sammlung klinisch. Vorträge*, n° 67, 1893.

I. — La méningite séreuse à début aigu peut s'établir aussi soudainement qu'une méningite purulente ; plus fréquemment le début en est lent et traîne pendant plusieurs jours. Sa marche ressemble plutôt à celle de la méningite tuberculeuse. La fièvre manque complètement ou est peu élevée, dépassant rarement 39°. Les douleurs de tête, la rigidité de la nuque sont habituelles. Les troubles de conscience se montrent dès les premiers jours de la maladie ; dans les cas à issue fatale il existe un état de somnolence profonde, alternant avec l'agitation et le délire. Il n'est pas rare d'observer une hyperesthésie plus ou moins étendue. On constate souvent des parésies locales et passagères, à la face, dans les muscles des yeux. Les convulsions, plus rares que les paralysies, sont généralisées ou localisées. Les vomissements sont assez fréquents. Les pupilles réagissent lentement et sont souvent asymétriques. Un symptôme habituel, sinon constant, est la névrite optique par étranglement. Elle apparaît généralement au bout de quelques semaines ; elle peut guérir complètement ou aboutir à l'atrophie papillaire et à l'amblyopie. La névrite optique pourrait être l'unique symptôme de la méningite séreuse.

Un caractère important de l'affection, c'est que l'intensité des symptômes (y compris la névrite optique) subit fréquemment de grandes oscillations d'un jour à l'autre avec prédominance de tel ou tel autre symptôme. La maladie aboutit en un ou quelques mois à la guérison ou à la mort. Dans un certain nombre de cas, chez les enfants surtout, la mort peut survenir en quelques jours par compression cérébrale aiguë.

II. — La méningite séreuse chronique présente tantôt une évolution progressive, tantôt des rémissions et des exacerbations.

La forme grave des cas de ce groupe a une évolution clinique très analogue à celle des tumeurs du cerveau, présentant comme celle-ci des symptômes de compression cérébrale. Sa durée peut être courte, quelquefois par contre se prolonger durant des années.

Dans sa forme légère, la méningite séreuse présente des symptômes très vagues et inconstants : douleurs de tête, sensations vertigineuses, anomalies de caractère, qui ne peuvent se différencier des troubles fonctionnels analogues des affections neurasthéniques ; mais il se produit souvent des exacerbations aiguës. Bien plus, la généralité des cas aigus de méningite séreuse ne serait en réalité que des exacerbations d'une hydrocéphalie chronique.

La méningite séreuse est surtout une maladie du premier âge ; mais elle se produit aussi chez les enfants plus âgés et chez les adultes jusqu'à 30 ans. Plus jeune est l'individu, plus fréquente est la forme aiguë ; à un âge plus avancé on observe plutôt la forme chronique avec exacerbations. Quincke reconnaît comme causes de méningite séreuse : les traumatismes de la tête, les efforts intellectuels soutenus, l'influence de l'alcoolisme aigu ou chronique, les affections fébriles aiguës comme la fièvre typhoïde, la pneumonie.

La pathogénie de la méningite séreuse est très spéciale. D'une manière générale l'augmentation pathologique du liquide cérébro-spinal peut relever de trois modes pathogéniques différents : 1° stase vasculaire, 2° stase lymphatique, 3° processus inflammatoire. Dans cette dernière classe, c'est-à-dire dans les épanchements d'origine inflammatoire, on doit d'après leur siège et leur mode de production distinguer nettement les méningites corticales et les méningites ventriculaires. Dans les premières l'épanchement est généralement trouble ou tout à fait purulent et relève d'affections microbiennes ; ce sont elles que l'on désigne généralement par le terme de méningite. Par contre les exsudations inflammatoires séreuses se produisent de préférence dans les cavités ventriculaires qui déjà à l'état normal sont le siège d'une active sécrétion ; ce sont elles qui constituent surtout la méningite séreuse qui, dans la généralité des cas, ne relève pas d'affections microbiennes. On peut les rapprocher de ces épanchements inflammatoires qui se produisent dans les cavités articulaires au cours des urticaires et des œdèmes aigus angioneurotiques de la peau.

Telles sont exposées aussi fidèlement que possible les idées de Quincke sur cette entité morbide à laquelle il a donné le nom de méningite séreuse.

Les faits assez disparates que Quincke apporte pour la démonstration de la méningite séreuse sont loin d'être tous également probants. Dans un certain nombre de cas suivis de guérison, sans vérification anatomique par conséquent, le diagnostic parut confirmé par le résultat de la ponction lombaire, donnant un écoulement de 15 à 50 centimètres cubes de liquide sous une pression de 150 à 700 millimètres d'eau. Dans quelques cas terminés par la mort, l'autopsie fit constater des lésions tuberculeuses dans les organes. Dans d'autres faits (fièvre typhoïde probable, suppurations multiples) l'épendyme fut trouvé granuleux. Deux observations relatées comme méningite séreuse chez les nouveau-nés, sont vraisemblablement deux cas d'hydrocéphalie congénitale, l'un avec spina bifida, l'autre avec période latente prolongée.

Cette conception de Quincke d'une méningite séreuse (1) mérite néanmoins d'être adoptée en tant qu'elle désigne un processus exsudatif simple, à opposer aux processus inflammatoires des méningites fibrineuse et purulente. Mais il convient de lui laisser une signification bien définie et de ne pas exagérer son importance pathologique. On ne doit pas dénommer méningites séreuses simples les exsudations qui accompagnent des lésions inflammatoires ou tuberculeuses. D'autre part, lorsque l'exsudation séreuse apparaît comme seul processus anatomique, il ne faut pas toujours lui attribuer l'ensemble des symptômes observés : dans les encéphalopathies aiguës qui compliquent les maladies infectieuses par exemple, l'action des toxines morbides a vraisemblablement plus de valeur encore que la pression du liquide exsudé ; c'est surtout dans la période subaiguë suivante que celle-ci peut prendre de l'importance.

De fait dans la classe des méningites séreuses, les formes aiguës sont certainement les moins contestables. Elles aboutissent à cette forme des hydrocéphalies aiguës ou subaiguës dans laquelle l'épanchement ventriculaire est

(1) Malgré l'absence de lésions qui justifient cette dénomination de *méningite*, l'expression de méningite séreuse est suffisamment consacrée pour être conservée.

clair et limpide. Elles se démontrent cliniquement chez les jeunes enfants à crâne ouvert par la dilatation même du crâne. Chez les enfants plus âgés à crâne fermé elles peuvent être quelquefois décelées par la ponction lombaire. La réalité de cette méningite séreuse apparaît nettement dans le fait qui fait l'objet de mon observation V, où en dehors de toutes lésions inflammatoires, les plexus choroïdes purent être reconnus comme l'origine de l'exsudation liquide, ainsi qu'il ressort de l'examen anatomique rapporté plus haut (chap. VIII).

Pour ce qui concerne les méningites séreuses chroniques, sans contester leur existence même, je considère que leur valeur dans la genèse des hydrocéphalies proprement dites est moins démontrée. Je ne puis mieux faire que de résumer ici quelques-unes des observations de Quincke. Je choisis dans le nombre celles où l'existence d'une hydrocéphalie n'est pas discutable.

Il s'agit (obs. 13ᵉ du mémoire de **Quincke**) d'un garçon de 12 ans *qui avait toujours eu la tête un peu grosse* et avait toujours souffert de douleurs de tête. A l'âge de 5 ans il était tombé dans un escalier sur le front ; à 9 ans il avait reçu un coup de pierre avec plaie à l'occiput, mais il s'était normalement développé tant au physique qu'au moral. Au commencement de 1888, dans sa 13ᵉ année, les douleurs de tête devinrent plus violentes, principalement après le travail intellectuel. Au printemps des vomissements se produisirent fréquemment. Au moment de son admission en mai 1888, le crâne volumineux et sensible à la pression mesurait 59 centimètres de circonférence. Les douleurs de tête sont particulièrement fortes dans la région occipitale. Intelligence libre, démarche incertaine, un peu de raideur de la nuque. Début de névrite par étranglement des deux côtés. Ponctions répétées du ventricule latéral. D'autres traitements (iodure de potassium, sangsues, révulsifs) ne donnent qu'une amélioration passagère. Le malade meurt le 13 août 1888 avec les manifestations d'une compression cérébrale progressive.

L'*autopsie* fit constater une hydrocéphalie considérable avec 600 à 800 centimètres cubes de liquide.

L'observation 9ᵉ de **Quincke** concerne un enfant de 8 ans 1/2. Lorsqu'à 5 ans il commença à apprendre à écrire, on remarqua un peu de tremblement du bras Le caractère de l'enfant était singulier. *La tête avait toujours été un peu forte.* Deux ans auparavant avaient apparu des douleurs de tête et depuis lors la tête se développait beaucoup plus que le reste du corps. Depuis cette époque, se produisaient parfois des vomissements, puis survint du strabisme et dans les derniers temps un affaiblissement de la mémoire.

A son entrée (31 août 1892) cet enfant gros et gras présente un crâne volumineux : circonférence horizontale : 60 centimètres, — de la protubérance occipitale à la racine du nez : 41 centimètres, — d'un conduit auditif à l'autre par le vertex : 36,5. Fontanelles fermées ; intelligence bien développée ; parole distincte mais très lente. Pas d'étranglement papillaire. Il n'existe pas de paralysies, mais les mouvements des mains s'accompagnent de tremblement au point qu'il ne peut manger seul. Il ne lui est également pas possible de s'asseoir ni de se lever seul. Il ne peut marcher que soutenu sous les bras.

Les ponctions lombaires 3 fois pratiquées font constater une élévation de pression de 230 à 720 millimètres ; le liquide est clair, d'une densité de 1008, avec 1/2 p. 1000 d'albumine. On pratiqua à deux reprises l'incision de la dure-mère au niveau de l'espace inter-articulaire, un gonflement des parties molles durant deux à trois jours fit supposer un écoulement du liquide du sac arachnoïdien dans le tissu conjonctif intra-musculaire.

Après les ponctions on constate pendant quelque temps une amélioration dans les mouvements des extrémités.

Le 30 septembre l'enfant quitte la clinique dans le même état. Au commencement de l'année suivante il s'améliora légèrement, et dans l'été de 1892 il marchait avec des béquilles.

Dans l'observation 12ᵉ de **Quincke**, il s'agit d'une fillette de 9 ans ; *dès la naissance sa tête avait paru un peu grosse.* Santé générale bonne.

Le 1er février 1891, elle tombe sur la glace frappant de l'occiput
et reste plusieurs minutes sans connaissance. Depuis elle se plaint
de douleurs dans la région occipitale, qui d'abord légères se présentent ensuite par crises violentes pendant lesquelles la malade pâ-
lit, crie, vomit et se raidit fortement en arrière. Puis surviennent
des troubles de la vue qui augmentent rapidement.

A son admission (1er septembre) la tête mesure 54 centimètres de
circonférence. La vue est considérablement diminuée ; les pupilles
modérément dilatées réagissent faiblement. L'ophtalmoscope fait
constater une atrophie papillaire des deux côtés.

Le 2 septembre, ponction lombaire : pression 320 millimètres. Incision de la dure-mère ; écoulement de 26 centimètres cubes de sérosité claire (densité 1008, 3/4 p. 1000 d'albumine). Le 12 septembre
2e ponction lombaire. Pression 150 millimètres. Les ponctions n'a-
mènent aucune amélioration. Les douleurs occipitales sont toujours
fréquentes surtout la nuit. La vue paraît encore avoir diminué.

En octobre 1892, d'après les renseignements des parents, les douleurs de tête ont disparu, l'enfant suit l'école ; mais en ce qui concerne la vision elle distingue seulement la clarté de l'obscurité.

Après la lecture de ces observations, dont les deux dernières n'ont pas de contrôle anatomique, on peut légiti-
mement se demander s'il ne s'agit pas dans ces cas d'hydrocéphalies congénitales latentes, dont le développement
a été activé par des influences accidentelles. La réalité
d'une méningite séreuse chronique primitive ne ressort
pas absolument indiscutable de l'analyse de ces faits.

De toutes les hydrocéphalies, l'hydrocéphalie par méningite séreuse serait pour Quincke celle dont le pronostic est le moins fatalement mortel ; elle pourrait d'après
cet auteur aboutir à la guérison par la cessation de l'exsudation, ou à une compensation complète ou incomplète
par la dilatation des voies d'écoulement.

La question doit rester, ce nous semble, encore à l'étude,

CHAPITRE XI

HYDROCÉPHALIES CHRONIQUES SYMPTOMATIQUES

MÉNINGITES VENTRICULAIRES ET ÉPENDYMITES CHRONIQUES.— Fréquence des lésions de l'épendyme dans l'hydrocéphalie.

SCLÉROSE CÉRÉBRALE ET HYDROCÉPHALIE.— La polyencéphalite ventriculaire est l'origine probable de ces lésions associées. — Hémiplégie spasmodique et hydrocéphalie.

HYDROCÉPHALIE SYMPTOMATIQUE DES TUMEURS CÉRÉBRALES.— La nature de la tumeur varie. — Importance du siège de la tumeur. Les tumeurs du cervelet et de la loge cérébelleuse. — Ces hydrocéphalies sont le type des hydrocéphalies par stase veineuse.— Evolution clinique en deux temps : 1º période pré-hydrocéphalique, 2º période hydrocéphalique proprement dite. Caractères cliniques spéciaux.

MÉNINGITES VENTRICULAIRES ET ÉPENDYMITES CHRONIQUES.

Il est un certain nombre d'hydrocéphalies secondaires qui dépendent de lésions ventriculaires chroniques portant sur les méninges ou les parois des ventricules ou sur les deux simultanément. Nous avons peu de données sur l'existence des méningites ventriculaires chroniques, sur leur étiologie, sur leur rôle possible dans la genèse d'une hydrocéphalie ; mais on prévoit que celle-ci puisse être dans ces cas la conséquence de l'atteinte des plexus choroïdes.

Par contre, les lésions de l'épendyme ont été fréquemment signalées dans l'hydrocéphalie et à juste titre considérées comme la cause de l'épanchement ventriculaire. Un certain nombre d'auteurs déjà anciens, Rokitansky (1), Vrolik (2), plus tard West (3), avaient reconnu que dans un grand nombre de cas l'hydrocéphalie « n'est pas une simple hydropisie passive, ni simplement une conséquence de l'arrêt du développement du cerveau, mais qu'elle est le résultat d'une sorte d'inflammation lente de la membrane qui tapisse les ventricules, inflammation qui peut avoir existé pendant la vie fœtale ou peut n'avoir atteint l'enfant qu'après la naissance ». Pour West même l'inflammation de la membrane ventriculaire serait de beaucoup la cause la plus fréquente de l'hydrocéphalie chronique. Cette opinion est excessive : dans un assez grand nombre de cas d'hydrocéphalie, l'épendyme ne présente aucune lésion appréciable.

Ces lésions de la membrane ventriculaire se présentent dans les constatations anatomiques sous des apparences très différentes. Tantôt l'épendyme est vascularisé, opaque ou légèrement épaissi, rugueux, granuleux et comme chagriné. Quelques auteurs ont pu admettre qu'il s'agissait de lésions secondaires à l'épanchement. L'absence de ces lésions dans un grand nombre d'hydrocéphalies chroniques à grand épanchement doit faire rejeter cette opinion. Dans d'autres cas l'épaississement beaucoup plus marqué transforme l'épendyme en une membrane dense et parcheminée qu'il est possible de décoller et de décortiquer

(1) Rokitansky, *Pathologische Anatomie*, vol. II, p. 751.

(2) Vrolik, *Hanbock der les Zieledundige out leedkunde*, Amsterdam, 1840.

(3) West, *Leçons sur les maladies des enfants*, 2ᵉ édition française, 1881.

en quelque sorte. Dans un dernier ordre de faits, il existe
sur les parois ventriculaires une véritable fausse membrane surajoutée, dont on peut voir quelquefois des lambeaux flotter dans les cavités ventriculaires ; dans quelques
cas s'étendant sur le trou de Monro, elle interrompt la communication entre les deux ventricules du cerveau comme
dans le dessin du professeur Vrolik (1) du cerveau d'un
jeune homme qui mourut à 20 ans d'hydrocéphalie.

Voici sommairement résumés quelques faits où ces
lésions épendymaires étaient portées à un très haut degré.

Dans une observation de **Gaucher** (2) il s'agit d'un bel enfant âgé
de 2 ans, bien constitué, ne présentant pas la moindre déformation
rachitique. La maladie a débuté à l'âge de 5 mois. Depuis cette époque l'enfant est sujet à de fréquentes attaques de convulsions. La
tête est très volumineuse et asymétrique.

A l'*autopsie* on retire par ponction 1 litre environ d'un liquide in-
colore, clair comme de l'eau de roche. Les cavités cérébrales sont
énormément dilatées. La membrane ventriculaire est *épaisse comme un
parchemin* et *chagrinée* ; il est possible de la décoller avec les doigts,
et de décortiquer en quelque sorte la surface interne des cavités cérébrales.

Dans le fait suivant de **Rilliet** (3), à évolution relativement rapide,
l'hydrocéphalie, en raison vraisemblablement de l'âge de l'enfant,
ne détermina pas de dilatation crânienne.

Une jeune fille de 10 ans 1/2, intelligente et bien développée, est
prise subitement d'une vive céphalalgie, accompagnée de vomissements, de crainte du bruit et de la lumière. Au bout de 4 jours survient une violente attaque de convulsions générales. Le 7e jour
l'ouïe est dure. Depuis lors la céphalalgie et les vomissements et

____

(1) VROLIK, *Traité de l'hydrocéphalie interne*, Amsterdam, 1840.
(2) GAUCHER, *Société anatomique*, 1879.
(3) RILLIET, De l'inflammation limitée à la membrane séreuse ventriculaire et sur sa terminaison par une hydrocéphalie chronique. *Arch. gén. de
médecine*, 1847.

surtout les convulsions continuent. Le 18ᵉ jour le pouls est irrégulier et ralenti. Le 21ᵉ jour la surdité est complète. Le 52ᵉ jour seulement, l'intelligence commence à décroître, les convulsions s'éloignent. Le 63ᵉ jour les selles sont involontaires. Le 68ᵉ jour l'idiotisme est presque complet. Le 78ᵉ jour il y a une diminution de force du côté droit. A la fin du 3ᵉ mois, les convulsions ont disparu. Huit jours plus tard les vomissements se montrent de nouveau avec des crises convulsives intermittentes ; une dernière attaque occasionne la mort. La maladie avait duré en tout quatre mois.

A l'*autopsie*, les os du crâne sont minces et les sutures ne sont plus jointes à aucun endroit ; méninges à la convexité et à la base, normales. Après section de la superficie du cerveau qui présente une épaisseur de 1 centimètre 1/2, on voit saillir la membrane ventriculaire. Une ponction donne issue à une sérosité parfaitement limpide dont la quantité s'élève à plus de 10 onces ; ce liquide est fortement albumineux. Les ventricules largement ouverts, la membrane ventriculaire dans toute son étendue présente un aspect gélatineux. Elle a 1/2 millimètre d'épaisseur, sa consistance est augmentée et, après section, on peut la détacher de la substance cérébrale en lambeaux assez longs et résistants. L'aspect et l'épaisseur de la séreuse ventriculaire indiquent certainement que c'est à une fausse membrane qu'elle doit son altération.

En aucun point de l'encéphale on ne trouve de tubercules ni de granulations tuberculeuses.

Rilliet termine son mémoire par les conclusions suivantes : 1° La membrane qui tapisse les ventricules peut être enflammée sans que l'arachnoïde et la pie-mère périphériques participent à cette inflammation. 2° Cette méningite est caractérisée par de la céphalalgie, des vomissements, de la constipation, une fièvre assez intense, puis par des convulsions répétées sans altération de l'intelligence. 3° La phlegmasie peut se terminer par une hydrocéphalie chronique : la déchéance de l'intelligence et plus tard l'idiotisme, en sont les symptômes. 4° Dans cette forme d'hydrocéphalie, le liquide épanché est fortement albumineux.

Anton (1) relate longuement un fait où les lésions ventriculaires étaient très prononcées. Il s'agit d'une fille de 9 ans, qui avait déjà la tête grosse à la naissance et ne put jamais apprendre à marcher et très peu à parler. A son entrée à l'hôpital, le 28 mars 1886, la circonférence de la tête mesurait 67 centim. 3 ; le diamètre bi-pariétal 19,5 ; le diamètre occipito-frontal 22,5 ; les membres supérieur et inférieur droits étaient contracturés. Intelligence très obtuse ; amaigrissement général.

A son retour à l'hôpital le 27 juillet, le tour de la tête atteignait 68 centim. 3. Les contractures s'étaient étendues au côté gauche. Affaiblissement progressif. Mort le 23 août.

A l'*autopsie* les lésions intra-ventriculaires sont multiples. Une saillie de 3 centimètres de long et de 1 centimètre de haut sépare la couche optique des régions ventriculaires postérieures. Cette saillie qui accompagne en avant le pédoncule antérieur de la voûte à trois piliers, enserre le plexus choroïde et se prolonge en arrière dans le pédoncule postérieur de la voûte et la couche épendymaire épaissie du 3e ventricule. Une épaisse membrane recouvre la presque totalité du ventricule latéral, perforée de nombreuses ouvertures à bords rugueux. Dans le 3e ventricule l'épaisseur de la couche épendymaire est notablement augmentée. Au niveau de la cloison transparente, la couche épendymaire est une membrane de 2 millimètres d'épaisseur. L'aqueduc de Sylvius de la dimension d'un tuyau de plume conduisait au 4e ventricule énormément dilaté, dont l'épendyme très épaissi recouvrait la cavité comme une membrane parcheminée. En outre, à la face inférieure du pont et de la moelle, la pie-mère était considérablement épaissie.

Il existait de plus des malformations diverses des circonvolutions, des pyramides, etc., d'origine vraisemblablement congénitale.

Les lésions épendymaires qui commandent l'hydrocéphalie se présentent donc avec des caractères très différents.

(1) Anton, Sur l'anatomie de l'hydrocéphalie et de la compression cérébrale. *Loc. cit.*

Leur origine est vraisemblablement très différente aussi. Les unes sont congénitales et relèvent de la pathologie fœtale, ainsi que je l'ai établi déjà. D'autres (faits de Gaucher, de Rilliet), postérieures à la naissance, déterminent la production d'une hydrocéphalie à évolution plus ou moins rapide. Quant à la nature de ces épendymites, elle est probablement aussi très variée. Je considère comme étant souvent d'origine syphilitique, ainsi que je le dirai plus loin, certaines lésions de l'épendyme (épaississement, granulations) qu'on peut constater dans les hydrocéphalies congénitales ou précoces. Mais quelques autres de ces lésions, surtout celles à exsudat membraneux, relèvent vraisemblablement de processus inflammatoires divers. On peut dire que ces affections ventriculaires constituent un chapitre encore ouvert de la pathologie infantile.

Les hydrocéphalies par épendymite ou méningite ventriculaires ne constituent donc pas une forme clinique homogène. Parmi elles, celles développées après la naissance, les plus rares sans doute, présentent surtout un intérêt clinique ; en ce qui les concerne je ne puis mieux faire que de renvoyer aux conclusions de Rilliet, ci-dessus rapportées.

SCLÉROSE CÉRÉBRALE ET HYDROCÉPHALIE.

L'hydrocéphalie n'est que très exceptionnellement la conséquence de la sclérose cérébrale de l'enfance. Il y a lieu, en effet, de bien différencier l'hydrocéphalie proprement dite de la dilatation simple des ventricules, qui est fréquente dans cette affection. La quantité de liquide contenu dans les ventricules peut dans ces derniers cas être assez considérable; dans un fait de Jendrassik et Marie (1), elle s'élevait à 60 centimètres cubes. Mais il importe de remarquer avec Cotard (2) que dans la très grande majorité de ces faits, l'épanchement séreux intra-crânien est un phé-nomène passif et nullement primitif : en d'autres termes, c'est la sclérose et l'atrophie cérébrales qui commandent directement la dilatation ventriculaire, et l'épanchement ne se fait que secondairement pour remplir le vide. Ces épanchements *a vacuo*, ainsi que je l'ai déjà dit (v.chap. I), ne doivent pas être dénommés hydrocéphalies. Ils ne s'ac-compagnent bien entendu jamais d'augmentation du volume du crâne.

Cependant, ainsi que le dit Cotard, il existe des cas com-plexes où l'on trouve à la fois des lésions de l'atrophie cé-rébrale et une véritable hydrocéphalie. Les malades pré-sentent tous les caractères de l'hémiplégie spasmodique infantile : hémiplégie, contracture avec attitude spéciale des membres, pied-bot et main-bote, exagération des ré-flexes tendineux, atrophie des membres, crises épilepti-ques, etc. Les signes de l'hydrocéphalie sont surajoutés à ce tableau ; leur développement est-il précoce ou tardif, se fait-il brusquement après les premiers accidents cérébraux ou lentement et progressivement après les accidents aigus, c'est ce qu'il est difficile d'établir, d'après le petit nombre des faits relatés jusqu'ici. Cependant un fait clinique ré-cemment rapporté par Haushalter et Thiry (3) est à ce

---

(1) *Arch. de physiologie*, 1885.

(2) Cotard, *Etude sur l'atrophie cérébrale*. Thèse de Paris, 1868.

(3) Haushalter et Thiry, *loc. cit.* Obs. VI (hémiplégie spasmodique et hydrocéphalie à la suite d'une gastro-entérite).

point de vue des plus instructifs. Chez un enfant de trois
mois, au cours d'une gastro-entérite aiguë, survinrent
avec des convulsions les symptômes d'une hémiplégie
droite, qui peu à peu devint spasmodique et s'accompagna
d'hémiatrophie ; puis, petit à petit, la tête prit la forme et
le volume caractéristiques de l'hydrocéphalie, tandis que
l'enfant devenait une idiote complète. « Il est intéressant
de remarquer, ajoutent ces auteurs, que c'est à l'âge d'un
an seulement, c'est-à-dire neuf mois après l'affection gastro-intestinale, que le volume de la tête commença à prendre des proportions frappantes ; et si l'hémiplégie durable
qui se produisit dans le cours de la gastro-entérite, ne per-
mettait de rattacher à cette gastro-entérite même le développement plus tardif de l'hydrocéphalie, peut-être hésite-
rait-on à faire dériver d'une aussi vulgaire circonstance —
diarrhée infectieuse infantile — une aussi grave affection
cérébrale. »

Arrivée à la période de chronicité, cette forme d'hydrocéphalie ne paraît pas se différencier par des caractères cliniques particuliers.

Au point de vue anatomique, cette hydrocéphalie symptomatique présente une particularité bien nette qui ne lui
est d'ailleurs pas exclusive : c'est l'inégalité de répartition
dans les deux ventricules. Le ventricule correspondant à
l'hémisphère qui est le siège de la sclérose est beaucoup
plus dilaté que l'autre ; on voit qu'il a été le siège primitif de l'épanchement, et que celui-ci n'a gagné qu'en second lieu le ventricule opposé.

Les scléroses cérébrales capables de déterminer l'hydrocéphalie, sont surtout les lésions du corps opto-strié ; mais

l'essentiel est qu'elles s'étendent aux parois ventriculaires, ainsi que l'analyse des constatations nécropsiques m'a permis de l'établir dans un travail antérieur (1). Ces lésions étaient évidentes dans un fait de Belhomme (2). Dans le fait que j'ai observé l'épendyme présentait des granulations traces d'inflammation ; mais de plus les parois ventriculaires étaient par places adhérentes entre elles, notamment au niveau de la corne sphénoïdale, et le plexus choroïde enserré dans ces adhérences. Que ce soit par compression des veines ou par altération des capillaires des plexus, l'inflammation et la sclérose des parois des ventricules ont ici pour conséquence directe un trouble de la circulation ventriculaire, qui constitue le déterminisme pathogénique de cette forme d'hydrocéphalie.

Je reproduis l'observation publiée dans mon précédent mémoire.

OBSERVATION VII. — *Sclérose cérébrale et hydrocéphalie.*

La jeune Albertine O..., âgée de 2 ans, est une enfant abandonnée. Nous n'avons aucun renseignement sur son père et sa mère. Elle a été en nourrice à la montagne. Elle entre dans mon service le 4 septembre 1893.

Elle est maintenant hydrocéphale ; mais nous ne savons rien de l'époque et du mode de début de l'affection. Le crâne présente les caractères classiques de l'hydrocéphalie. Les mensurations donnent les résultats suivants :

    Grande circonférence occipito-frontale. . . 50 cent.
    Demi-circonférence transverse supérieure
      (d'un conduit auditif à l'autre). . . . . 37 —
    Demi-circonférence antéro-postérieure (de la

____

(1) L. D'ASTROS, Sclérose cérébrale et hydrocéphalie. *Rev. des mal. de l'enfance*, 1896.

(2) BELHOMME, *Essai sur l'idiotie.* Thèse de Paris, 1824.

racine du nez à la protubérance occipitale). . 32 cent.
Diamètre occipito-frontal . . . . 16 —
Diamètre bi-pariétal. . . . . 15 —

Il existe un certain degré d'intelligence. L'enfant tourne la tête quand on l'appelle. Elle sourit et donne la main dans la main qu'on lui tend. La vision n'est pas sensiblement altérée ; perceptions lumineuses certaines. Le réflexe pupillaire est conservé. A l'examen ophtalmoscopique, les pupilles sont cependant légèrement blanchâtres. L'enfant a ses incisives et ses petites molaires.

L'enfant ne se sert pas du bras droit. Celui-ci est légèrement contracturé, en flexion, le pouce en dedans, les doigts fléchis : on arrive facilement à les défléchir, mais ils reviennent ensuite spontanément en flexion. Le membre inférieur, habituellement fléchi, est aussi légèrement contracturé.

Recherche des stigmates syphilitiques : Rien à signaler du côté des os (extrémité inférieure de l'humérus et tibia). Pas d'écoulement par le nez ni par les oreilles. Pas de cicatrices péribuccales. L'enfant présente aux fesses et à la partie postérieure des cuisses, surtout à droite, des cicatrices, les unes petites du diamètre d'une lentille, décolorées, les autres plus larges. Pas d'hypertrophie du foie et de la rate. Quelques petits ganglions cervicaux indurés.

Le 9 décembre l'état est stationnaire. Nous tentons un traitement, au sirop de Gibert, qui est mal supporté et que nous supprimons bientôt.

Le 6 janvier les mensurations donnent :
Grande circonférence occipito-frontale . . . 51 cent.
Demi-circonférence transverse supérieure (d'un
    conduit auditif à l'autre) . . . . 38 —
Diamètre occipito-frontal . . . . 15,5 —
Diamètre bi-pariétal . . . . 14 —

L'hydrocéphalie ne s'est pas sensiblement modifiée.

L'état général se maintient bon les mois suivants, l'enfant s'alimente.

Le 4 juin l'enfant est prise d'une crise subite pendant laquelle elle devient toute cyanosée et présente des convulsions oculaires. Cette crise dure à peine trois minutes. Jusqu'à ce jour il n'y avait pas eu de convulsions.

Le 7 nous examinons les membres de l'enfant. Le bras droit reste toujours fléchi ; la réduction est possible, mais le bras revient à sa position première. Les muscles sont atrophiés et le tissu adipeux développé. Le membre inférieur est maintenant dans l'extension ; mais quelques mouvements spontanés y sont encore possibles. Le réflexe est exagéré à droite. La station debout est impossible.

Traitement ioduré : 20 centigr. d'iodure.

Le 18 août, les mensurations donnent les résultats suivants :

    Grande circonférence occipito-frontale.   .   .   51 cent. 5
    Demi-circonférence supérieure bi-auriculaire.   37   —
    Diamètre occipito-frontal   16   —
    Diamètre bi-pariétal   14   —   5

La rigidité du bras droit a augmenté. Le pouce est complètement fléchi dans la paume de la main. Le gros orteil est en extension forcée.

L'examen des yeux pratiqué par M. le Dr Guende lui fait constater : très fort astigmatisme mixte à droite. Astigmatisme hypermétropique à gauche. Strabisme latent extérieur à droite.

Le 18 septembre l'enfant a pâli et s'est cachectisée. La fontanelle antérieure ne bombe plus. Le souffle cérébral se perçoit nettement.

Le 24 novembre l'enfant est prise de convulsions dans l'aprèsmidi ; elle agite par secousses tous ses membres, même ceux du côté droit contracturés. Elle se cyanose : la respiration s'accélère. Une première crise dure quelques minutes. Le repos qui suit est de courte durée, et une nouvelle crise de moindre intensité laisse l'enfant sans connaissance jusqu'à 7 heures, où elle meurt.

Autopsie. — Les os du crâne sont ossifiés, mais très minces. Seule, la fontanelle antérieure est incomplètement fermée.

Une ponction pratiquée dans les ventricules fait retirer 700 grammes de liquide. L'épanchement est exclusivement intra-ventriculaire, mais il est très inégalement réparti des deux côtés, beaucoup plus abondant à gauche. D'ailleurs les deux hémisphères présentent des lésions très intéressantes.

Dans l'hémisphère gauche, la grande cavité ventriculaire est très dilatée ainsi que ses prolongements dans les cornes frontale et occipitale. Mais la corne sphénoïdale ne communique pas avec elle ; au niveau de son abouchement normal dans le ventricule, ses parois sont adhérentes, *et enserrent à ce niveau entre elles le plexus choroïde du ventricule.* Le noyau caudé fait saillie dans la cavité ventriculaire. Mais *le corps opto-strié est atrophié en masse. La couche optique* notamment, *est nettement sclérosée, très indurée* ; à la coupe, son centre est occupé par une petite vacuole. En avant du noyau caudé existe sur la paroi ventriculaire une granulation jaunâtre, saillante, du volume d'une lentille.

Les lésions sont sensiblement moins avancées dans l'hémisphère droit. La dilatation ventriculaire s'est faite seulement dans la partie postérieure du ventricule ; c'est une dilatation partielle qui laisse les régions antérieures de l'hémisphère à peu près intactes. Au niveau du prolongement sphénoïdal nous constatons encore une adhérence assez marquée du plexus choroïde à la paroi. Au niveau du noyau caudé, l'épendyme avoisinant est légèrement épaissi et présente une granulation sclérosée du volume d'une lentille. Mais le corps opto-strié paraît intact.

Les trous de Monro sont nettement dilatés.

L'analyse du liquide a été donnée au chapitre II.

HYDROCÉPHALIE SYMPTOMATIQUE DES TUMEURS CÉRÉBRALES.

Les tumeurs cérébrales chez l'enfant déterminent assez souvent une hydrocéphalie symptomatique qui présente des caractères bien spéciaux.

I. Nature et siège de la tumeur. — La *nature* de ces tumeurs est extrêmement variée. On a observé dans ces faits :

Des sarcomes : Dans une observation de Bourneville (1) il s'agissait de sarcomes multiples à petites cellules, siégeant dans la cavité du quatrième ventricule et sur les parties latérales du bulbe et du cervelet ;

Des gliomes : Dans une observation personnelle, dont

(1) BOURNEVILLE, *Recherches sur l'épilepsie, l'hystérie, l'idiotie*, vol. XI, 1891.

je donne plus bas la relation, une tumeur molle et grisâtre reconnue comme gliome siégeait dans les parties médianes du cervelet s'étendant aux tubercules quadrijumeaux et à la couche optique.

Des gliosarcomes: Dans un cas observé par Meynert et relaté par Anton (1), la tumeur examinée par le Dr Paltauf fut reconnue pour un gliosarcome peu vasculaire, à cellules de diverses formes et principalement fusiformes ; provenant du tuber cinereum, elle comprimait en avant le chiasma, s'étendant dans la couche optique et en arrière jusqu'au corps calleux ;

Des tumeurs kystiques : Dans une autre observation de Bourneville (2), un kyste de 2 centimètres de diamètre était situé au niveau de l'espace inter-pédonculaire, soulevant le chiasma ; en arrière du bulbe entre les deux hémisphères cérébelleux existait un second kyste plus volumineux. Dans un fait d'Anton, il existait un kyste à cysticerque dans le quatrième ventricule.

Des abcès du cerveau, comme dans une observation d'Henle (3), où des abcès de différentes grosseurs furent trouvés dans l'hémisphère gauche.

Des tumeurs tuberculeuses surtout, qui constituent peut-être plus de la moitié des cas de tumeurs cérébrales compliquées d'hydrocéphalie et dont je parlerai plus spécialement dans le chapitre suivant.

---

(1) ANTON, *loc. cit.*

(2) BOURNEVILLE, *Recherches sur l'épilepsie, l'hystérie, l'idiotie*, vol. XIII, 1893.

(3) HENLE, Contribution à la pathologie et à la thérapeutique de l'hydrocéphalie. *Mittheilungen aus den Grenzgebieten, der Medizin und Chirurgie*, 1896.

Le *siège* de ces tumeurs, dans la pathogénie de cette hydrocéphalie, importe autrement que leur nature. Les tumeurs des hémisphères et de l'écorce cérébrale paraissent incapables de déterminer une hydrocéphalie. Dans la généralité des cas les tumeurs occupent la base de l'encéphale, notamment la fosse crânienne postérieure. Quelquefois multiples, quelquefois diffuses, elles ont comme sièges de prédilection : la région de la glande pituitaire avoisinant ainsi le chiasma, les couches optiques, quelquefois la protubérance, assez souvent le bourrelet du corps calleux, la région des tubercules quadrijumeaux, la face postérieure du bulbe à sa jonction avec le cervelet et *surtout le cervelet,* ses lobes et principalement le lobe médian et le vermis supérieur. On peut dire que dans la grande majorité des cas il s'agit de tumeurs comprises dans la loge cérébelleuse et siégeant ordinairement dans le tissu du cervelet.

II. **Pathogénie de l'hydrocéphalie.** — La pathogénie de l'hydrocéphalie qui survient au cours des tumeurs cérébrales a été diversement comprise par les auteurs ; il est possible d'ailleurs que tous les cas ne reconnaissent pas une pathogénie identique.

Quelques auteurs attribuent la production de l'hydrocéphalie ventriculaire à l'interruption de la communication des cavités cérébrales avec l'espace sous-arachnoïdien. On admet généralement qu'à l'état normal (1), par le fait de la prédominance de la sécrétion du liquide cérébro-spinal dans les cavités ventriculaires, il se fait un écoulement du

____

(1) Voir : chap. V.

liquide ventriculaire dans l'espace sous-arachnoïdien. L'obstacle à cet écoulement peut siéger en différents points. Henle, dans l'observation citée plus haut, aurait constaté une déformation et une compression de l'aqueduc de Sylvius. Dans une de ses observations, Bourneville admet que la tumeur a déterminé l'hydrocéphalie par oblitération du 4e ventricule. On ne peut nier absolument la possibilité de ce mécanisme. Toutefois si l'on considère que la communication des cavités cérébrales avec l'espace sous-arachnoïdien n'est peut-être pas absolument constante à l'état normal, du moins pendant les premiers temps de la vie, on hésitera à attribuer une grande valeur à ce mode pathogénique. Il faut ajouter que les tumeurs capables par leur siège d'interrompre la communication des cavités ventriculaires avec l'espace sous-arachnoïdien sont généralement en situation de faire également obstacle à la circulation veineuse ventriculaire.

C'est par la stase veineuse dans le système de Galien que s'expliquent en effet la plupart des hydrocéphalies symptomatiques des tumeurs cérébrales. Ce mécanisme pathogénique a été anciennement indiqué par Robert Whytt : « Un engorgement squirrheux développé dans la glande pituitaire ou dans d'autres parties contiguës aux ventricules du cerveau peut, *en comprimant les troncs voisins des veines absorbantes*, s'opposer au mécanisme de l'absorption du liquide que les petites artères exhalent constamment et occasionner l'hydrocéphalie du cerveau. C'est absolument de la même manière que l'état squirrheux du foie, de la rate, du pancréas, produit souvent l'ascite. »

Depuis lors Barrier (1) a rappelé cette explication et précisé quelques-unes des conditions pathogéniques de l'hydrocéphalie dans les tumeurs du cerveau. La compression peut porter sur les veines de Galien elles-mêmes par des tumeurs englobant les plexus choroïdes du 3ᵉ ventricule. Elle peut s'exercer sur le tronc de la grande veine de Galien par des tumeurs occupant les parties supérieures de l'isthme, les régions avoisinantes, la partie antérieure du vermis supérieur. La compression du sinus droit a une efficacité incontestable, ainsi qu'il ressort des faits de Barrier, et peut être assez facilement réalisée par les tumeurs occupant les parties supérieures du lobe médian du cervelet.

En dehors de ces faits d'une interprétation évidente, il est des cas de tumeurs de la loge du cervelet, où la réalité d'une compression veineuse n'est pas démontrée par un rapport direct de voisinage entre la tumeur et le système veineux. Il se peut que dans quelques cas, surtout si la tumeur est volumineuse, la compression puisse s'exercer à travers la substance cérébelleuse : Dans une observation de Rilliet et Barthez (2) le cervelet était le siège de tumeurs d'une nature indéterminée, comme fibro-cartilagineuse ; les veines et les sinus furent trouvés perméables et aucune des tumeurs cérébelleuses ne se trouvait en contact avec un sinus, mais le volume du cervelet était considérablement augmenté, au moins d'un cinquième en sus de ce qu'il doit être. D'une manière générale, quand la compression ne s'exerce pas directement sur un tronc veineux,

(1) *Traité des maladies des enfants*, t. II.
(2) *Arch. de médecine*, 1842.

l'explication suivante de l'hydrocéphalie est proposée par Vernicke : c'est que la pression générale intra-crânienne, augmentée par la tumeur, est capable d'oblitérer les veines sans que les artères subissent également les effets de cette compression. La circulation artérielle apporte donc constamment dans la cavité crânienne une nouvelle quantité de sang. Dans ces circonstances, en outre de la gêne de la circulation veineuse, le cerveau dilaté se comprime contre les parois du crâne, efface l'espace sous-arachnoïdien et par là même oblitère les voies de sortie du liquide lymphatique hors du crâne.

Il faut bien le dire cependant, ces théories mécaniques de l'hydrocéphalie paraissent quelquefois insuffisantes. Il y a lieu de rechercher dans quelques cas si celle-ci ne relève pas d'un état d'irritation de l'épendyme ventriculaire, secondaire à une tumeur du voisinage. Dans le chapitre suivant j'insisterai sur cette interprétation qui me paraît surtout justifiée dans certains cas de tumeurs tuberculeuses.

III. **Caractères anatomiques.** — Dans cette forme d'hydrocéphalie la quantité de liquide contenu dans les ventricules n'atteint généralement que des proportions moyennes : elle peut s'élever cependant à 500 ou 600 centimètres cubes. La composition du liquide présenterait, d'après Quincke, quelques caractères particuliers. Une densité plus élevée (plus de 1009), une proportion plus abondante d'albumine (plus de 2 0/00), témoigneraient de l'existence d'une hydrocéphalie par stase veineuse ; mais ces caractères sont loin d'être constants (v. chap. II).

La dilatation des cavités ventriculaires est parfois assez considérable. Toutefois l'amincissement des parois cérébrales n'atteint généralement pas le degré qu'on peut observer dans l'hydrocéphalie congénitale ; on n'y constate pas non plus ces arrêts de développement dans la structure histologique qui sont le propre de l'hydrocéphalie précoce. Par contre, c'est dans ces formes avec contracture des membres inférieurs qu'on peut rencontrer la dégénérescence secondaire des faisceaux latéraux. Les nerfs optiques souvent très atrophiés présentent une coloration grisâtre ; l'examen histologique y démontre la disparition des gaines de myéline et l'épaississement des tractus conjonctifs (Bourneville).

La dilatation du crâne qui survient à une certaine période de la maladie est en rapport inverse de la résistance qu'il a offerte à la pression intra-crânienne. Cette dilatation au début paraît se faire en partie aux dépens du tissu osseux, car les os du crâne présentent souvent une minceur très grande. Ultérieurement il se produit une distension des sutures et un écartement des os qui peut aller jusqu'à 3-4 centimètres. J'ai étudié au chapitre III l'évolution du crâne dans ces conditions.

IV. Caractères et évolution cliniques. — La maladie évolue en deux périodes : 1° une période pré-hydrocéphalique ; 2° une période hydrocéphalique proprement dite.

1° *Période pré-hydrocéphalique.* — Chez un enfant jusque-là en bonne santé, plus souvent dans la seconde enfance, se manifestent des symptômes d'une tumeur cérébrale. Le début de l'affection est ordinairement insidieux avec quelques changements dans le caractère de l'enfant. Mais la céphalalgie devient bientôt constante ; les vomissements se montrent avec plus ou moins de fréquence. Les accidents épileptiformes, les convulsions, en dehors des tumeurs tuberculeuses qui m'occuperont plus loin, ne sont pas fréquentes. La vue est habituellement affaiblie ; mais cet affaiblissement progressif n'est pas accusé par le petit malade et la névrite optique doit être recherchée à l'ophtalmoscope. — La localisation de la tumeur donne lieu dans quelques cas à des symptômes particuliers. Les tumeurs voisines du chiasma, en outre d'une névrite optique très précoce, peuvent quelquefois déterminer l'exophtalmie par compression des sinus caverneux. Dans les tumeurs du cervelet, notamment dans celles qui occupent le lobe moyen, les troubles de l'équilibration sont souvent très précoces ; il existe quelquefois dans ces cas du strabisme divergent ou du nystagmus. Je n'ai pas à faire ici une étude complète des symptômes des tumeurs cérébrales. Je dirai seulement que lorsqu'on les constate, surtout ceux qui traduisent une lésion du cervelet, l'attention doit être portée sur la possibilité du développement d'une hydrocéphalie.

La durée de la période pré-hydrocéphalique n'est pas la même dans tous les cas et le début de l'hydrocéphalie varie suivant les conditions de siège et d'étendue de la tumeur. Dans l'observation que je donne ci-dessous c'est 6 mois seulement après les symptômes de l'affection cérébelleuse que l'on s'aperçut que la tête augmentait de volume. La période pré-hydrocéphalique avec les autres symptômes de tumeur cérébrale peut être beaucoup plus longue et se prolonger plus de deux ans.

2° *Période hydrocéphalique.* — L'épanchement hydrocéphalique se manifeste en premier lieu par des troubles du sensorium. De mes observations j'ai cru pouvoir formuler cette conclusion : « Lorsque dans l'évolution symptomatique d'une tumeur du cervelet surviennent de l'apathie intellectuelle, de la somnolence, à plus forte raison de la torpeur et du coma, on doit considérer ces troubles comme des phénomènes de compression cérébrale, due à l'excès de pression intra-crânienne, et suivant l'âge du malade, chez l'enfant au moins, s'attendre au développement de l'hydrocéphalie (1). » Ces symptômes sont d'autant plus marqués au début de l'épanchement hydrocéphalique que la boîte crânienne est à ce moment ordinairement complètement fermée.

L'augmentation progressive de la pression arrive à déterminer chez l'enfant la dilatation hydrocéphalique du crâne. Les deux conditions qui favorisent cette dilatation sont, d'une part le degré de la pression intra-crânienne, d'autre part l'âge de l'enfant : Un crâne de 4 ans se laissera dilater par une pression moindre que celle qui est nécessaire à désuturer un crâne de 8 ans. Cette hydrocéphalie est de toutes les formes, celle qui peut apparaître le plus tardivement ; on peut encore observer son développement à 9 ans, à 12 ans même. Dans un des faits de Bourneville (sarcome des parties latérales du bulbe et du cervelet) il s'agissait d'un enfant malade depuis l'âge de 10 ans. Lors

(1) LÉON D'ASTROS, Tumeurs du cervelet chez l'enfant. *Revue des mal. de l'enfance*, 1894.

du premier examen, à 12 ans, on avait noté que les fontanelles et les sutures étaient ossifiées ; l'hydrocéphalie se
développa, et à la mort, à 14 ans, on constata que les sutures fronto-pariétales et inter-pariétales étaient écartées
de 2 à 5 millimètres.

Le développement du crâne est progressif ; mais dans
ces hydrocéphalies acquises tardives, il n'atteint généralement pas les dimensions excessives des hydrocéphalies du
premier âge ; on n'y constate pas non plus certains signes
propres aux hydrocéphalies précoces, tels par exemple
que l'abaissement des globes oculaires.

Les troubles cérébraux, somnolence, coma, diminuent
assez souvent, ainsi que je l'ai remarqué, quand se produit
la dilatation du crâne ; ce fait résulte probablement d'une
décompression relative du cerveau au moment où les sutures cèdent. Ultérieurement ces symptômes sont en rapport
avec les variations de la pression intra-crânienne.

Dans un certain nombre de cas il existe des phénomènes
de paralysie, notamment de paraplégie, qui accompagnent
et précèdent de peu l'augmentation de volume de la tête.
C'est de l'hydrocéphalie bien plus que de la tumeur qu'ils
relèvent généralement. Il en est de même de l'état spasmodique des membres inférieurs que l'on constate fréquemment à une certaine période. Dans quelques cas, il
s'agit de paraplégie spasmodique, incomplète, avec exagération des réflexes et trépidation épileptoïde. Dans d'autres faits la contracture s'accentue de plus en plus. Elle se
fait d'abord en extension, puis peut ultérieurement prendre
le type de flexion forcée, quelquefois même avec des atti-
tudes bizarres. Dans mon observation VIII les deux mem-

bres inférieurs contracturés étaient fortement fléchis sur l'abdomen, les pieds sous les fesses, de plus la jambe gauche était repliée sous la cuisse droite, le pied gauche en varus forcé ; cette attitude était irréductible. Dans mon observation IX, l'attitude en flexion, d'abord réductible, devint progressivement contracture permanente : la cuisse était fléchie sur le bassin, la jambe sur la cuisse, le pied fortement en varus.

A une période plus avancée il n'est pas rare de voir survenir des troubles trophiques. J'ai assisté (obs. VIII) au développement d'une eschare trochantérienne. Chez un autre de mes malades (obs. IX) j'ai observé du côté des membres contracturés des troubles trophiques de la peau, qui était devenue rugueuse, sèche, desquamante, comme ichtyosique. Dans un fait de Bourneville, il se produisit aux membres inférieurs une gangrène humide qui se compliqua d'un érysipèle infectieux mortel.

Le gâtisme est de règle chez ces malades.

La durée de la maladie peut être relativement assez longue lorsqu'il ne s'agit pas de tumeurs tuberculeuses. Elle fut de 18 mois dans mon observation VIII. Elle peut se prolonger trois ou quatre ans et même plus. La mort survient généralement dans le coma, précédé ou non de crises convulsives.

L'observation suivante est un type de cette forme d'hydrocéphalie.

OBSERVATION VIII (1). — *Tumeur (gliome) du cervelet. — Hydrocéphalie.*

Le jeune Albert C..., âgé de 7 ans, entre dans mon service le 27 mai 1892.

(1) L. D'ASTROS, Tumeurs du cervelet chez l'enfant, *loc. cit.*

Antécédents héréditaires. — La mère est bien portante et n'a jamais présenté aucun trouble nerveux. Le père est fou ; il a donné des signes d'aliénation mentale pendant son service militaire, huit mois après son incorporation, et de nouveau treize mois après son mariage. Le grand-père paternel était alcoolique et avait, au dire de la mère, des écarts d'intelligence. Les autres parents sont bien portants. Il ne semble pas y avoir de tuberculose dans la famille. La mère n'a jamais eu aucun symptôme syphilitique et n'a rien remarqué chez le père. L'enfant est né à terme et la mère n'a jamais eu de fausse couche.

Antécédents personnels. — L'enfant a été nourri au sein par sa mère. Il a marché à 10 mois, a parlé de bonne heure. Il n'a jamais eu de convulsions. Les dents ont apparu assez tard, la première à 9 mois.

Début de la maladie. — Depuis longtemps on avait noté des céphalalgies violentes, lorsqu'en février 1892 l'enfant fut pris de vomissements abondants sans nausées, ni vertiges. Peu de temps après il éprouvait des douleurs assez fortes dans les jambes, douleurs qui le réveillaient au milieu de la nuit et qui apparaissaient aussi dans la journée ; elles ont actuellement complètement disparu. En même temps se montrèrent des troubles de l'équilibration ayant les caractères les plus nets.

Etat à l'entrée (27 mai 1892). — Cette incoordination motrice est le symptôme le plus manifeste que présente le malade. Il y a un mois la station debout était encore possible, les yeux ouverts et les jambes écartées. Actuellement l'enfant a de la peine à se tenir debout, même en élargissant sa base de sustentation. La démarche est nettement titubante : l'enfant s'avance les jambes écartées, les envoyant en avant comme un homme ivre, les bras étendus pour maintenir son équilibre. Le malade étant couché, il lui est difficile de suivre avec la jambe étendue et relevée les mouvements de la main de l'observateur ; ce signe est plus marqué du côté gauche. Aux membres supérieurs il n'y a pas d'incoordination à proprement parler, mais l'enfant tremble d'une façon très nette pour porter un verre à sa bouche.

Malgré ces troubles la force musculaire est conservée, aussi bien aux membres inférieurs qu'aux supérieurs. Le réflexe rotulien est conservé à droite et parait aboli à gauche. Pas de troubles de la sensibilité, ni anesthésie, ni hyperesthésie, etc...

Pas de strabisme ni de nystagmus. La pupille réagit à la lumière et à l'accommodation. L'acuité visuelle paraît conservée. Examen ophtalmoscopique par le Dr Guende : œdème papillaire (saillie de 4 dioptries) ; les limites de la papille sont absolument diffuses ; le réseau veineux est congestionné, les artères sont normales, mais les capillaires de la papille offrent un développement excessif. Près de la papille, l'œdème recouvre par places les vaisseaux. Ces lésions caractéristiques de névrite optique sont également développées des deux côtés.

L'état mental n'offre rien de particulier, le malade présente le développement habituel des enfants de son âge et de sa condition. Pas de troubles de la parole.

Le traitement anti-syphilitique est institué ; il ne donne au bout de quelque temps aucun résultat.

Juillet. — Tous les symptômes se sont aggravés : la station debout et la marche sont devenues à peu près impossibles. Soutenu sous les bras l'enfant progresse sur la pointe des pieds en équinisme forcé. Il ne peut se tenir assis dans son lit, il retombe en arrière dès qu'on ne le soutient plus. Incontinence d'urine et des matières fécales.

Août. — Les douleurs de tête reparaissent, Albert C... devient progressivement de plus en plus apathique et répond moins intelligemment aux questions qu'on lui pose. Il a de la tendance à tomber du côté gauche. Les membres inférieurs sont en extension, en contracture commençante. Les réflexes rotuliens sont maintenant exagérés des deux côtés. Les lésions de la papille ont augmenté, la saillie papillaire est de six dioptries.

7 septembre. — L'enfant qui la veille, quoiqu'apathique, répondait encore aux questions, tombe brusquement dans une torpeur profonde. Depuis quelque temps, on s'apercevait que la tête augmentait de volume. Le 13, les caractères de l'hydrocéphalie sont des plus manifestes : écartement des pariétaux, bosse frontale surplombant. La mensuration du crâne donne pour la grande circonférence occipito-frontale, 55 centimètres 1/2.

Octobre. — L'hydrocéphalie augmente tous les jours. Les facultés mentales sont de plus en plus atteintes, l'enfant est devenu inca-

pable de comprendre un seul mot. Contracture des membres inférieurs.

Vers le milieu de *novembre*, il se produit un peu d'amélioration
dans l'état général et surtout dans l'état mental : on peut fixer l'attention de l'enfant et se faire comprendre de lui. La jambe droite
est en extension forcée ; la gauche, au contraire, s'est peu à peu
contracturée en flexion ; on peut encore la défléchir mais non sans
douleur.

Décembre. — Troubles visuels. Papilles à bords boursouflés et
œdémateux. De temps en temps, céphalalgie. Vers la fin du mois,
vomissements pendant deux ou trois jours.

Janvier 1893. — L'intelligence est redevenue à peu près intacte.
Mais l'enfant s'affaiblit tous les jours. Il tousse, il a de la diarrhée.
Il présente une eschare trochantérienne à droite ; aussi reste-t-il
couché constamment sur le côté gauche, dans l'attitude chien de
fusil, les membres inférieurs fléchis, les pieds sous les fesses. A la
fin du mois, la bizarrerie de cette attitude s'accentue encore : les
deux membres inférieurs sont fortement fléchis et contracturés,
mais la jambe gauche se replie sous la cuisse droite, le pied gauche
en varus forcé.

13 *février.* — Examen ophtalmoscopique par le Dr Guende :
L'œdème péripapillaire a complètement disparu. L'atrophie de la
papille est évidente et l'on constate à sa périphérie un liseré blan-
châtre ondulé. Diagnostic : atrophie papillaire consécutive à une
névrite optique.

Juin. — L'état s'est progressivement aggravé. Au commencement
du mois, les mensurations de la tête donnent les résultats suivants :

> Grande circonférence occipito-frontale . . .   56   cent.
> Diamètre occipito-frontal   18   —
> Diamètre bi-pariétal.   16   —

3 *juillet.* — L'enfant succombe.

Autopsie. — Etant absent à l'époque de la mort de l'enfant, j'ai
regretté de ne pouvoir présider moi-même à l'autopsie. Je donne
ci-dessous les quelques notes recueillies qui m'ont été remises.

On constate une hydropisie ventriculaire très abondante. A la
coupe, il s'écoule environ un demi-litre de liquide.

La *pie-mère* est fortement injectée. Les veines sont turgescentes.

La congestion est démontrée par le piqueté intense qu'offrent les coupes en tranches du cerveau.

Le *cervelet*, notablement augmenté de volume, ne présente extérieurement aucune modification apparente à la vue. Mais une coupe de l'organe montre qu'il est le siège d'une dégénérescence ayant évolué probablement du centre vers la périphérie, sans toutefois atteindre cette dernière. La masse ainsi dégénérée ne rappelle nullement l'aspect de la substance caséeuse ; elle est molle et grisâtre comme les gliomes. Ce processus n'est pas localisé seulement au cervelet ; il s'étend sans limites bien nettes aux pédoncules cérébelleux et à la protubérance, et s'arrête en bas vers les pyramides antérieures du bulbe. En haut, les lésions suivent les pédoncules cérébraux, sans qu'on puisse assigner une limite précise à leur diffusion. Cependant les tubercules quadrijumeaux et les couches optiques sont atteints, mais pas dans leur totalité.

L'examen des autres organes n'a pas été pratiqué.

L'examen microscopique de la tumeur par le professeur Nepveu confirme le diagnostic anatomique de gliome du cervelet.

CHAPITRE XII

TUBERCULOSE ET HYDROCÉPHALIE

Méningite tuberculeuse. — L'épanchement ventriculaire. — La dislocation des os du crâne. — La forme hydrocéphalique de la méningite tuberculeuse.
Tubercules cérébraux. — Les phtisies cérébelleuses et l'hydrocéphalie. — Importance pathogénique de la méningite de voisinage. —
L'évolution clinique.

La dénomination d'hydrocéphalie aiguë appliquée à la
méningite tuberculeuse n'a plus actuellement, ainsi que je
l'ai dit, qu'une valeur historique, et sous le nom d'hydrocéphalie aiguë j'ai décrit des affections tout autres que la
méningite tuberculeuse.

Mais si dans la tuberculose, d'une manière générale,
les granulations et les tubercules constituent les lésions
essentielles, il faut tenir compte cependant des processus
anatomiques secondaires, parmi lesquels les exsudations
séreuses, qui peuvent influer beaucoup sur la physionomie symptomatique de la maladie : telles, par exemple,
les pleurésies, l'ascite, etc.

Du côté de l'encéphale, la tuberculose peut évoluer
chez l'enfant sous deux formes anatomo-cliniques, d'une
part comme méningite tuberculeuse, d'autre part comme
tuberculose locale : tubercules cérébraux. Dans ces deux
formes peut se développer un épanchement hydrocépha-

lique, à caractères d'ailleurs absolument différents dans les deux cas. .

1. — Méningite tuberculeuse.

Dans la méningite tuberculeuse il existe presque toujours un certain degré d'épanchement ventriculaire. Le fait n'est pas absolument constant ; mais très habituellement on trouve dans les cavités ventriculaires de 50 à 60 grammes en moyenne d'un liquide plus ou moins louche, floconneux, alcalin et très légèrement albumineux.

Cette quantité peut être beaucoup plus considérable, s'élever à 150 grammes par exemple. Aussi certains auteurs croient-ils pouvoir distinguer au point de vue anatomique deux formes de méningite tuberculeuse, qu'ils rapprochent des formes analogues de la péritonite tuberculeuse : l'une avec beaucoup de tubercules et peu de liquide, l'autre avec beaucoup de liquide et peu de tubercules.

Le liquide se répartit comme siège dans l'espace sous-arachnoïdien et dans les cavités ventriculaires, qui communiquent habituellement largement entre elles, contrairement à ce que l'on observe dans certaines hydrocéphalies. La prédominance du liquide dans l'une ou l'autre région peut être en partie en rapport avec la répartition même des lésions anatomiques. La genèse de l'épanchement ventriculaire est complexe. Il paraît dû dans quelques cas à la lésion des membranes épendymaires, enflammées, opaques, chagrinées, quelquefois ramollies ; on constate aussi quelquefois la présence de granulations tuberculeuses sur les plexus choroïdes,dont dépend en grande partie la circulation ventriculaire.

La composition du liquide dans la méningite tuberculeuse a pu être étudiée du vivant du malade, grâce à la ponction lombaire.On retire généralement un liquide clair, mais qui se trouble au repos par la formation d'un coagulum qui reste en suspension. Les auteurs sont d'accord pour reconnaître que l'albumine y existe en proportion relativement assez considérable : 1 à 2,5 0/00. Cette proportion n'est cependant pas absolument constante : dans un cas de méningite tuberculeuse je retirai par la ponction lombaire 95 centimètres cubes d'un liquide clair comme de l'eau de roche, dont la teneur en albumine ne dépassait pas 0,40 0/00.

La pression intra-ventriculaire est souvent très augmentée dans la méningite tuberculeuse, ainsi qu'on a pu le reconnaître également par les ponctions lombaires ; la pression du liquide céphalo-rachidien y a été quelquefois trouvée de : 320, 480, 800 millimètres. Dans ces formes à épanchement relativement abondant, la pression du liquide distend l'enveloppe crânienne. Elle est même capable, à un âge où les sutures n'ont pas encore la solidité qu'elles auront plus tard, de disjoindre les os du crâne. Parrot (1) chez des enfants de 9 mois, de 2 ans, de 3 ans, a constaté cette disjonction et l'épanchement entre les os désunis d'un fluide sanguinolent dû à la rupture des liens fibro-vasculaires ; l'écartement a dans ces cas sa plus grande largeur au niveau des sutures coronale et sagittale, près du

____

(1) Parrot,De la dislocation du crâne dans la méningite chez les enfants. *Rev. de méd.*, 1882.

bregma où il peut atteindre jusqu'à 3 et 4 millimètres.
Cette lésion n'est d'ailleurs pas spéciale à la méningite tuberculeuse, mais à toute méningite capable de déterminer
une augmentation de pression intra-crânienne.

Voici la relation d'une des autopsies de **Parrot** (enfant de 2 ans) :
après avoir enlevé les parties molles qui enveloppent la calotte crânienne, on voit une assez large fontanelle et au niveau de la suture
coronale une saillie de 1 à 2 millimètres, d'une teinte rouge due à la
présence d'un liquide sanguinolent. La même lésion existe, bien qu'à
un moindre degré, sur le trajet de la sagittale et du lambda.

Il s'échappe une *grande quantité de liquide* au moment de l'ouverture du crâne. L'encéphale pèse 1110 grammes, il est très mou surtout au niveau de ses parties commissurales. Les circonvolutions
sont excessivement aplaties. Il y a des granulations tuberculeuses
autour des vaisseaux de la base, notamment dans la scissure de Sylvius. Les ventricules latéraux sont élargis.

Dans le sommet du poumon gauche il y a une caverne qui contient une matière caséo-plâtreuse.

La *symptomatologie* de la méningite tuberculeuse, do-
minée par l'infection bacillaire, est loin d'être commandée
par la granulation seule ; une part considérable dans la
production des symptômes revient aux lésions secondaires : exsudat fibrino-purulent, lésions vasculaires et encéphaliques, hydrocéphalie.

Est-il possible de décrire, en rapport avec l'abondance
de l'épanchement, une forme hydrocéphalique de la méningite tuberculeuse, est-il du moins possible dans la complexité symptomatique de reconnaître les manifestations
propres de cet épanchement ? « Après avoir rattaché à
cette cause, dit Rendu (1), l'assoupissement, le coma, la

____

(1) RENDU, Thèse de Paris, 1874.

résolution paralytique des membres, les cris de douleur, la dilatation des pupilles etc., on a successivement enlevé à l'hydrocéphalie toute influence sur la production de ces phénomènes. » Le coma notamment peut exister durant tout le cours de la maladie sans qu'à l'autopsie on trouve toujours une hydrocéphalie notable. Dans la première enfance toutefois, où la méningite tuberculeuse est moins rare que ne l'écrivent encore bien des auteurs, Fourel (1) croit pouvoir distinguer deux formes cliniques, l'une bruyante, l'autre tranquille, en rapport avec la nature des lésions anatomiques. Dans la première, l'agitation domine, les enfants crient sans cesse, les convulsions sont continues : à l'autopsie on constate surtout des phénomènes congestifs. Dans la seconde, le coma est précoce, il n'y a pas de cris, pas de convulsions, les enfants s'éteignent lentement : comme lésions, c'est l'œdème qui domine et l'on constate parfois une hydrocéphalie ventriculaire très marquée.

Plus que ces caractères symptomatiques, croyons-nous, certains signes physiques peuvent être de quelque valeur dans l'appréciation de l'abondance de l'épanchement. C'est en premier lieu le développement des veines sous-cutanées du crâne, circulation supplémentaire qui dénote l'excès de pression intra-crânienne. Ce sont, dans quelques cas, les modifications subies par l'enveloppe crânienne. Dans la seconde enfance, la disjonction des os du crâne, décrite par Parrot, n'atteint pas un degré suffisant à la faire reconnaître pendant la vie. Mais chez les jeunes

____

(1) Fourel, *De la méningite tuberculeuse de la première enfance.* Thèse de Nancy, 1896.

enfants au-dessous d'un an la saillie de la fontanelle antérieure, qui bombe sous l'influence de la pression interne
et fait percevoir les battements du cerveau, est un signe
important en rapport avec l'augmentation de la pression
intra-crânienne.

II. — Tubercules cérébraux.

Dans la méningite tuberculeuse, l'épanchement ventriculaire à peu près constant et généralement modéré ne
se traduit pas dans le tableau clinique par des caractères
bien spéciaux. Il n'en est pas de même dans la tuberculose
cérébrale. Ici, tantôt il y a absence complète d'épanchement ventriculaire, tantôt par contre cet épanchement
est tellement abondant qu'il se manifeste par les caractères
typiques de l'hydrocéphalie chronique ; c'est en grande
partie affaire de localisation. Il en est des tubercules cérébraux comme des autres tumeurs de l'encéphale, et ce sont
surtout les tubercules de la loge cérébelleuse, les *phtisies
cérébelleuses*, qui se compliquent d'hydrocéphalie.

Heubner (1) a vu chez un enfant de *six mois* l'hydrocéphalie dépendre de tumeurs tuberculeuses multiples dans
les tubercules quadrijumeaux, la protubérance, la moelle
allongée, le cervelet. Généralement cette forme d'hydrocéphalie est plus tardive. Voici un fait que j'ai observé
chez un enfant de 5 ans.

(1) HEUBNER, Tumeurs tuberculeuses du cerveau. *Arch. Psch. u. Nervenk.*,
XII. 3.

Observation IX. — *Tuberculose du cervelet.* — *Hydrocéphalie* (1).

Eugénie O..., âgée de 5 ans, entre dans mon service le 13 février 1893.

Cette enfant, née à terme, avait bien marché jusqu'à il y a deux mois. A cette époque elle fut prise de céphalée. La marche devint difficile, puis bientôt impossible. On constata que les yeux étaient déviés en dedans. Des vomissements se produisaient de temps en temps. Quelques crises convulsives longuement espacées. Incontinence fécale et urinaire.

Le père, âgé de 42 ans, a eu un chancre au gland suivi d'un bubon non suppuré. Pas d'alopécie ni de plaques muqueuses; quelques glandes au cou. La mère est morte à l'hôpital de suites de couches le 24 septembre 1892.

A l'entrée (13 février) l'intelligence de l'enfant est tout à fait obtuse ; pourtant elle répond à quelques questions ; elle pleure si on lui dit que ses parents ne viendront pas la voir.

Pas de paralysie complète ; l'enfant exécute des mouvements dans son lit, mais elle ne peut se tenir sur ses jambes, ni marcher. La sensibilité est légèrement exagérée. Les réflexes rotuliens ne se produisent qu'après des percussions répétées. Gâtisme.

Examen oculaire par le Dr Guende : Strabisme convergent double : champ d'excursion restreint, mais égal pour les deux yeux. En somme, paralysie incomplète des deux sixièmes paires en faveur de son origine nucléaire. Dilatation pupillaire ; réaction pupillaire très faible. Névrite optique double, arrivée à la phase ultime (régression, atrophie).

Pas de paralysie faciale.

27 *février.* — L'œil gauche paraît plus convergent que le droit. L'enfant n'y voit presque pas et tâtonne pour saisir des objets gros et brillants. Quelques vomissements alimentaires.

En mars, se produisent quelques vomissements non alimentaires en fusée. La déglutition devient difficile. Quelques crises convulsives avec écume à la bouche.

Traitement. — Iodure de potassium.

15 *avril.* — Les vomissements et les crises ont cessé. Légers maux

______

(1) Léon d'Astros, Tumeurs du cervelet chez l'enfant. *Loc. cit.*

de tête. Les pieds se contractent nettement en varus. De plus la peau des jambes est le siège de troubles trophiques bien marqués : elle devient rugueuse, sèche, desquamante, comme ichtyosique.

Le 24, la contracture s'exagère aux membres inférieurs. La cuisse est fléchie sur le bassin, la jambe sur la cuisse, le pied toujours en varus. La contracture est plus marquée du côté gauche.

Au commencement de mai, surviennent des vomissements qui se reproduisent à intervalles.

Le 17. — Etat comateux profond, avec respiration stertoreuse, mais sans convulsions, qui dure toute la journée. Le lendemain cette crise cesse.

Le 29. — La contracture en flexion des membres inférieurs s'est encore exagérée ; elle est aujourd'hui aussi marquée à droite qu'à gauche. *Depuis quelques jours la tête paraît augmenter de volume ; la calotte crânienne se distend : les sutures, non complètement ossifiées, s'élargissent.* Il existe une hydrocéphalie bien nette.

Le 3 *juin*. — L'accroissement de la tête est surtout marqué au niveau des régions pariétales. Vue par en haut, la tête a une forme triangulaire ou piriforme, à grosse extrémité postérieure. La grande circonférence occipito-frontale mesure 53 centimètres et demi.

Diamètre occipito-frontal : 17 centimètres.

Diamètre bi-pariétal : 15 cm. 1/2.

Demi-circonférence bi-mastoïdienne (par le vertex) : 40 centimètres.

Demi-circonférence occipito-frontale (de la racine du nez à la protubérance occipitale) : 34 centimètres.

Le 4. — Crises convulsives avec écume à la bouche.

L'enfant meurt dans le coma le 15 juillet.

Autopsie. — A l'ouverture du crâne s'écoule une certaine quantité de liquide. Les deux hémisphères cérébraux sont nettement fluctuants. Il existe une hydrocéphalie ventriculaire avec dilatation considérable des ventricules latéraux. Les parois des ventricules sont molles. La totalité du liquide recueilli s'élève à 320 centimètres cubes. Les hémisphères cérébraux proprement dits ne présentent aucune altération particulière.

Le chiasma des nerfs optiques est infiltré ; les nerfs optiques sont blancs et pâles. Moteurs oculaires communs, normaux. Les moteurs oculaires externes paraissent normaux.

Les pédoncules cérébraux, la protubérance et le bulbe ne présentent aucune lésion visible extérieurement. Intérieurement les coupes démontrent l'intégrité de ces mêmes organes, notamment au niveau de l'origine (*eminentia teres*) et des fibres du moteur oculaire externe. Le plancher du quatrième ventricule est intact.

Les lésions atteignent seulement le *cervelet*, qui présente à la partie postérieure de l'hémisphère gauche une grosse masse indurée, jaunâtre, du volume d'une noix. Cette tumeur caséeuse est ramollie en partie sous l'apparence d'une caverne tuberculeuse, qui occupe la partie de l'hémisphère la plus voisine du lobe médian, tandis que les régions antérieure, supérieure et externe sont saines. Le lobe médian (vermis) et l'hémisphère droit sont complètement intacts.

Poumons. — Le gauche est congestionné. A droite, gros ganglion caséeux, du volume d'un petit œuf, attenant aux bronches ; dans le poumon, quelques tubercules peu abondants, à l'union du lobe moyen et du lobe supérieur.

Foie. — Gorgé de sang. Pas de tubercules visibles à sa surface ni dans son épaisseur.

La *rate*, petite, présente à sa partie inférieure de petits tubercules de la grosseur d'un grain de mil.

Au point de vue des *lésions anatomiques*, il est un point important à faire ressortir dans la tuberculose cérébrale. Bien que, par opposition surtout avec la méningite tuberculeuse, on doive la considérer comme tuberculose locale, il est certain que souvent les méninges avoisinantes présentent un envahissement plus ou moins étendu de lésions tuberculeuses. La tuberculose cérébrale n'est donc pas une affection aussi complètement localisée que peuvent l'être certaines autres tumeurs encéphaliques. Dans les tubercules qui occupent la loge cérébelleuse et d'une manière plus générale la base de l'encéphale et le voisinage des lacs sous-arachnoïdiens, il est rare que les méninges de la base ne présentent pas certaines lésions. Dans le fait ci-dessus

notamment, les nerfs optiques étaient réellement infiltrés.
Il existe souvent autour du ou des tubercules primitifs une
zone plus ou moins étendue d'infection de voisinage.

Dans l'*interprétation pathogénique* de l'hydrocéphalie
il faut tenir compte de ces constatations anatomiques. La
théorie mécanique que j'ai exposée dans le chapitre précédent peut vraisemblablement s'appliquer à un certain
nombre d'hydrocéphalies qui se produisent secondairement
aux tumeurs tuberculeuses. Mais il est certain, ici peut-
être plus qu'ailleurs, que le développement d'une hydrocéphalie n'est point toujours en rapport avec le volume
de la tumeur et son voisinage des voies veineuses. Dans
le fait ci-dessus par exemple, la tumeur tuberculeuse occupait la partie postérieure de l'hémisphère gauche du cervelet au voisinage du lobe médian ; mais celui-ci était intact et les veines de Galien échappaient certainement à une
compression directe. Il existe d'autre part bien des observations, comme j'en ai publié ailleurs, où la phtisie cérébelleuse, malgré le volume de la tumeur tuberculeuse,
évolue jusqu'à la mort sans déterminer d'hydrocéphalie
manifeste. Dans la genèse de l'hydrocéphalie, il faut tenir compte très vraisemblablement de la possibilité de cette
infection de voisinage, que je signalais tantôt du côté des
méninges surtout dans la région des lacs cérébelleux sous-
arachnoïdiens. Je crois avec Henoch (1) que la théorie mécanique de l'hydrocéphalie par compression veineuse n'est
pas seule admissible dans ces cas et qu'il faut « mettre éga-

____

(1) Henoch, *Leçons cliniques sur les maladies des enfants.*

lement en ligne de compte, comme cause de l'accumulation séreuse, un état d'irritation, provenant de la pie-mère qui recouvre les tubercules, et transmis par la toile choroïdienne à l'épendyme des ventricules », ou aux plexus choroïdes.

Dans la *symptomatologie* générale des tumeurs cérébrales, ces faits présentent quelques caractères cliniques spéciaux.

Les tumeurs non tuberculeuses évoluent souvent sans donner lieu à aucun phénomène convulsif. Par contre dans les tubercules cérébraux, les convulsions ne manquent pas à quelque moment de la maladie. Elles peuvent marquer le début de la tuberculose cérébrale en même temps que la céphalalgie et les vomissements et bien avant le développement de l'hydrocéphalie. Elles peuvent survenir par crises dans le cours de la maladie. Elles sont souvent un phénomène terminal. Nothnagel les considère comme un effet de l'exagération de la pression intra-crânienne et de la compression cérébrale. Nous les croyons bien plutôt d'origine irritative ; leur apparition est en effet assez en rapport avec la nature infectieuse ou inflammatoire de la tumeur cérébrale.

Au point de vue des troubles de la vision, si toutes les tumeurs du cervelet peuvent aboutir à la névrite optique, l'évolution de la névrite optique est généralement plus rapide et la cécité plus précoce dans la tuberculose du cervelet que dans toute autre tumeur.

La marche de la maladie vers la terminaison fatale est également plus rapide dans la tuberculose du cervelet.

L'hydrocéphalie dans les tumeurs de nature différente peut
avoir une marche chronique et permettre une survie de
plusieurs années. C'est par mois seulement que compte la
phtisie cérébelleuse : lorsque l'hydrocéphalie se développe,
la mort est proche ; dans le fait ci-dessus elle est survenue
moins de deux mois après le début apparent de l'hydrocéphalie.

CHAPITRE XIII

HYDROCÉPHALIES HÉRÉDO-SYPHILITIQUES

Historique. — Les hydrocéphalies dans les familles syphilitiques.
Nature et pathogénie de l'hydrocéphalie hérédo-syphilitique. — Hydrocéphalie para-syphilitique (Fournier) et hydrocéphalie syphilitique. — Influence dystrophique de l'hérédo-syphilis sur le cerveau de l'embryon. — La syphilis cérébrale héréditaire précoce. La syphilose ventriculaire aiguë. L'épendymite syphilitique. — Les lésions syphilitiques complexes. — La pachyméningite syphilitique.
Relation de l'hydrocéphalie avec les autres accidents syphilitiques. Caractères cliniques des hydrocéphalies hérédo-syphilitiques.

La relation causale qui relie assez souvent l'hydrocéphalie à la syphilis héréditaire est de connaissance récente ; elle a pu même être niée ou du moins mise en doute par un certain nombre d'auteurs.

Parmi les pédiatres français, Roger (1) n'aurait jamais constaté de relation de causalité entre les hydrocéphalies ou autres idioties congénitales et la syphilis ; pour Parrot (2), l'origine syphilitique de la syphilis n'est nullement démontrée. Henoch (3) conteste expressément qu'il y ait une relation entre les deux maladies, et Baginsky (4) ne

(1) Roger, *Rech. clin. sur les maladies de l'enfance*, t. II, 1883.
(2) Parrot, *La syphilis héréditaire et le rachitisme*, 1886.
(3) Henoch, *Vorlesungen über Kinderkrankheiten*. Berlin, 1889.
(4) Baginsky, *Lehrbuch der Kinderkrankheiten*, 1892.

signale nullement la syphilis dans l'étiologie de l'hydrocéphalie.

Bærensprung (1) paraît avoir été le premier à signaler l'hydrocéphalie dans la syphilis héréditaire : sur 99 cas de syphilis héréditaire il rencontra 5 hydrocéphales ; l'auteur ne semble pas avoir attaché grande importance à cette constatation, il se contente d'énoncer que 4 de ces enfants étaient hydrocéphales à la naissance. Plus récemment Véronèse (2) écrivait : « Il n'est pas rare que l'enfant syphilitique quelques mois ou quelques années plus tard soit atteint d'hydrocéphalie interne avec fort épaississement de l'épendyme. » En France, M. le Prof. Fournier (3) a affirmé très nettement dès 1880 la relation des deux affections et depuis dans ses publications ultérieures a toujours considéré l'hérédité syphilitique comme une des causes les mieux avérées de l'hydrocéphalie.

En 1886 Sandoz (4) apporta des observations probantes à l'appui de cette opinion. Les conclusions de son mémoire sont les suivantes : « Il existe une hydrocéphalie syphilitique. Elle est congénitale et se développe dans les premiers mois de la vie. Sa cause réside très probablement dans une inflammation de l'épendyme ventriculaire et des plexus produite par la syphilis héréditaire. » — En 1888, Négrié (5) publiait une observation qu'il don-

(1) Bærensprung, *Die hereditare syphilis*. Berlin, 1864.

(2) Véronèse, *Syphilis als ätiologisches Moment bei Erkrankungen* Wiener Klin., 1883.

(3) Fournier, *Syphilis et Mariage*, 1880. — *Syphilis héréditaire tardive*, 1886.

(4) Sandoz, Contribution à l'étude de l'hydrocéphalie interne dans la syphilis héréditaire. *Rev. méd. de la Suisse Romande*, 1886.

(5) Négrié, Sur un cas d'hydrocéphalie syphilitique congénitale. *Journ. de méd. de Bordeaux*, 1889.

nait comme un fait d'hydrocéphalie syphilitique. — En 1891 avec trois faits à l'appui j'étudiai l'hydrocéphalie hérédo-syphilitique et formulai au point de vue pathogénique les conclusions suivantes : « L'hydrocéphalie hérédo-syphilitique reconnaît au moins deux modes pathogéniques de développement : 1° Il existe une hydrocéphalie de nature syphilitique, due à des lésions spécifiquement syphilitiques de l'épendyme et de la région opto-striée. 2° Il existe très probablement une hydrocéphalie d'origine syphilitique par arrêt de développement du cerveau sous l'influence dystrophique de la syphilis des parents » (1). Le professeur Fournier (2) a pleinement souscrit à cette manière de voir. — Heller (3), en 1892, a relaté une observation d'hydrocéphalie chronique par syphilis héréditaire guérie par le traitement spécifique.

Parmi plusieurs travaux publiés plus récemment, je signalerai un mémoire important de Hans Elsner (4), auquel j'aurai occasion de faire plusieurs emprunts, et en France la thèse de Vaquié (5). Enfin Moncorvo (6) vient de relater un certain nombre de faits (19 observ.) à l'appui de l'origine syphilitique de l'hydrocéphalie. De son enquête, il conclut, de façon un peu trop absolue à mon

(1) Léon d'Astros, L'hydrocéphalie hérédo-syphilitique. *Rev. des mal. de l'enfance.* 1891.

(2) Fournier, *Les affections para-syphilitiques*, 1894.

(3) Heller, Un cas d'hydrocéphalie chronique par syphilis héréditaire. *Deutsch. med. Wochensc.*, 1892.

(4) Hans Elsner, Hydrocéphalie et syphilis congénitale. *Jahrbuch für Kinderheilkunde*, 1896.

(5) Vaquié, *De l'hydrocéphalie hérédo-syphilitique.* Thèse de Toulouse, 1896.

(6) Moncorvo, Sur la pathogénie de l'hydrocéphalie congénitale. *Journ. de clin. et de thérap. infantiles*, 1897, n° 43 et suiv.

avis, « que les cas d'hydrocéphalie congénitale tiennent *toujours* à l'influence directe ou indirecte de l'hérédo-syphilis ».

Cette considération que l'hydrocéphalie comme la syphilis héréditaire est le plus souvent congénitale ou se manifeste durant les premiers mois de là vie fait déjà présumer la probabilité de relations entre ces deux affections. Des preuves sérieuses viennent démontrer la réalité d'une véritable connexion causale, je les emprunterai surtout à Fournier et à Elsner. Elles sont de plusieurs ordres.

1º *Fréquence avec laquelle se présente l'hydrocéphalie chez les enfants issus de souche syphilitique.* Fournier a observé pour sa seule part plus d'une trentaine de cas de ce genre dans sa clientèle privée, et il en a relevé un bien plus grand nombre encore, dit-il, dans les observations d'hérédo-syphilis publiées par divers auteurs. Moncorvo dans ses enquêtes familiales a noté également la fréquence de la syphilis paternelle.

2° *Conditions dans lesquelles se présentent les cas d'hydrocéphalie dans certaines familles, notamment fréquence des avortements dans ces familles.* Elsner, qui observant dans un milieu hospitalier n'a pas été à même de connaître avec certitude les antécédents morbides des parents, y arrive indirectement avec certaines probabilités par la fréquence des avortements ou des accouchements prématurés. D'après une statistique portant sur 420 femmes, il constate que cette fréquence est très grande d'une part chez les femmes syphilitiques (ce qui est un fait bien connu), d'autre part chez les mères d'enfants hydrocéphales sans syphilis apparente ; beaucoup plus grande et à peu près également dans ces deux cas que chez les mères d'enfants malades de toute autre affection. Cette observation vient à l'appui de l'origine syphilitique de l'hydrocéphalie ; toutefois la statistique d'Elsner est un peu restreinte car elle ne comprend que 18 cas d'hydrocéphalie démontrée.

Dans les familles syphilitiques avérées ou grandement suspectes on peut observer une alternance probante d'avortements et de produits hydrocéphales. Lancereaux (1) mentionne un cas observé à La Haye : Une femme syphilitique qui avait eu déjà trois enfants morts, accoucha d'un enfant hydrocéphale qui était paralysé du côté gauche et mourut à l'âge de 6 mois. Morgan (2) rapporte le fait d'une famille dans laquelle la mère syphilitique eut d'abord deux jumeaux qui moururent l'un et l'autre de syphilis constitutionnelle ; un troisième enfant mourut peu après la naissance d'hydrocéphalie.

On assiste quelquefois à de véritables catastrophes en séries, comme dit Fournier, témoins les faits suivants :

Cas de **Bærensprung** : 7 grossesses.

Première grossesse.		Enfant né mort à 8 mois
Seconde	»	Enfant mort-né.
Troisième	»	Enfant mort-né.
Quatrième	»	*Hydrocéphale* mort à 5 mois.
Cinquième	»	Avortement.
Sixième	»	Enfant syphilitique.
Septième	»	Enfant syphilitique.

Autre cas de **Bærensprung** : 14 grossesses.

---

(1) LANCEREAUX, *Traité de la syphilis*, Paris, 1866.
(2) MORGAN, Hereditary syphilis. *Med. Press and. circul.*, 4 août 1868.

Première grossesse. Enfant mort-né au 7ᵉ mois.
Seconde   »   Enfant syphilitique mort à 1 an 1/2.
Troisième   »   *Hydrocéphale* mort à 1 an 1/2.
Autres grossesses donnant des enfants ou morts-nés, ou syphilitiques, ou sains.

Fait de Hutchinson : père syphilitique et mère saine.

Première grossesse. Enfant syphilitique et *hydrocéphale*,
Seconde   »   Enfant mort à 10 mois.
Troisième   »   Enfant né mort et macéré.
Quatrième   »   Enfant syphilitique et *hydrocéphale*.

Fournier cite le fait d'un de ses clients qui avait eu l'imprudence de se marier en dépit d'une syphilis très incomplètement traitée et donna naissance à 3 *enfants hydrocéphales*, dont deux moururent immédiatement et dont le troisième survécut.

Nous trouvons dans le mémoire d'Elsner des faits analogues :

Obs. I d'**Elsner** : 7 grossesses.
Il y eut 3 avortements au 4ᵉ mois, 1 avortement dans le 2ᵉ mois. Le dernier enfant était *hydrocéphale*.

Obs. VIII d'**Elsner** : 5 grossesses.

Première grossesse. Enfant *hydrocéphale*.
Seconde   »   Avortement.
Troisième   »   Avortement.
Quatrième   »   Avortement.
Cinquième   »   Enfant mort à 4 semaines.

Obs. XV d'**Elsner** : Le père a eu un chancre. 3 enfants.

Le premier mort-né, de 7 mois 1/2.
Le second mort-né, de 7 mois 1/2.
Le troisième né prématurément de 4 semaines : *hydrocéphale*

Ces différents faits sont assez probants par eux-mêmes.
3° Coexistence chez le même sujet de l'hydrocéphalie et des symptômes caractéristiques d'hérédo-syphilis. Cette

coexistence est signalée dans un certain nombre d'observations. L'objection à sa valeur comme argument démonstratif c'est que la syphilis héréditaire étant relativement très commune dans les premiers mois de la vie, cette coexistence peut être pure coïncidence sans dépendre d'aucune relation causale. Pour résoudre la question il faut établir la fréquence relative des symptômes d'hérédo-syphilis chez les enfants non hydrocéphales en général et chez les enfants hydrocéphales. Elsner, sur un nombre considérable d'enfants de moins d'un an observés de 1890 à 1896, arrive à cette conclusion que la proportion des enfants atteints de syphilis manifeste varie d'une année à l'autre entre 0,6 et 1,4 0/0. Or, sur 18 enfants hydrocéphales provenant du même service, 3 présentaient simultanément des signes manifestes d'hérédo-syphilis, c'est-à-dire dans une proportion de 16,6 0/0. Il ressort de ces chiffres que la fréquence des manifestations syphilitiques est relativement beaucoup plus grande chez les enfants hydrocéphales que chez les autres enfants.

Mais la syphilis existe souvent à l'état latent ; on est en droit de la soupçonner lorsqu'on constate chez des enfants du premier âge une hypertrophie du foie et de la rate qui, bien que pouvant relever d'autres causes, est le plus souvent un effet de la syphilis. Or, Elsner sur ses 15 hydrocéphales sans syphilis manifeste constata chez 2 d'entre eux une hypertrophie simultanée de la rate et du foie, chez 2 autres une hypertrophie de la rate seulement. C'est une proportion bien supérieure à celle que l'on constate chez les enfants non syphilitiques. Et en effet, les recherches statistiques d'Elsner quant à la fréquence relative de la tuméfaction de la rate et du foie chez les enfants de la première année malades d'affections diverses, chez les enfants syphilitiques, et chez les enfants hydrocéphales sans syphilis apparente, lui donnent les résultats suivants :

	Hypertrophie du foie et de la rate.	Hypertrophie de la rate seule.	Hypertrophie du foie seul.
Ensemble des enfants.	4,6 0/0	5,3 0/0	0
Enfants syphilitiques .	27,2 0/0	10 0/0	5,8 0/0
Enfants hydrocéphales sans syphilis apparente .	13,1/3 0/0	13,1/3 0/0	0

On est autorisé d'après ces chiffres à supposer qu'une partie de ces hydrocéphales sans syphilis apparente étaient néanmoins porteurs d'une syphilis latente. De l'ensemble de ces recherches il ressort que l'existence d'une syphilis *en évolution* ou *en puissance* est proportionnellement beaucoup plus fréquente chez les hydrocéphales que chez les autres enfants du même âge, et que la coexistence de ces deux affections ne saurait dès lors être le fait d'une coïncidence fortuite.

L'influence causale de la syphilis héréditaire dans la production de l'hydrocéphalie est, ce me semble, suffisamment démontrée. Il convient de rechercher maintenant en quoi consiste son véritable rôle étiologique et par quel mode pathogénique elle la détermine.

Nature et pathogénie des hydrocéphalies hérédo-syphilitiques.

La syphilis héréditaire atteint l'organisme du fœtus de diverses façons. Elle ne produit quelquefois que des troubles de nutrition, généralisés à l'ensemble de l'organisme

ou plus ou moins localisés, par son influence dystrophique bien mise en relief par le professeur Fournier. Elle
peut déterminer d'autre part, du côté des tissus et des organes, des lésions de nature spécifique. J'ai cherché à établir
dans un mémoire précédent que la syphilis héréditaire
pouvait produire des lésions cérébrales et aboutir à l'hydrocéphalie par ces deux processus différents. Je crois
encore aujourd'hui que l'on doit distinguer nettement deux
formes pathogéniques d'hydrocéphalie hérédo-syphilitique ; ces deux formes ne comprennent même probablement pas la totalité des cas.

I

Dans une première forme, l'hydrocéphalie, quoique
d'origine syphilitique, résulterait d'une pathogénie en quelque sorte banale, du moins ne lui appartenant pas en
propre. J'ai insisté dans l'étiologie de l'hydrocéphalie
congénitale sur l'importance des maladies des procréateurs, maladies nerveuses, intoxication, alcoolisme, etc.
et leur influence dégénérative sur le produit de la conception. Or, la syphilis est en tête de ces causes héréditaires
dystrophiques ou dégénératives, qui par des troubles de
l'embryogénèse peuvent aboutir à des malformations tératologiques, notamment du côté du cerveau (1).

Une de mes observations (v. chap. **VI**, obs. I) vient hautement à l'appui de la conception de cette forme d'hydrocéphalie. Il existait dans ce fait une malformation cérébrale,

____

(1) **L.** D'ASTROS, Influence dystrophique de l'hérédo-syphilis sur le
cerveau de l'embryon. *Assoc. pour l'avancement des sciences.* Marseille,
1891.

caractérisée par un arrêt de développement des hémisphères avec absence du corps calleux et du trigone. Le développement de l'hydrocéphalie, qui devint apparente peu
après la naissance, fut suivi à l'âge de 3 mois 1/2 de l'explosion d'accidents nettement syphilitiques ; la nourrice
de l'enfant fut même contagionnée, bien que retirée dès
les premiers signes suspects, et présenta après un chancre
du sein des accidents nets de syphilis secondaire, roséole,
plaques muqueuses, psoriasis palmaire. « Ce fait nous a
donc présenté réunis sur le même sujet deux ordres d'accidents dépendant de deux modes d'action différents de la
syphilis héréditaire : l'*influence dystrophique* primitive,
se faisant sentir sur le cerveau dès les premiers mois après
la conception par les troubles de son développement,
l'*action infectieuse* plus tardive, se traduisant par ses manifestations classiques au cours du 4⁰ mois après la naissance.

« Mais à côté de ce fait on peut en concevoir et il en
existe très probablement d'autres où, s'épuisant dans ses
effets dystrophiques, la syphilis héréditaire ne manifeste
plus ultérieurement ses qualités infectieuses, dans lesquels, en d'autres termes, l'arrêt de développement du
cerveau, les malformations cérébrales, avec ou sans hydrocéphalie, ne sont pas suivis plus tard d'accidents spécifiquement syphilitiques qui éclairent sur leur origine. »
D'après cette opinion que j'exprimais il y a quelques années, il est probable qu'un assez grand nombre d'hydrocéphalies congénitales d'ordre tératologique sont d'origine
syphilitique. En l'absence même de signes manifestes
d'hérédo-syphilis chez l'enfant il y a lieu dans toute hy-

drocéphalie congénitale de soupçonner et de rechercher la syphilis chez les parents.

II

A côté de cette forme d'hydrocéphalie, qui pourrait être classée dans les hydrocéphalies para-syphilitiques au sens de Fournier, il est une seconde forme où l'hydrocéphalie est de *nature* syphilitique, relevant de lésions spécifiquement syphilitiques.

La syphilis cérébrale héréditaire se manifeste par des lésions variées : méningites et pachyméningites, artérites cérébrales, gommes cérébrales, épendymites syphilitiques ou syphilose ventriculaire. Parmi les lésions cérébrales multiples de la syphilis héréditaire, cette dernière est une des plus caractéristiques ; entre toutes elle apparaît comme une des plus précoces et mérite d'être considérée comme la forme par excellence de la *syphilis cérébrale hérédi-taire des nouveau-nés* (1).

I. — Dans deux faits que j'ai observés (2), une *syphilose ventriculaire aiguë* détermina dans les ventricules céré-braux le développement d'un épanchement secondaire et la production d'une hydrocéphalie notable. En raison de leur importance, je crois devoir reproduire ici *in extenso* ces deux observations, qui fournissent la démonstration probante de cette forme d'hydrocéphalie.

(1) L. D'ASTROS, La syphilis cérébrale héréditaire **précoce**. *Congrès de Marseille* et *Marseille médical*, 1891.
(2) L. D'ASTROS, L'hydrocéphalie hérédo-syphilitique, *loc. cit.*

OBSERVATION X. — *Syphilis héréditaire. Syphilose cérébrale et viscérale. Hydrocéphalie.*

Il s'agit d'une enfant du sexe féminin, née le 20 avril 1891. La mère, accouchée à la clinique d'accouchements, ne présentait, d'après les renseignements qu'on me donna, aucune manifestation extérieure de syphilis, et n'avouait aucun antécédent antérieur. L'enfant ne présentait rien de particulier à la naissance. Il est apporté dans mon service le 8 mai. Observé pendant quelques jours, il est donné à une nourrice le 12.

Le 18 et le 19, l'enfant pousse des cris fréquents nuit et jour. La tête paraît avoir bombé légèrement. Le front est un peu saillant. Nous constatons un léger strabisme à gauche. Les yeux sont tournés en bas. Il existe une raideur généralisée du tronc et des membres inférieurs. Sur les fesses, une rougeur diffuse sans caractère particulier.

Bien qu'il n'y eût sur la peau et les muqueuses aucune lésion d'apparence syphilitique et à cause des seuls symptômes d'hydrocéphalie commençante, la nourrice est retirée à l'enfant, qu'on élève au lait d'ânesse. La nourrice n'eut ultérieurement aucun accident.

Du 19 au 26 mai les symptômes s'accentuent. Le front s'est bombé davantage, surplombant les arcades sourcilières ; les pariétaux se sont écartés latéralement, les sutures sont élargies et les fontanelles font saillie. Les yeux sont toujours tournés en bas couverts par la paupière inférieure. Le strabisme est divergent. La face est légèrement déviée à droite. Les membres supérieurs sont agités d'un léger tremblement, les membres inférieurs toujours contracturés. Il y a quelques vomissements le 24. Mais les fonctions digestives sont néanmoins peu troublées et les selles normales.

On note autour de la bouche sur les lèvres un peu de desquamation furfuracée.

Le 28 mai, cette desquamation a augmenté. Les lèvres présentent quelques fissures très superficielles, non saignantes, ne paraissant atteindre que l'épithélium qui desquame. L'une d'elles cependant, à droite du lobule de la lèvre supérieure, présente un peu plus de profondeur.

Il existe une desquamation exulcéreuse de la vulve en dehors des petites lèvres. On note aussi rougeur et épaississement du derme au niveau des fesses.

Le volume de la tête a augmenté. Nous prenons les mensurations suivantes :

    Grande circonférence passant par les bosses frontales et la protubérance occipitale externe. . . . . 40 cent.

    D'une apophyse mastoïde à l'autre . . . . . 25 —

    De la glabelle à la protubérance occipitale externe. . . . . , ... 24 —

    Diamètre bi-pariétal. . . . . 11 —

    — bi-temporal . . . . 10 —

    — occipito-mentonnier. . . . . 12 — 1/2

    — sous-occipito-bregmatique. . . . . 10 —

Le traitement antisyphilitique est institué : frictions mercurielles.

Le 3 juin léger écoulement séro-muqueux du nez. Même desquamation péri-buccale.

Le 7 juin, la fissure de la lèvre supérieure devient plus profonde et ulcéreuse. A gauche une seconde moins profonde. Dans la bouche, de chaque côté, petites ulcérations palatines différant par le siège et les caractères des ulcérations athrepsiques.

La contracture des membres inférieurs persiste. Elle gagne les membres supérieurs : les doigts sont rigides.

La déformation de la tête est toujours caractéristique. Les mensurations donnent :

    Grande circonférence . . . . 39 cent.

    De la glabelle à la protubérance occipitale . 25 —

    D'une apophyse mastoïde à l'autre. . . . 25 —

L'enfant ne s'alimente plus. Elle n'a pas de diarrhée. Mais l'amaigrissement est considérable.

La respiration est irrégulière et saccadée. Quatre ou cinq secousses respiratoires sont suivies d'une pause prolongée.

L'enfant succombe le 9 juin.

Autopsie. — Elle est faite le 10, 24 heures après la mort. L'amaigrissement du corps est extrême. L'aspect extérieur de la tête est le même avec la proéminence du front et des pariétaux. Mais les fontanelles et les sutures élargies ne sont plus saillantes, mais déprimées et flasques. La mensuration fait en effet constater une diminution des dimensions : Grande circonférence de la tête : 38 centimètres. De la protubérance occipitale à la glabelle : 24 centimètres 1/2. D'une apophyse mastoïde à l'autre : 25 centimètres. Cette diminution déjà constatée les derniers jours ne peut être due qu'à la résorption du liquide hydrocéphalique pendant la période agonique par dessèchement athrepsique. Les deux ulcérations de la lèvre supérieure sont nettement visibles. Pas d'ulcération aux fesses et à l'anus. Ulcérations athrepsiques du talon gauche et de la malléole.

A l'ouverture du *crâne* on note : pas d'épaississement des os ; rien du côté de la dure-mère ni des sinus. Pas d'hydrocéphalie externe. Le liquide s'écoule, mais provient de l'intérieur du cerveau. On le recueille pour en mesurer la quantité qui s'élève à 390 centimètres cubes. Il est louche et trouble.

Le *cerveau* extrait s'affaisse sur la table. Il forme deux larges poches développées aux dépens des ventricules latéraux. Le tissu cérébral qui les limite n'a guère qu'un demi-centimètre d'épaisseur. La substance en est anémiée. Le ventricule *gauche* ouvert, on est en présence d'une large cavité. Celle-ci n'est pas produite simplement par la dilatation des cornes ventriculaires avec refoulement excentrique des parois, mais aussi par la fonte et la destruction de la substance blanche de l'hémisphère, qui, après soudure des lobes sphénoïdal et frontal, réunit toutes les parties du ventricule en une large poche unique. Une bride transversale comme fibreuse, traverse cette cavité, dirigée de la région rolandique inférieure aux ganglions de la base, ayant par conséquent la direction des faisceaux pyramidaux dont elle est probablement le vestige. L'épendyme ou plutôt la paroi de cette cavité est épaissie, présentant des saillies et par places des végétations rugueuses. Cette paroi est surtout épaissie et comme fongueuse et ramollie au niveau des ganglions de la base. Ceux-ci ont presque complètement disparu en fonte jaunâtre, surtout le corps strié ; et ce qui en reste ne forme plus qu'une mince paroi entre la cavité hydrocéphalique et le ventricule moyen. Le trou de Monro est largement dilaté. — Du *côté droit* les lésions sont absolument analogues sauf qu'elles sont moins profondes. En place de la bride transversale signalée à gauche, nous trouvons un plancher horizontal de substance blanche qui sépare encore ici la partie supérieure du ventricule de son prolongement sphénoïdal. Ce plancher s'amincit cependant et se perfore antérieurement, de sorte qu'outre leur communication postérieure normale mais largement dilatée, les deux cornes frontale et sphénoïdale s'ouvrent aussi l'une dans l'autre en avant par cette perforation. Le travail de perforation a dû forcément être précédé d'une soudure des lobes frontal et sphénoïdal au niveau de la scissure de Sylvius. Mêmes lésions des ganglions, sauf que la couche optique surtout est en grande partie conservée. Le corps calleux est très aminci. Dilatation du ventricule moyen. L'aqueduc de Sylvius est peu dilaté. Les tubercules quadrijumeaux ne paraissent pas altérés à l'œil nu. Le cervelet est diminué de volume.

La protubérance et le bulbe ne présentent pas d'altération à l'œil nu.

Dans le *thorax,* les poumons sont le siège de lésions intéressantes. Le *poumon gauche* porte en arrière quelques ecchymoses sous-cutanées. Vers sa face interne se détache sur un fond congestionné une tache blanche, qui s'enfonce dans l'épaisseur, formant un nodule du volume total d'une lentille, jaune graisseux et assez dur à la coupe. Trois ou quatre autres points plus petits, du volume d'une grosse tête d'épingle, occupent la face postérieure. Au *poumon droit,* un noyau semblable existe à la partie postérieure et supérieure du lobe inférieur ; un autre au bord inférieur. A l'œil nu, tous ces noyaux ont l'apparence de petites gommes. De plus, tout le lobe supérieur à droite est induré, blanc, comme scléreux, répondant assez en apparence à la pneumonie blanche de Virchow.

Le *cœur* et l'aorte n'offrent rien de particulier.

Le *foie* pèse 135 grammes. Extérieurement il est brun rougeâtre avec quelques taches jaunes diffuses. A la coupe il est dur avec taches jaunes sur fond brun.

La *rate* est dure aussi sous le scalpel.

Les *reins* sont profondément altérés. Le gauche est augmenté de volume. Mais tous deux portent des lésions analogues. A la périphérie, ce sont des taches noires de 3 à 4 millimètres de diamètre. Sous ces taches à la coupe, et sous forme d'infarctus s'enfonçant de 3 à 5 millimètres, des îlots blanc-jaunâtre, assez comparables à ceux trouvés dans le poumon. Outre ces lésions de la périphérie, des îlots semblables existent dans l'épaisseur de l'organe sous forme de petits grains.

L'*estomac* est petit. L'*intestin* est congestionné par places.

Les ovaires paraissent sains.

La *tête de l'humérus*, à gauche, a sa substance compacte un peu hypertrophiée au-dessous du cartilage. Mais la moelle osseuse est brun-rougeâtre comme à l'état normal.

EXAMEN MICROSCOPIQUE. — Quelques-unes de ces pièces ont été remises à M. le Dr Nepveu, professeur d'anatomie pathologique, qui a bien voulu très obligeamment en faire l'examen histologique.

Foie. — La dilatation des vaisseaux capillaires est générale, mais par places tellement considérable que leur largeur dépasse celle des trabécules cellulaires, réduites au tiers de leur largeur. Le tissu conjonctif est aussi irrégulièrement touché ; en certains points à peine atteint, ailleurs il est le siège d'une diapédèse de cellules embryonnaires abondantes, séparant les cellules hépatiques et les étouffant. Celles-ci sont en dégénérescence granuleuse partout, et graisseuse par îlots. Les cellules hépatiques remplies de graisse forment des vésicules transparentes très réfringentes. Par places on observe aussi de la pigmentation biliaire et une dilatation du réseau capillaire biliaire. Dans les coupes faites on n'a pas constaté de vrais nodules de tissu embryonnaire.

Reins. — Les lésions sont limitées à la substance corticale. Le tissu conjonctif est notablement augmenté de volume, surtout dans la partie la plus externe de la couche corticale. Les espaces intercanaliculaires sont élargis ; les canalicules sont légèrement comprimés et rétrécis comme aussi les glomérules. Quelques-uns de ceux-ci sont notablement atrophiés. Les artères présentent parfois une hyperplasie conjonctive notable autour de leur tunique externe.

L'épithélium des canalicules est granuleux, parfois même graisseux ; les noyaux ont souvent disparu. Les canalicules, souvent rétrécis, contiennent parfois des cylindres hyalins.

Le *poumon* offre des lésions très intéressantes. Au voisinage des nodules blancs signalés, les trabécules pulmonaires dans une assez grande étendue sont doublées, triplées d'épaisseur et présentent tous les signes d'une hyperplasie conjonctive manifeste, légère à grande distance, augmentant au fur et à mesure qu'on se rapproche de ces foyers blanchâtres. Auprès de ceux-ci les vaisseaux sont extrêmement dilatés. Les cellules pulmonaires sont desquamées et paraissent en prolifération. A la périphérie même des nodules blancs, le tissu conjonctif est très abondant et forme une ceinture de cellules jeunes, se colorant nettement par l'hématoxyline. A cette ceinture très étroite succède un état granulo-graisseux qui est d'autant plus marqué qu'on se rapproche du centre des noyaux. Au centre même il est impossible de rien distinguer. De nombreuses recherches n'ont pu démontrer nulle part l'existence de bacilles de Koch, soit avec le réactif de Ziehl, soit avec celui de Weigert.

Les coupes répondant au lobe supérieur du poumon démontraient aussi l'hyperplasie du tissu conjonctif trabéculaire, mais moins exagérée, tandis que les lésions épithéliales sont au contraire plus marquées.

Paroi de la cavité hydrocéphalique. — Une portion de cette paroi prise au niveau de la couche optique est examinée au microscope. Elle est infiltrée d'une grande quantité de cellules embryonnaires en voie normale de développement. Nulle part on n'y a constaté d'apparence de granulation tuberculeuse.

La nature syphilitique de toutes ces lésions ne peut faire de doute si l'on rapproche surtout les lésions microscopiques de celles constatées à l'œil nu. Dans le foie, si l'on n'a pas constaté de gommes véritables sous forme de grains de semoule ou autre, les lésions plus diffuses sont bien celles du foie syphilitique récemment encore décrites par Hutinel et Hudelo. Plus caractéristiques encore sont les lésions pulmonaires où elles se présentent sous l'aspect de véritables *gommes syphilitiques.*

« A l'appui de cette opinion, conclut le professeur Nepveu, je ferai remarquer : 1° la tendance à l'organisation du tissu embryonnaire ; 2° l'absence formelle de bacilles ; 3° la généralisation de la lésion conjonctive dans les différents organes : foie, reins, poumons, épendyme ; 4° la présence de foyers nodulaires caséeux entourés d'une zone de cellules jeunes comme dans les gommes du testicule par exemple et toutes les gommes en voie d'évolution. »

La lésion cérébrale apparaît de même nature. Bien qu'on n'y ait pas constaté de nodules gommeux à proprement parler, l'abondante infiltration embryonnaire et sa diffusion rapide la rapprochent de celles présentées par les autres organes.

OBSERVATION XI.— *Syphilis héréditaire. Syphilose osseuse et cérébrale. Hydrocéphalie latente.*

Enfant du sexe masculin, né le 14 mai 1891, entré dans mon service le 28 du même mois. Nous apprenons que la mère a quelques accidents puerpéraux, de la phlébite et de la pelvipéritonite légère.

L'enfant, qui est de volume moyen, observé quelques jours au biberon est donné à une nourrice. Jusqu'au 8 juin son état est satisfaisant. Le 8, il est constipé, urine très peu, a quelques mouvements convulsifs. Purgatif. Du 10 au 11, l'enfant a pendant 24 heures de violentes crises convulsives très rapprochées avec raideur des membres, roulement des yeux, déviation de la bouche, pupilles dilatées Il crie toute la nuit et refuse de prendre le sein. Lavement au chloral. Calomel. Bromure. Le calme se produit. Le thermomètre est à 38°.

Le 12 juin, l'enfant ne remue pas ses membres. On constate que les deux articulations du coude surtout à droite sont tuméfiées, douloureuses à la pression. Le gonflement occupe toute la circonférence du membre, remonte vers le bras de 3 centimètres environ, et descend sur l'avant-bras de deux travers de doigt. Les veines du pli du coude sont dilatées. Les membres inférieurs sont en flexion permanente.

Le début brusque de ces accidents avec convulsions du début et fièvre quoique légère, rapproché de l'existence d'accidents puerpéraux chez la mère, me firent regarder d'abord comme possible le développement d'accidents de même nature chez l'enfant : arthrite ou mieux encore ostéomyélite puerpérale. Cependant les jours suivants le thermomètre varie de 37°2 à 37°8 et le gonflement osseux au lieu d'aboutir à la suppuration, s'indure de plus en plus.

Ayant pu alors visiter la mère de l'enfant, j'apprends d'elle tout d'abord qu'il est de père inconnu. Cette femme nie absolument tout accident syphilitique soit avant, soit pendant la grossesse. Cependant nous constatons, localisées à la région du pli du coude droit, un certain nombre de cicatrices cuivrées, groupées en corymbes, paraissant avoir succédé à des lésions croûteuses. Il s'agit là, semble-t-il, d'après ces caractères, d'une éruption de la période secondo-tertiaire de la syphilis. Nous ne découvrons aucun autre stigmate de la syphilis. Mais nous obtenons ce renseignement d'une certaine importance, que l'enfant est né 15 jours avant le terme de la grossesse.

L'enfant est retiré du sein. Les jours suivants on constate une extension et une généralisation des lésions. Le gonflement de la région du coude ou mieux des extrémités inférieures de l'humérus et supérieures du radius et du cubitus, avec ectasie des veines sous-cutanées, est toujours plus marqué.

Le 18 juin : gonflement de l'extrémité inférieure du radius droit, avec douleur à la pression. Empâtement et douleur à la pression de la cuisse gauche à sa partie inférieure. L'enfant s'alimente très peu au lait d'ânesse. Il crie presque constamment, surtout au moindre contact. Pas de fièvre notable, le thermomètre varie entre 37 et 38°. On remarque une dilatation très frappante des veines sous-cutanées de la tête, du front et des tempes.

Le 2 juillet, le gonflement a augmenté à la partie inférieure du radius. Toujours le même aux deux régions du coude, surtout à droite. Les deux extrémités inférieures du fémur, surtout à gauche, sont également atteintes. L'enfant décline de plus en plus.

Le 4 juillet, aux lèvres desquamation et fissures de l'épithélium, qui ne pénètrent cependant pas dans le derme. Tache légèrement rosée avec desquamation furfuracée à l'angle interne du sourcil droit. Le 5, écoulement de pus sanguinolent par le nez, le lendemain, épistaxis. Le 7, l'épithélium des lèvres est plus soulevé. L'enfant baisse toujours. Il succombe le 8 juillet, âgé de moins de deux mois.

Autopsie. — *Squelette.* — Les membres supérieurs attirent notre attention. Le gonflement de la région du coude est dû aux extrémités des os seulement. L'articulation est saine. L'humérus droit est sectionné dans le sens de la longueur. Son extrémité supérieure paraît saine : point d'ossification net ; la couche chondro-calcaire ne paraît pas augmentée de hauteur, la moelle osseuse est intacte à l'œil nu. Il n'en est pas de même de l'extrémité inférieure. La moelle osseuse y est transformée en une substance gélatiniforme jaunâtre non purulente. Au-dessous, la couche chondro-calcaire est légèrement augmentée de hauteur. De plus, la substance compacte de la diaphyse est considérablement augmentée d'épaisseur, ce qui s'accentue d'autant plus qu'on approche de l'épiphyse inférieure. L'os y est entouré comme d'un véritable manchon ostéophytique à fibres nettement circulaires, nettement perpendiculaires aux fibres osseuses normales qu'elles entourent. Mêmes lésions du côté gauche mais un peu moins accentuées. Elles reproduisent absolument la description de la syphilis osseuse précoce de Parrot, dont la réalité reste indiscutable même pour ceux qui, à juste titre croyons-nous, n'admettent pas la théorie du même auteur relative à l'assimilation des lésions osseuses tardives de la syphilis et de celles du rachitisme.

Tous les os longs ainsi sectionnés dans le sens de leur longueur ont présenté des lésions analogues, inutiles à décrire à nouveau pour chacun d'eux ; elles occupaient, très développées : l'extrémité supérieure du radius et du cubitus des deux côtés, l'extrémité inférieure des radius, l'extrémité inférieure des deux fémurs, surtout du gauche, alors que la tête de ces os était aussi intacte que celle de l'humérus, l'extrémité supérieure des deux tibias, où elles étaient très accentuées.

Les côtes ne présentent rien d'anormal. La coupe antéro-postérieure des corps des vertèbres, du sacrum, de l'os iliaque en différents endroits ne fait non plus rien constater de particulier. La clavicule paraît saine.

Les os du crâne sont un peu épaissis dans leur ensemble, mais n'offrent ni ostéophytes localisés, ni lésions apparentes du diploé. Mais on note une tendance manifeste à la soudure prématurée des sutures par de fines aiguilles osseuses déjà nettement engrenées malgré l'âge de l'enfant. La mensuration du crâne donne les résultats suivants :

    Diamètre occipito-frontal . . . . 12 cent.
    Diamètre bi-pariétal . . . . 11 —

Encéphale. — Les méninges ne présentent pas de traces d'inflammation. Au moment où nous extrayons le cerveau, il s'écoule un liquide louche, que nous évaluons approximativement, n'ayant pu le recueillir, à 100 centimètres cubes environ.

Les circonvolutions sont affaissées surtout à la partie antérieure, congestionnées en arrière. Nous ouvrons l'hémisphère gauche et constatons une dilatation notable du ventricule latéral ; cette dilatation en forme de poche occupe seulement la partie fronto-pariétale du ventricule. L'épendyme qui forme la paroi de la poche est épaissi, ramolli avec brides saillantes formant un réticulum alvéolaire très comparable à la section d'une ruche d'abeilles. Les parois de cette cavité sont formées par la substance blanche de l'hémisphère, ramollie par imbibition, et en bas par le plancher des corps opto-striés, transformés eux-mêmes en un détritus pultacé, de couleur café au lait. Les coupes verticales de Pitres font cependant constater que cette altération n'occupe que la périphérie de ces noyaux correspondant au ventricule et n'envahit pas leur profondeur. J'ai dit que la poche hydrocéphalique n'occupait que la partie fronto-pariétale du ventricule. Elle ne communique en effet que par une ouverture arrondie en forme de diaphragme de 3 millimètres de diamètre avec le prolongement occipito-sphénoïdal absolument normal et nullement dilaté. Il y a donc un rétrécissement de la communication normale de la partie antéro-supérieure avec la corne occipito-sphénoïdale du ventricule. — L'hémisphère droit présente des lésions absolument analogues : dilatation ventriculaire, lésion de l'épendyme, ramollissement de la partie supérieure du corps opto-strié, mais moins accentués.

Le bulbe et la moelle paraissent intacts.

Poumons. — Quelques ecchymoses sous-pleurales.

Cœur et aorte. — Normaux.

Foie. — Rien de caractéristique.

Reins. — Un infarctus hémorrhagique très volumineux et 3 ou 4 plus petits. Les pyramides de Malpighi sont dessinées par des infarctus uriques. Mêmes lésions plus légères à gauche.

Testicules. — Sains en apparence ; un peu de liquide dans la vaginale droite.

Dans ces deux faits, la nature syphilitique des lésions ventriculaires ressort d'une part de leurs caractères propres, d'autre part de leur association avec d'autres lésions syphilitiques multiples, les unes observées pendant la vie, les autres constatées après la mort. Il s'agissait dans ces deux faits d'une syphilis d'une grande virulence, puisque dans un cas poumons, foie, reins, cerveau étaient pris simultanément, et dans le second tous les os, ou à peu près, présentaient à un degré intense les altérations caractéristiques si bien étudiées par Parrot.

Quant à la lésion cérébrale, elle consiste en une abondante *infiltration embryonnaire diffuse de l'épendyme et des corps opto-striés*. Cette inflammation spécifique détermine un ramollissement de la face supérieure des ganglions opto-striés et une dilatation des ventricules dont la paroi prend l'aspect alvéolaire. A un degré plus avancé cette tendance destructive aboutit à une fonte presque complète des ganglions cérébraux et de la substance blanche hémisphérique, en sorte que les diverses cornes ventriculaires sont réunies en une vaste cavité unique.

II. — Dans les formes moins aiguës, au lieu d'un ramollissement des parois ventriculaires, il existe du côté des ventricules un épaississement de l'épendyme avec tendance à la transformation fibreuse, une *épendymite chronique*, en un mot, qui relève très probablement aussi de la syphilis héréditaire. Les plexus choroïdes sont aussi généralement atteints.

D'une manière générale ces lésions ventriculaires ne sont point absolument rares dans la syphilis; c'est du moins l'opinion de plusieurs auteurs. Birch-Hirschfeld (1) entr'autres considère les épaississements inflammatoires de l'épendyme et des méninges, mentionnés dans certaines autopsies, comme étant probablement de nature syphili-

____

(1) Birch-Hirschfeld, *Traité d'anatomie pathologique.*

tique. Steffen (1) a trouvé dans un cas de syphilis héréditaire une inflammation des plexus choroïdes et de l'épendyme ; Virchow (2) également.

Dans l'hydrocéphalie on constate assez souvent des lésions de l'épendyme, ainsi que je l'ai déjà signalé (chap. XI) ;
parmi les causes qui peuvent les produire, la syphilis
héréditaire tient vraisemblablement le premier rang. Sandoz (3), chez trois syphilitiques hydrocéphales, a constaté à l'autopsie « une lésion constante de l'épendyme
ventriculaire et des plexus choroïdes. Dans les trois cas,
ces derniers sont gorgés de sang, œdémateux ; l'épendyme
est vascularisé, épaissi par places, mat, de couleur jaunâtre, semble recouvert de grains de sagou, ainsi que le
mentionne une des autopsies. » Récemment Haushalter et
Thiry (4) ont rapporté un cas d'hydrocéphalie latente chez
un hérédo-syphilitique, et ont étudié très complètement
les lésions ventriculaires.

Il s'agit, dans ce fait d'**Haushalter** et **Thiry**, d'un enfant de
6 mois, qui présente en premier lieu des accidents cérébraux, convulsions oculaires, mâchonnement, raideur de la nuque, vomissements, strabisme interne, déviation de la tête, contre lesquels,
quoique sans preuves de syphilis, on institue un traitement mercuriel. Ces symptômes cérébraux persistent en s'aggravant.

Puis surviennent des accidents nettement syphilitiques : coryza,
jetage, syphilide papulo-squameuse au niveau du menton ; plaques
muqueuses et fissures au niveau des lèvres. Erythème papuleux
cuivré généralisé. Desquamation intense.

L'enfant succombe 3 mois environ après le début des accidents.
A *l'autopsie* l'hydrocéphalie fut une trouvaille ; elle n'avait point

(1) In *Manuel des maladies de l'enfance* de Gerhardt, t. V.
(2) Virchow, *Les tumeurs*, t. II.
(3) Sandoz, *loc. cit.*
(4) Haushalter et Thiry, *loc. cit.* Obs. I du mémoire.

été décelée pendant la vie par le développement du crâne. Les ventricules,considérablement dilatés, contenaient environ 200 grammes de liquide clair ; l'épaisseur de la substance cérébrale n'était que de 1 à 1 cent. 1/2. L'épendyme ventriculaire est lisse, sauf dans la région frontale, où il a l'aspect chagriné ; les plexus choroïdes sont saillants, normalement développés.

EXAMEN MICROSCOPIQUE. — Les plexus choroïdes normaux dans leur partie périphérique, présentent à leur partie centrale une zone épaisse composée de tissu conjonctif fasciculé, ondulé, serré ; la paroi des vaisseaux y est totalement transformée en tissu conjonctif fibreux, et leur lumière est en plusieurs points totalement obstruée. Entre cette zone fibreuse et la zone périphérique se trouve une zone intermédiaire, constituée par du tissu conjonctif moins dense, des fibres fusiformes et des cellules embryonnaires.

La surface ventriculaire des corps opto-striés examinée sur coupes, est épaissie, fortement colorée, d'aspect fibroïde, transformée en tissu conjonctif fasciculé, contenant dans ses mailles des cellules rondes en nombre considérable, accumulées surtout autour de quelques vaisseaux. Cette couche fibroïde, riche en petits vaisseaux, est tapissée à la surface épendymaire par plusieurs couches stratifiées de cellules rondes.

Dans ce cas les lésions se présentent, sauf leur degré moindre d'acuité, très analogues à celles que j'ai décrites comme nature et comme localisation ; un point intéressant en outre, était la transformation fibreuse partielle des plexus choroïdes.

Dans les hydrocéphalies de nature syphilitique, l'abondance du liquide varie naturellement avec la durée de la maladie. Dans mes observations et dans celles de Sandoz il présentait les caractères des sécrétions inflammatoires ; il est souvent jaunâtre, fortement ou légèrement trouble suivant l'acuité du processus, mais il peut être clair.

Dans ces mêmes hydrocéphalies syphilitiques, les os du

crâne sont plutôt épaissis. Ils peuvent présenter des pertes de substance osseuse (Sandoz), ailleurs de la tendance à l'oblitération prématurée des sutures (obs. person.).

III

Les formes que je viens de décrire n'épuisent pas vraisemblablement la totalité des hydrocéphalies hérédosyphilitiques.

I. — La syphilis héréditaire peut produire des lésions cérébrales complexes dans lesquelles, par exemple, artérite cérébrale, sclérose, épendymite associées, se compliquent quelquefois d'hydrocéphalie. Il en était ainsi dans le fait suivant :

Angel Money (1) rapporte l'observation d'un enfant de 11 mois atteint d'hydrocéphalie. Le crâne était natiforme, la racine du nez déprimée, la rate fort développée. Il y avait aussi une choroïdite disséminée. Les parents étaient syphilitiques. L'enfant s'améliora beaucoup ; il paraissait être tout à fait bien portant, lorsque le 18 août 1888 il survint une hémiplégie gauche, puis le 11 octobre une hémiplégie droite, et il succomba le 19 octobre à l'âge de 4 ans,

A l'*autopsie* on trouva le cerveau et la dure-mère adhérents dans toute leur étendue, mais ces adhérences n'étaient pas bien solides. Les artères étaient fort malades. La substance cérébrale était atrophiée et sclérosée. Cette atrophie et sclérose étaient surtout marquées dans les régions irriguées par les artères les plus malades. La dure-mère avait 4 lignes d'épaisseur dans la région temporale et avait la structure d'un fibrome. L'*épendyme* avait un aspect granuleux dû à la formation de granulations composées de petits noyaux arrondis très serrés.

(1) Angel Money, Méningite chronique et atrophique chez les enfants. *British med. Journal*, 1889.

II. — L'hérédo-syphilis peut déterminer du côté de la dure-mère une pachyméningite subaiguë ou chronique. Or, ainsi qu'il va être dit dans le chapitre suivant, la pachyméningite est le plus souvent l'origine de cette forme très spéciale d'hydrocéphalie décrite sous le nom d'hydrocéphalie externe ; celle-ci serait donc, dans quelques cas au moins, d'origine syphilitique.

Caractères cliniques de l'hydrocéphalie hérédo-syphilitique.

Le *début* des hydrocéphalies hérédo-syphilitiques est ordinairement précoce. En effet, dans les hydrocéphalies du premier groupe sous la dépendance d'un trouble d'évolution l'affection est forcément congénitale ; dans celles qui relèvent de lésions syphilitiques, le début de l'hydrocéphalie coïncide avec le développement de ces lésions, or celles-ci, si elles ne sont pas congénitales, se développent ordinairement peu après la naissance. Donc, dans la grande majorité des cas, l'hydrocéphalie hérédo-syphilitique est déjà manifeste dans les trois premiers mois de la vie. Cette règle n'est pas absolue : c'est ainsi que dans une observation rapportée par Vaquié, elle n'était pas encore apparente à l'âge de 6 mois. On peut même prévoir la possibilité d'un développement plus retardé encore dans des cas de syphilis cérébrale héréditaire tardive.

Les relations de l'hydrocéphalie avec les autres accidents syphilitiques présentent le plus grand intérêt.

1° Les accidents syphilitiques de la peau et des muqueuses peuvent précéder de plusieurs semaines l'apparition de l'hydrocéphalie.

2° Dans quelques faits il y a développement simultané des deux ordres d'affection.

3° Dans certains cas enfin les signes apparents de l'hydrocéphalie peuvent précéder les autres manifestations extérieures de la syphilis héréditaire. J'ai vu, dans un cas, le développement de l'hydrocéphalie suivi un mois et demi après son début de l'explosion de symptômes syphilitiques les plus avérés. Ainsi donc *l'hydrocéphalie peut être la première manifestation apparente de la syphilis héréditaire*. Cette proposition entraîne en pratique des conséquences importantes sur lesquelles j'insisterai plus loin.

4° Les manifestations extérieures de la syphilis héréditaire peuvent manquer complètement. C'est alors qu'il faut rechercher, ainsi que l'a recommandé Elsner, l'état du foie et de la rate ; l'hypertrophie de ces deux organes ou de l'un des deux seulement sera un signe de présomption d'une syphilis latente.

5° Enfin certaines hydrocéphalies para-syphilitiques peuvent évoluer sans qu'à aucun moment la syphilis se traduise par quelque symptôme appréciable. Dans ces cas la recherche des antécédents héréditaires, l'enquête sur les grossesses précédentes et l'existence d'avortements antérieurs peuvent apporter des éléments de probabilité pour le diagnostic.

Les *symptômes* et *signes physiques* des hydrocéphalies syphilitiques ne présentent en eux-mêmes rien de caractéristique. Dans une de mes observations, une synostose prématurée empêcha la dilatation de la boîte crânienne et l'hydrocéphalie resta latente.

La *marche* de l'hydrocéphalie syphilitique varie suivant la forme dont il s'agit :

1° Lorsque l'hydrocéphalie d'*origine* syphilitique est le résultat d'un trouble d'évolution, la marche de l'affection est celle de l'hydrocéphalie congénitale sans caractère différentiel.

2° Dans les hydrocéphalies de *nature* syphilitique on doit distinguer deux formes cliniques. Dans certains cas il s'agit d'hydrocéphalies aiguës peut-on dire, tels les faits que j'ai relatés, survenant dans le cours d'une syphilis à grande virulence, débutant par des accidents convulsifs et évoluant rapidement, quelquefois en moins d'un mois. Ailleurs il s'agit de formes subaiguës à symptômes moins graves, permettant une survie de quelques mois, quelquefois même à marche chronique.

La mort est la *terminaison* habituelle de l'affection. Elle peut être la conséquence de la syphilis autant et plus quelquefois que de l'hydrocéphalie. Cependant on a rapporté quelques cas d'arrêt de la maladie, d'amélioration ou de guérison par un traitement spécifique ; je reviendrai ultérieurement sur ces faits.

CHAPITRE XIV

PACHYMÉNINGITE ET HÉMORRHAGIES MÉNINGÉES. L'HYDROCÉPHALIE EXTERNE.

Les travaux de Legendre. — Le kyste hydrocéphalique sus-arachnoïdien. — Pathogénie de l'hydrocéphalie externe. Antériorité
des lésions des méninges. Hémorrhagie méningée et origine
hématique de l'hydrocéphalie externe. — Évolution clinique.

J'ai dit antérieurement qu'il convenait de réserver cette
dénomination d'hydrocéphalie externe aux épanchements
siégeant primitivement dans l'espace sus-arachnoïdien,
et qu'il y a lieu de les distinguer très nettement de certains
épanchements sous-arachnoïdiens qui constituent de simples accidents de l'hydrocéphalie ventriculaire. L'hydrocéphalie externe, contrairement à l'hydrocéphalie ventriculaire, ne dépend en rien de troubles dans la circulation du
cerveau ou la sécrétion du liquide céphalo-rachidien. Au
point de vue pathogénique, on doit donc admettre que c'est
l'arachnoïde qui constitue la limite de l'hydrocéphalie
interne, qu'elle soit ventriculaire ou accidentellement
extra-ventriculaire, et de l'hydrocéphalie externe proprement dite toujours sus-arachnoïdienne.

Comprise ainsi, l'hydrocéphalie externe est incontestablement d'une grande rareté. C'est Legendre (1) en 1846

(1) Legendre, *Recherches anatomo-pathologiques et cliniques sur quelques
maladies de l'enfance*, 1846.

qui en a donné la première description un peu nette et en
a en même temps établi la pathogénie. Elle est essentiellement caractérisée par un épanchement de sérosité, généralement enkysté, au-dessus de l'arachnoïde (dans la
cavité de l'arachnoïde, disait-on autrefois), et dont la
quantité peut varier dans d'assez grandes proportions. Je
crois utile d'en citer quelques exemples.

Une observation ancienne de **Bérard** jeune (1), concerne un
enfant de 15 mois. La mère ne put renseigner sur l'époque du début
de l'ampliation du crâne. Cette ampliation s'était faite graduelle-
ment. L'enfant était aveugle et sourd. La tête avait le volume d'une
tête d'adulte. La marche chronique de l'affection fut interrompue
par des accidents aigus, convulsions, contractures, qui amenèrent
la mort.

Autopsie. — Après division des téguments et de la dure-mère au
niveau de la fontanelle, il s'écoula un jet de sérosité rougeâtre.
L'incision agrandie, il fut reconnu que le liquide occupait la cavité
de l'arachnoïde. La quantité de liquide s'élevait à 24 onces environ.

Le cerveau était bien conformé.

L'épanchement occupait seulement la voûte du crâne ; il était
borné, à la circonférence de la base, par des adhérences entre les
deux feuillets de l'arachnoïde. « Le feuillet profond n'adhérait nullement à la pie-mère sous-jacente dans toute l'étendue de la face
supérieure du cerveau. Ces deux membranes étaient accidentellement contiguës, comme elles le sont à la face inférieure du cerveau
et du cervelet ; cela simulait en haut une seconde cavité de l'arachnoïde. Mais une dissection attentive des parties démontra que ce
feuillet libre par ses deux faces, interposé au liquide épanché et à la
suture du cerveau, se continuait sans interruption avec la lame
profonde du feuillet viscéral de l'arachnoïde et de la base du crâne.
Du reste il n'y avait pas une quantité appréciable de sérosité entre
ce feuillet et la pie mère, tandis que, comme on le sait, c'est dans
cet intervalle et dans les ventricules que se trouve enfermé le fluide
céphalo-rachidien. »

(1) Bérard (jeune), Hydrocéphalie chronique ayant son siège dans la
cavité de l'arachnoïde. *Gaz. méd. de Paris*, 1834.

Dans l'observation III du mémoire de **Legendre** l'affection avait débuté à l'âge de 8 mois par des accidents cérébraux accompagnés de fièvre, qui persistèrent pendant huit jours. Depuis ces accidents, que les parents caractérisèrent du nom de fièvre cérébrale, la tête de l'enfant a acquis un volume anormal. Les yeux sont en strabisme convergent.

A 2 ans, la tête est volumineuse ; son périmètre occipito-frontal mesure 47 centimètres. Fontanelles làrgement ouvertes ainsi que les sutures fronto-pariétales. Pariétaux saillants. Frónt bombé. Aspect de l'hydrocéphalie. Mort par pneumonie catarrhale.

A l'*autopsie*, il s'échappe de la cavité arachnoïdienne 300 grammes de sérosité d'un rouge très prononcé. « La face interne de l'arachnoïde est revêtue dans toute son étendue par une membrane de nouvelle formation qui, après avoir tapissé l'arachnoïde pariétale, se réfléchit sur le cerveau qu'elle enveloppe et forme ainsi un vaste kyste dans l'intérieur duquel était contenue la sérosité sanguinolente. » Le feuillet qui correspond à l'arachnoïde est lisse et poli. Il n'y a pas d'adhérence entre l'arachnoïde cérébrale et le feuillet du kyste qui lui correspond. Le feuillet pariétal adhère au contraire à la dure-mère par un tissu cellulaire extrêmement fin. Le kyste s'arrête au niveau des pédoncules du cerveau et ne se prolonge pas sur l'arachnoïde du cervelet. A la convexité et de chaque côté de la faux, les deux feuillets sont écartés l'un de l'autre transversalement de 3 à 4 centimètres.

L'observation IV du mémoire de Legendre est très analogue à la précédente.

Je n'ai rien changé dans la relation de ces faits aux expressions employées par Bérard et Legendre d'après les notions anatomiques de l'époque concernant l'arachnoïde ; on n'admet plus actuellement l'existence d'une cavité arachnoïdienne comprise entre deux feuillets.

J'ai observé moi-même un cas typique d'hydrocéphalie externe.

OBSERVATION XII. — *Hydrocéphalie externe.*

Un enfant, né le 13 mars 1893 de parents inconnus, entre dans mon service le 4 décembre. Pas de renseignements sur le début de l'affection.

A son entrée, l'enfant, âgé de près de 9 mois, présente tous les caractères de l'hydrocéphalie. La tête est volumineuse. Le front surplombe les yeux, les pariétaux sont écartés, les sutures persistantes et larges, les fontanelles saillantes. Les globes oculaires sont abaissés, les cornées dirigées en bas, recouvertes dans leur moitié inférieure par la paupière inférieure. Les mensurations donnent :

> Circonférence occipito-frontale. . . . . . . 43 cent. 5
> De la racine du nez à la protubérance occipitale externe . . . . 29 »
> D'un conduit auditif à l'autre . . . . . . 29 » 5
> Diamètre occipito-frontal. . . . . 14 » 5
> Diamètre bi-pariétal. . . . . 12 » 7

Pas de strabisme. Le nez est écrasé, avec écoulement muco-purulent. Orifices des narines légèrement excoriés. Petites cicatrices violacées de 2 à 3 millimètres de diamètre autour de l'anus. Pas d'adénopathie. Traitement au sirop de Gibert, remplacé bientôt à cause de vomissements par des frictions mercurielles. Les jours suivants l'écoulement du nez diminue.

Mais au commencement de janvier 1894, l'écoulement redevient purulent et sanguinolent. L'enfant s'amaigrit, les fontanelles s'affaissent et la mort arrive le 14 janvier.

AUTOPSIE. — Le crâne aminci se laisse couper comme du parchemin. Dès l'ouverture de la boîte crânienne il s'écoule une certaine quantité (250 c.c. environ) d'un liquide légèrement citrin, nullement sanguinolent. La calotte crânienne enlevée, le cerveau apparaît en place dans les fosses crâniennes. Le liquide occupait donc un espace situé au-dessus du cerveau. Cet espace est limité en haut par la dure-mère épaissie et revêtue à sa face interne de membranes de nouvelle formation, en bas par des néo-membranes également épaisses dont il est impossible de distinguer l'arachnoïde ; cette paroi inférieure du kyste hydrocéphalique avait contracté adhérences au cerveau, au niveau des extrémités de la scissure interhémisphérique. Ces néo-membranes sont surtout épaisses au niveau des lobes

frontaux et dans la région du chiasma. La cavité est traversée par
des veines gorgées de sang se rendant de la pie-mère au sinus longitudinal.

Le cerveau, normal en apparence, pèse 500 grammes. Les ventricules sont très légèrement dilatés et contiennent une petite quantité
de liquide. L'épendyme paraît intact ; mais les veines sous-épendy-
maires sont gorgées de sang.

Les poumons présentent des noyaux de broncho-pneumonie avec
atélectasie et emphysème.

Dans les fosses nasales la muqueuse est plutôt anémiée.

Caractères anatomiques de l'hydrocéphalie externe.

Fait essentiel, dans l'hydrocéphalie externe le cerveau
est normal ; il paraît seulement comprimé par le kyste,
comme l'est le poumon refoulé par un épanchement pleu-
rétique. Il peut y avoir un peu de sérosité dans les ventricules, mais en quantité minime ; de même dans l'espace
sous-arachnoïdien. J'ai constaté quelques adhérences entre
l'arachnoïde et la surface des hémisphères ; il n'en existe
généralement pas.

L'épanchement est collecté au-dessus de l'arachnoïde
dans un espace nettement enkysté. Cette poche extra-cé-
rébrale sus-arachnoïdienne est constituée par deux feuillets, l'un interne au-dessus de l'arachnoïde, l'autre externe
nettement adhérent à la face interne de la dure-mère par
un tissu cellulaire fin, dit Legendre. La cavité du kyste
est traversée par des veines qui s'échappent de la partie
supérieure de la pie-mère, pour se rendre à la partie correspondante du sinus longitudinal supérieur et tiraillent
le cerveau qu'elles font saillir (Rilliet et Barthez).

La capacité du kyste est très variable. Quelquefois considérable, il descend en avant jusqu'au niveau du chiasma, en arrière il peut s'étendre sur la face supérieure du cervelet ou s'arrêter à son niveau, latéralement il descend plus ou moins loin sur les fosses latérales du crâne. En tous cas, c'est toujours au niveau de la faux du cerveau que ses parois présentent leur maximum d'écartement. Les plus petits kystes se présentent sous la forme d'un espace triangulaire dont la base correspond à la faux du cerveau.

La quantité du liquide est naturellement en rapport avec la capacité du kyste. Dans le fait de Bérard il y en avait 720 grammes (24 onces), dans mon observation 250 grammes environ ; mais cette quantité peut rester bien inférieure à ces chiffres. Ce liquide peut être absolument citrin ; il est très fréquemment rougeâtre et constitué par de la sérosité sanguinolente. Sa composition chimique n'a pas été jusqu'ici nettement établie, c'est une lacune à combler. Le fait saillant paraît être la richesse du liquide en albumine, même dans les cas où il est limpide et transparent ; c'est là un caractère important qui différencie l'hydrocéphalie externe de la plupart des hydrocéphalies ventriculaires et doit être tenu pour un élément de diagnostic de premier ordre.

Pathogénie et étiologie.

L'épanchement hydrocéphalique n'est point le fait primitif dans le processus de l'hydrocéphalie externe. C'est ce que Legendre a bien établi, et dans les faits par lui ob-

servés il put démontrer que cet épanchement résultait de
la transformation d'hémorrhagies méningées. Pour lui « ces
hémorrhagies constituaient le fait primitif, puis secondairement se formaient les parois du kyste, production membraneuse secondaire ».

Les hémorrhagies méningées ne reconnaissent pas toutes
une pathogénie identique. Il en est très probablement qui
se produisent primitivement sans lésions méningées antérieures. Mais dans un grand nombre de cas l'hémorrhagie
est elle-même un fait secondaire, consécutive à des altérations actuellement bien connues du côté des méninges.
Déjà Cruveilhier admettait une phlegmasie pseudo-mem-
braneuse de l'arachnoïde pariétale comme point de départ
des hémorrhagies arachnoïdiennes. Ultérieurement Virchow, après avoir nié l'existence d'un feuillet pariétal de
l'arachnoïde, démontra que les fausses membranes constatées, loin d'être une production secondaire, étaient au
contraire la lésion primitive, produit d'une inflammation
de la dure-mère à forme subaiguë, d'une pachyméningite.
Ces néo-membranes qui se développent à la face interne
de la dure-mère, notamment au niveau de la faux, simples
ou stratifiées, sont parcourues de vaisseaux fragiles qui se
coupent facilement ; ainsi se forment, dans l'épaisseur des
néo-membranes ou dans l'intervalle de leurs couches su-
perposées, des épanchements sanguins plus ou moins
abondants qui peuvent être le point de départ d'hydrocéphalies externes. — Ailleurs on a constaté des lésions de
l'arachnoïde, des infiltrations gommeuses de la pie-mère.
En tous cas, le fait qui commande l'ensemble du processus
morbide et qui domine la pathogénie de l'hydrocéphalie

externe c'est l'existence de lésions méningées et en première ligne la pachyméningite.

L'épanchement hydrocéphalique peut-il être la conséquence directe et immédiate de ces lésions méningées ? La chose ne paraît pas impossible à la lecture de certaines observations, dans lesquelles le liquide est signalé comme absolument clair et limpide. Mais dans un grand nombre de cas, dans les faits de Legendre entr'autres, un épanchement hémorrhagique apparaît bien dans la succession des lésions comme l'intermédiaire entre les lésions méningées et l'épanchement hydrocéphalique ; la présence de caillots, de sérosité sanguinolente dans ces cas ne peut laisser de doute sur le fait que l'hydrocéphalie externe résulte de la transformation d'un foyer sanguin. « En vertu de quelle force la quantité de sérosité sanguinolente épanchée dans les premiers temps continue-t-elle à s'accroître ? C'est ce qu'il est difficile de déterminer », dit Legendre. Les conditions en effet qui, dans quelques hémorrhagies méningées, déterminent la transformation de l'épanchement sanguin en épanchement hydrocéphalique nous restent inconnues. L'abondance notamment de l'épanchement hydrocéphalique secondaire ne paraît nullement en rapport avec l'abondance de l'hémorrhagie primitive. Entre les feuillets de la néo-membrane décollés par un foyer sanguin même limité, il semble que l'épanchement hydrocéphalique puisse dans quelques cas, se dégageant de sa cause première, acquérir une certaine autonomie et évoluer pour son propre compte.

Les *causes* de l'hydrocéphalie externe sont donc celles de l'hémorrhagie méningée et de la pachyméningite. Celles-ci

se produisent surtout chez des enfants débiles, rachitiques, affaiblis par des fièvres ou par la rougeole. A cette
étiologie assez vague il faut ajouter l'influence de l'hérédo-
syphilis. Je l'ai admise dans mon observation XII. Elle a
été incontestable dans une observation récente de Haushalter et Thiry, qui ont surpris dans sa première période
l'évolution du processus morbide. Dans ce fait, un peu
particulier il est vrai, la lésion primitive consistait en une
infiltration gommeuse de la pie-mère avec arachnoïdite
diffuse très prononcée, le liquide abondant trouvé à l'autopsie dans la cavité arachnoïdienne (*sic*) était louche, d'une
couleur chocolat clair, indice probable de son origine hématique.

Voici les points principaux de cette observation de **Haushalter
et Thiry** (1) : Enfant de 4 mois présentant les signes incontestables
d'une syphilis héréditaire : sur le front, les paupières, le menton
etc. petites papules cuivrées, confluentes ; sur les membres et le
tronc, syphilides papulo-squameuses discrètes ; coryza purulent sanguinolent. Traitement mercuriel.

Un mois après, accidents cérébraux, convulsions, nystagmus, raideur légère de la nuque et des membres. Le crâne augmente considérablement de volume avec saillie des bosses frontales et pariétales et élargissement des fontanelles. Mort 20 jours après le début
des accidents cérébraux.

Autopsie. — Après ouverture de la boîte crânienne, la dure-mère
paraît fluctuante ; après section de la dure-mère on voit le cerveau
affaissé, entouré de toute part par un liquide louche, couleur
chocolat clair ; le cerveau plonge dans ce liquide comme dans un
bocal ; la quantité de liquide peut être évaluée environ à 200 grammes.— La pie-mère est louche et présente le long des vaisseaux des
traînées jaunes ou de petites plaques épaisses, dures.— Pas de dilatation notable des ventricules, pas de lésion appréciable des plexus
choroïdes et de l'épendyme.

(1) Haushalter et Thiry, *loc. cit.* Obs. II du mémoire.

A l'examen microscopique : Infiltration de la pie-mère par des cellules rondes, surtout dans sa partie externe où elle est accolée au feuillet viscéral de l'arachnoïde ; au niveau des petits nodules, la paroi des vaisseaux est totalement infiltrée de cellules rondes, au milieu d'une gangue épaisse de cellules amorphes.

Caractères cliniques de l'hydrocéphalie externe.

Un caractère important de cette forme d'hydrocéphalie, c'est son évolution habituelle en deux périodes.

Dans la *première période*, ce sont les symptômes de la pachyméningite ou de l'hémorrhagie méningée que l'on constate. Tantôt le début est aigu, il peut même s'accompagner de fièvre (Legendre) ; il se caractérise par des contractures généralisées ou prédominantes aux extrémités et fréquemment par des convulsions ; assez souvent en même temps existent des vomissements, de la somnolence, du coma. Il n'y a pas de paralysie proprement dite. En présence de ce processus aigu, on a souvent diagnostiqué une méningite tuberculeuse.— A côté de cette forme aiguë, il existe une forme latente qui ne se manifeste par aucun symptôme cérébral bien défini.— Entre ces deux évolutions si différentes, l'hémorrhagie méningée présente tous les intermédiaires : la maladie, disent Rilliet et Barthez, peut être aiguë, lente, continue, discontinue, fébrile, apyrétique etc. — L'hémorrhagie méningée se termine généralement par la mort à une période plus ou moins rapprochée du début. Les faits suivants seuls nous intéressent.

Dans une *seconde période* on assiste au développement de l'hydrocéphalie secondaire. La tête augmente progressivement de volume ; le crâne se dilate assez régulièrement dans tous les sens, commé dans toute hydrocéphalie chronique, sans qu'aucun caractère objectif permette de différencier cette forme si spéciale. Les troubles de la vision, l'arrêt du développement intellectuel, sont également habituels.

Cette période hydrocéphalique est essentiellement chronique ; elle avait de 8 à 30 mois de durée dans les observations de Legendre.

La mort survient souvent par maladie accidentelle. Toutefois Legendre croit « que cette variété d'hydrocéphalie, une fois qu'elle a acquis son summum de développement, a une tendance naturelle à diminuer et à se terminer par la guérison ». Il s'appuie pour émettre cette hypothèse sur la tendance à l'accolement, dans certains faits, des deux parois du kyste et la formation de foyers isolés, circonscrits, secondaires à cet accolement ; enfin dans un cas il aurait observé pendant la vie la diminution spontanée du volume de la tête. Quoi qu'il en soit de cette tendance naturelle à la guérison, le pronostic reste toujours grave au point de vue de l'intelligence.

L'hydrocéphalie externe peut quelquefois compliquer l'hydrocéphalie ventriculaire. Dans une observation de Bourneville (1) l'autopsie fit constater en même temps qu'un épanchement ventriculaire, l'existence d'une hydrocéphalie externe nettement enkystée. L'association de ces deux formes d'hydrocéphalie ne saurait être reconnue pendant la vie.

____

(1) *Loc. cit.* Observ. IX du mémoire.

CHAPITRE XV

LE DIAGNOSTIC DE L'HYDROCÉPHALIE

Diagnostic des hydrocéphalies aiguës. — Méningite tuberculeuse. — Syphilis cérébrale héréditaire.— Hémorrhagie méningée.
Diagnostic des hydrocéphalies chroniques. -- Dimension et développement de la tête à l'état normal de la naissance à l'âge adulte ; recherches de Bonnifay.— Les éléments du diagnostic : Les dimensions de la tête, son développement, sa forme. — Les hydrocéphalies latentes. — Les macrocéphalies : L'hyperostose du crâne. L'hypertrophie du cerveau. Le crâne rachitique.
Diagnostic de l'hydrocéphalie interne et de l'hydrocéphalie externe.

Hydrocéphalies aiguës.

Au milieu des symptômes d'une encéphalopathie aiguë de l'enfance, il est ordinairement très délicat de reconnaître à son début le développement d'une hydrocéphalie aiguë. Les signes physiques qui dénotent l'augmentation de pression intra-crânienne, la saillie de la fontanelle notamment, d'autre part le degré marqué des symptômes de dépression cérébrale sont les meilleurs éléments de diagnostic. Les affections cérébrales qui s'accompagnent également d'augmentation de pression intra-crânienne sont naturellement celles qui créent le plus de difficultés au diagnostic différentiel.

Tout d'abord la *méningite tuberculeuse*. On sait qu'elle n'est pas aussi rare dans la première enfance qu'on l'a cru pendant longtemps ; mais elle y évolue sous des formes atypiques qui la rendent souvent plus méconnaissable encore que dans la seconde enfance. Les difficultés du diagnostic différentiel peuvent naître de l'allure symptomatique de l'affection. D'une part, certaines méningites tuberculeuses s'accompagnent d'un épanchement abondant (forme hydrocéphalique) avec élévation de la pression intra-crânienne, qui se traduit par des signes objectifs analogues à ceux de l'hydrocéphalie aiguë. D'autre part, certaines hydrocéphalies aiguës ou subaiguës, à début traînant, à période prodromique prolongée, revêtent par plusieurs points la physionomie de la méningite tuberculeuse.

C'est souvent dans les conditions de développement des deux affections qu'il faut chercher les meilleurs éléments d'appréciation. L'hydrocéphalie aiguë survient généralement comme manifestation secondaire d'un état infectieux généralisé, notamment d'infections gastro-intestinales, ou d'infections locales, d'origine otique par exemple. Par contre, l'apparition quelquefois assez brusque des symptômes cérébraux de la méningite tuberculeuse est le plus souvent précédée d'une période plus ou moins longue pendant laquelle l'enfant s'amaigrit et dépérit ; on doit rechercher dans ces cas les signes physiques qui peuvent traduire l'existence de quelque tuberculose locale (ganglions bronchiques, poumons) et plus encore les signes de la tuberculose généralisée chez le jeune enfant, hypertrophie de la rate et du foie, micropolyadénopathie, etc.

Enfin, pour fixer le diagnostic, reste la ressource de la ponction lombaire. La teneur du liquide en albumine est généralement plus élevée dans la méningite tuberculeuse que dans l'hydrocéphalie aiguë ; il ne faudrait pourtant pas attacher trop d'importance à ce caractère. La recherche du bacille tuberculeux dans le liquide a une bien autre valeur. Si son absence ne fournit que des probabilités contre l'existence d'une méningite tuberculeuse, sa présence par contre est absolument démonstrative.

J'ai décrit une forme aiguë de *syphilis cérébrale héréditaire* précoce donnant lieu au développement rapide d'une hydrocéphalie ventriculaire. Les accidents cérébraux coïncidaient avec d'autres manifestations syphilitiques qui témoignaient de leur nature.

L'hémorrhagie méningée présente à son début bien des caractères communs avec l'hydrocéphalie aiguë. Survenant assez souvent comme complication d'états infectieux ou cachectiques, s'accompagnant quelquefois de fièvre, produisant de la contracture des extrémités, de l'assoupissement, du coma, elle détermine aussi généralement un certain degré d'exagération dans la pression intra-crânienne.

La brusquerie du début appartient plutôt à l'hémorrhagie méningée ; mais dans les formes où celle-ci évolue insidieusement, le diagnostic sera rarement possible. La marche ultérieure de la maladie est le plus souvent différente dans les deux cas. L'hémorrhagie méningée détermine souvent rapidement la mort, tandis que les signes de l'hydrocéphalie aiguë s'accentuent. Mais il existe des faits d'hémorrhagies méningées qui peuvent aboutir au bout de quelque temps à cette forme spéciale d'hydrocéphalie décrite dans le chapitre précédent sous le nom d'hydrocéphalie interne, et je considère à peu près impossible le diagnostic différentiel entre l'hydrocéphalie interne aiguë ou subaiguë et l'hydrocéphalie externe consécutive à l'hémorrhagie méningée ; j'indiquerai tantôt les éléments d'appréciation lorsque la maladie a passé à l'état chronique.

Hydrocéphalies chroniques.

Dans l'hydrocéphalie aiguë, l'existence de symptômes cérébraux attire tout d'abord l'attention, et le développement de la tête n'apparaît que secondairement, précisant la nature du processus morbide. Par contre, dans l'hydrocéphalie chronique avant l'apparition de symptômes cérébraux c'est le volume de la tête qui attire l'attention, c'est quelquefois son développement rapide. Les parents sont les premiers souvent à trouver que leur enfant présente une tête trop grosse ; la mère constate que les bonnets de l'enfant deviennent trop petits d'un jour à l'autre. A une certaine période et à un certain degré, les caractères de l'hydrocéphalie deviennent si manifestes que le diagnostic s'impose à première vue. Au début par contre et dans certaines hydrocéphalies légères, ce diagnostic peut être difficile ; il doit se baser sur l'étude des caractères de la tête, de ses dimensions, de son accroissement progressif, de sa forme. Mais une appréciation n'est possible que par la comparaison de ces caractères avec les conditions de l'état normal.

Dimensions et développement de la tête à l'état normal. — L'étude du développement de la tête depuis la naissance jusqu'à l'âge adulte au point de vue céphalométrique vient d'être faite récemment par **J. Bonnifay** (1) dans sa thèse inaugurale. Parmi les auteurs qui avant lui ont étudié cette question, il faut citer surtout Quételet (2) dans son remarquable ouvrage sur l'anthropométrie ; malheureusement en énonçant ses résultats quant aux mensurations de la tête (diamètre antéro-postérieur, diamètre par les tempes, circonférence par les orbites), cet auteur n'indique pas son manuel opératoire, ni les points de repère qu'il a choisis. C'est à Marseille, c'est-à-dire dans une grande ville dont la population est loin de représenter ce que les anthropologistes appellent une race pure, que se sont poursuivies les études de Bonnifay ; elles ont porté sur 1093 sujets appartenant à la population moyenne, soldats, population des écoles, des asiles et des crèches, avec élimination des malades. Les mensurations faites au compas d'épaisseur et au ruban métrique ont été prises d'après les points de repère suivants :

1° Diamètre antéro-postérieur de la glabelle au point occipital maximum.

2° Diamètre transverse maximum, au voisinage des bosses pariétales.

---

(1) J. Bonnifay, *Du développement de la tête au point de vue de la céphalométrie depuis la naissance jusqu'à l'âge adulte*. Thèse de Lyon, 1897.

(2) Quételet, *Anthropométrie*, Bruxelles, 1870.

3° Circonférence horizontale, passant par les extrémités du diamètre antéro-postérieur maximum.

4° Demi-circonférence transversale supérieure, prise du rebord supérieur d'un conduit auditif externe à l'autre.

5° Demi-circonférence antéro-postérieure, de la glabelle à l'inion.

Le tableau (p. 287) donne les résultats auxquels l'auteur est arrivé pour les dimensions moyennes de la tête aux différents âges.

Ces chiffres ne constituent que des moyennes et je vais indiquer dans quelle limite ils peuvent être utilisés pour le diagnostic.

Les éléments du diagnostic. — 1° DIMENSIONS DE LA TÊTE. — Elles constituent une première indication pour le diagnostic ; frappantes souvent à première vue, elles doivent être vérifiées par des mensurations précises. Elles sont toutefois insuffisantes par elles seules à fixer le diagnostic. Ces dimensions peuvent en effet dépasser sensiblement la moyenne sans qu'on soit en droit de conclure à l'hydrocéphalie. Bonnifay a insisté sur l'étendue des variations que l'on peut rencontrer dans le même âge ; en partie en rapport avec la taille des sujets et avec le sexe, ces variations dépendent surtout de conditions purement individuelles. La circonférence horizontale est de toutes les dimensions celle qui permet le mieux d'apprécier dans son ensemble le volume de la tête ; or ses différences sont très grandes chez les sujets de même âge ainsi que le prouvent les chiffres suivants, donnant à côté des moyennes générales les maxima et les minima constatés (p. 288).

Dimensions moyennes de la tête aux différents âges (1) (J. Bonnifay)

AGE	Taille	Circonférence horizontale	Demi-circonférence transversale	Demi-circonf. antéro-postᵉʳᵉ	Diamètre transverse	Diamètre antéro-postᵉʳ	Indice céphalique
Naissance à 15 jours.	49 cm 50	343 mm 9	213 mm 1	212 mm 5	93 mm 4	116 mm 3	80. 44
15 jours à 2 mois . . .	55. 1	368. 7	223. 2	228. 6	99. 1	126. 3	78. 20
3 mois à 4 mois. . .	58. 7	388. 8	245. 5	246. 1	106. »	132. 7	79. 93
6 mois à 1 an	66. 09	429. 8	265. 8	267. 2	118. 2	145. 4	81. 83
1 an à 2 ans	74. 8	459. 7	285. 5	284. 6	129. 3	154. 3	83. 95
2 ans à 3 ans. . . .	83. »	473. 5	294. 3	296. 6	133. 3	161. 9	83. »
3 » à 4 »	91. 9	487. 4	304. »	308. 1	136. 3	166. 2	83. 32
4 » à 5 »	95. 7	495. 7	308. 7	308. 4	138. »	169. 9	81. 49
5 » à 6 »	101. 2	497. 8	311. 1	310. 4	140. 4	171. »	81. 95
6 » à 7 »	106. 8	504. 4	315. 2	313. 2	141. 1	172. 8	81. 73
7 » à 8 »	115. 3	511. 6	319. 2	317. 8	143. 7	175. 2	82. 13
8 » à 9 »	119. »	514. 1	321. 9	319. 7	144. 3	176. 1	81. 91
9 » à 10 »	124. 4	514. 7	319. 6	320. 5	144. 2	176. 4	81. 72
10 » à 11 »	129. 8	519. 8	326. 1	323. 5	146. 6	177. 1	82. 90
11 » à 12 »	135. »	521. 1	324. 5	322. 7	145. 7	177. 5	82. »
12 » à 13 »	139. 1	529. 7	328. 7	325. 9	147. 8	180. 1	82. 35
13 » à 14 »	143. 3	533. 1	331. »	324. 9	148. 5	178. »	82. 47
14 » à 17 »	159. 5	540. 8	339. 6	332. 8	152. 2	182. 4	83. 27
22 « à 24 »	164. 3	549. 1	338. 1	335. 7	153. 2	185. 6	82. 42

(1) Pour diminuer la cause d'erreur due à la présence des cheveux, on a exclu de la statistique les fillettes au-dessus de six ans.

Circonférence horizontale de la tête.

	Moyennes	Maxima	Minima
De la naissance au 15ᵉ jour.	343 ᵐᵐ 9	361 ᵐᵐ	318 ᵐᵐ
De 15 jours à 2 mois	368 — 7	395	336
A 3 mois.	388 — 8	420	330
De 6 mois à 1 an.	429 — 8	465	390
De 1 an à 2 ans.	459 — 7	488	430
De 2 ans à 3 ans	473 — 5	540	438
De 3 » à 4 »	487 — 4	520	465
De 4 » à 5 »	495 — 7	520	460
De 5 » à 6 »	497 — 8	538	460
De 6 » à 7 »	504 — 4	530	475
De 7 » à 8 »	511 — 6	540	488
De 8 » à 9 »	514 — 1	560	490
De 9 » à 10 »	514 — 7	545	485
De 10 » à 11 »	519 — 8	545	492
De 11 » à 12 »	521 — 1	560	465
De 12 » à 13 »	529 — 7	565	498
De 13 » à 14 »	533 -- 1	564	505
De 14 » à 17 »	540 — 8	575	500
De 22 » à 24 »	549 — 6	572	518

Les dimensions de la tête n'ont de valeur réelle que rapprochées des conditions de développement et de la forme de la tête.

2° DÉVELOPPEMENT DE LA TÊTE. — Le développement excessif et rapide de la tête est un symptôme important de l'hydrocéphalie.

La période de plus grande activité de ce développement va de la naissance à 4 ans, mais c'est surtout dans la première année que la tête croît rapidement. Voici, d'après les résultats de Bonnifay, les chiffres moyens d'accroissement de la tête pour la circonférence horizontale d'âge en âge :

Pendant les trois premiers mois. . . . . 44 mm 9

De trois à six mois. . . . . 41 —

De six mois à un an. . . . . 29 — 9

Pendant la 2e année. . . . . 13 — 8

Pendant la 3e année. . . . . 13 — 9

Pendant la 4e année . . . .   8 — 3

Pendant la 5e année . . . .   2 — 1

Pendant la 6e année . . . .   6 — 6

Pendant la 7e année . . . .   7 — 2

Pendant la 8e année . . . .   2 — 5 etc.

Dans les cas suspects d'hydrocéphalie, il sera utile d'apprécier par des mensurations répétées le degré d'accroissement de la tête et de les comparer avec les chiffres de l'accroissement normal.

Ce n'est pas seulement l'augmentation des dimensions de la tête qui a de la valeur pour le diagnostic de l'hydrocéphalie, ce sont aussi les rapports de ces dimensions entre elles. Ces rapports établissent les caractères morphologiques du crâne, et notamment le rapport du diamètre transverse au diamètre antéro-postérieur, c'est-à-dire l'indice céphalique, permet de reconnaître le degré de dolichocéphalie ou de brachycéphalie. Or le crâne dans son évolution normale ne présente suivant les âges que fort peu de différence au point de vue morphologique. L'enfant, d'après Lecourtois (1), posséderait d'une manière générale dès sa naissance la formule crânienne qu'il doit garder toute sa vie. Il n'en est plus de même dans l'hydrocéphalie. Regnault (2) a bien démontré qu'en même temps qu'il augmente de volume, le crâne hydrocéphale augmente la bra-

<hr>

(1) Lecourtois, *Soc. d'anthropologie*, 1869, et thèse de Paris, 1870.

(2) Regnault, Forme du crâne dans l'hydrocéphalie. *Rev. mens. des mal de l'enfance*, 1894.

chycéphalie ; la mensuration des diamètres en donnant l'indice céphalique permettra d'apprécier cette tendance : « Si, dit Regnault, en prenant successivement des mesures à deux ou trois mois d'intervalle, on voit le crâne évoluer vers le type brachycéphale, le diamètre transverse augmentant proportionnellement davantage que l'antéropostérieur, ce sera en faveur de l'hydrocéphalie... Si un enfant est porteur d'une tête dont le volume inquiète les parents, on pourra les rassurer s'il n'y a pas brachycéphalie, ou si celle-ci existant n'augmente pas à quelques mois d'intervalle. Il ne s'agit pas alors d'hydrocéphalie au début, mais d'hypertrophie simple du crâne. » Exception doit être faite, bien entendu, pour certaines formes anormales d'hydrocéphalie telle que l'hydrocéphalie scaphocéphalique de Bourneville.

3° FORME DE LA TÊTE. — Lorsque l'hydrocéphalie a acquis un certain degré de développement, la tête présente bien nettement la forme spéciale que j'ai décrite comme caractéristique (V. chap. IV). La brachycéphalie est un des éléments de cette forme. La dilatation de la boîte crânienne dans son ensemble détermine cette saillie du front, cet effacement des fosses temporales, cet écartement des régions pariétales, etc... sur lesquels je n'ai pas à insister de nouveau.

L'augmentation de volume de la tête crée la première présomption d'hydrocéphalie. Aussi le diagnostic peut-il être exposé à deux causes d'erreur. D'une part, l'hydrocéphalie peut être méconnue en raison de l'absence de développement de la tête : l'hydrocéphalie reste *latente*. D'au-

tre part, on peut croire à tort à une hydrocéphalie en
présence d'une augmentation de volume et de déformations
de la tête dépendant de causes très différentes.

Les hydrocéphalies latentes. — Dans quelques cas
d'hydrocéphalie congénitale que j'ai signalés, non seulement la tête ne dépasse pas les dimensions normales, mais
elle reste au-dessous de ces dimensions : il y a micro-
hydrocéphalie. La plupart du temps il sera impossible de
distinguer ces faits de la microcéphalie simple. L'erreur
de diagnostic est ici sans grande importance, les deux malformations aboutissant l'une et l'autre à un degré d'idiotie
irrémédiable.

Assez souvent, ainsi que je l'ai dit, l'hydrocéphalie
congénitale présente, avant de devenir manifeste par le
développement de la tête, une période latente plus ou
moins longue. L'existence de quelques troubles cérébraux,
la présence d'un certain degré de contracture spastique
des membres chez le nouveau-né doit attirer l'attention
vers l'hypothèse d'une hydrocéphalie latente.

Lorsque l'hydrocéphalie se développe après l'occlusion
des fontanelles et des sutures, dans ces formes tardives
dues à des inflammations de l'épendyme, à des méningites
séreuses, à des tumeurs du cerveau, il sera souvent difficile d'apprécier le début de l'épanchement. L'apparition
des symptômes de compression cérébrale, torpeur, céphalée, névrite optique, etc... crée en faveur de l'hydrocéphalie un certain degré de présomption que le développement
ultérieur de la tête peut seul transformer en certitude. En
l'absence de ce développement, la valeur des symptômes

de compression reste douteuse. Dans ces cas, le diagnostic pourra chercher sa vérification par l'appréciation de la pression du liquide cérébro-spinal au moyen de la ponction lombaire (1) : les chiffres de 150 millimètres et au-dessus doivent être seuls considérés comme indiscutablement pathologiques et indiquant une augmentation de la pression céphalo-rachidienne (V. chap. II).

Les macrocéphalies. — En présence de la *forme* caractéristique de la tête dans l'hydrocéphalie, le diagnostic ne restera pas longtemps en suspens ; mais il ne faut pas se hâter de conclure à l'hydrocéphalie d'après le *volume* seul de la tête et l'existence de la macrocéphalie. « La macrocéphalie, dit Féré (2), peut être réalisée par l'hydrocéphalie, elle est plus souvent la conséquence d'un trouble d'évolution portant sur la plupart des os ainsi que sur le cerveau. »

Hyperostose ou hypertrophie du crane. — En dehors de la maladie de Paget, de l'acromégalie, qui ont leurs caractères distinctifs, il peut se produire une hypertrophie des os du crâne sous des influences encore peu connues. La voûte du crâne peut atteindre une épaisseur assez considérable; le plus souvent l'hypertrophie se fait par la partie externe seulement. en sorte que la capacité du crâne n'est pas diminuée. Dans ces cas la tête, si frappante que soit son augmentation de volume, ne présente généralement pas les caractères objectifs de l'hydrocéphalie. D'autre part il n'existe aucun symptôme de compression cérébrale.

(1) Voir au chapitre suivant le manuel opératoire de la ponction lombaire
(2) Féré, *La famille névropathique.*

HYPERTROPHIE DU CERVEAU.— Le développement du crâne est quelquefois en rapport avec une affection décrite pour la première fois par Laennec (1), l'hypertrophïe du cerveau, étudiée depuis par plusieurs auteurs, parmi lesquels F. Betz (2), d'Espine (3), etc. Il s'agit tantôt d'hypertrophie simple, tantôt d'hypertrophie compliquée de sclérose. Comme l'hydrocéphalie, c'est une affection souvent congénitale ou se développant dans les premiers temps de la vie vers 6 ou 8 mois ; elle est quelquefois familiale. Le crâne se distend proportionnellement à son contenu ; le volume de la tête chez un enfant de 5 ans peut arriver à dépasser la tête d'un adulte (Rilliet et Barthez). Betz signale la coexistence fréquente du spasme de la glotte, et plusieurs auteurs celle de convulsions qui peuvent prendre la forme épileptique. Il existe quelquefois une céphalée sourde et, au début, des symptômes d'irritation cérébrale, agitation pendant le sommeil, grincement de dents, etc. L'état de l'intelligence varie ; tantôt elle est normale, tantôt on constate des troubles intellectuels allant de l'apathie et de l'affaiblissement simple à l'idiotie. Il y a une faiblesse musculaire frappante. On a noté quelquefois une tuméfaction des ganglions lymphatiques, de la thyroïde, du thymus.

Le développement de la tête est plus lent, disent les auteurs, et n'atteint pas le degré qu'il peut avoir dans l'hydrocéphalie ; le front ne devient pas proéminent ou ne le

---

(1) LAENNEC, *Journ. de méd.*, *de chir. et de pharm.*, 1806.
(2) Fr. BETZ, Sur l'hypertrophie du cerveau dans l'enfance. *Memorab.* 1865, X, 6.
(3) D'ESPINE, *Rev. méd. de la Suisse Romande*, 1875, 1876, 1881.

devient que tardivement ; il n'y a pas de soulèvement de la fontanelle, pas de saillie des yeux. « Mais, dit justement Potain (1), ces signes n'ont de valeur que dans les cas où l'hydrocéphalie atteint un degré assez considérable ; quand l'accumulation de liquide est peu considérable il n'y a vraiment aucun moyen de diagnostic. » Cependant la forme de la tête dans l'hypertrophie du cerveau est souvent assez différente de celle de l'hydrocéphalie. Elle n'a pas la même tendance à prendre la forme arrondie ; dans un fait de Landouzy (2), elle était surtout développée au niveau de la région frontale ; généralement elle se développe plutôt du côté de l'occiput.

Les causes de l'hypertrophie du cerveau sont peu connues ; mais presque tous les auteurs signalent ses rapports avec le rachitisme, avec lequel elle se combine souvent. Dans ce cas la boîte crânienne présente en outre de son ampliation les caractères du crâne rachitique.

LE CRANE RACHITIQUE. — Le crâne rachitique simple avec ses fontanelles et ses sutures ouvertes, ses bosses frontales et pariétales saillantes, peut quelquefois donner l'impression d'une hydrocéphalie. De plus le rachitisme, ainsi que l'a reconnu Regnault (3), détermine souvent la bra-

---

(1) POTAIN, Hypertrophie du cerveau. *Diction. encyclop. des Sciences médicales.*

(2) LANDOUZY, Hypertrophie du cerveau chez un enfant. *Gaz. méd. de Paris*, 1874.

(3) REGNAULT, *Des altérations crâniennes dans le rachitisme.* Thèse de Paris, 1888. — « Le rachitisme grave aigu amène la brachycéphalie même sans déformation accentuée. — Plus le rachitisme est déformant, plus il est généralisé à tout le système osseux, plus la brachycéphalie est accentuée. — Le rachitisme partiel localisé ne donne pas lieu à la brachycéphalie. »

chycéphalie ; c'est là un caractère commun avec l'hydrocéphalie. Mais, dans la très grande majorité des cas,comme
je l'ai dit plus haut (v. chap. X), le rachitisme ne produit
pas d'augmentation de volume de la tête et celle-ci ne présente pas ce développement uniforme que l'on constate
dans l'hydrocéphalie : on dirait, écrivent Rilliet et Barthez,
que des bosses aplaties ont été surajoutées à la partie
moyenne des os ; le doigt promené à la surface du crâne
sent assez facilement l'endroit où l'os doit s'épaissir. Enfin
il faut attacher une certaine valeur à la constatation du
souffle céphalique aussi rare dans l'hydrocéphalie que
fréquent dans le rachitisme.

Lorsque le rachitisme détermine une ampliation de la
tête, je crois avoir démontré qu'il s'agit de troubles de
nutrition portant sur l'ensemble de l'extrémité céphalique
(crâne, cerveau, etc.), parmi lesquels l'augmentation du
liquide cérébro-spinal, si elle existe, n'a qu'une valeur
accessoire. La déformation du crâne dans ces cas mêmes
reste distincte de la déformation hydrocéphalique.

Diagnostic des formes de l'hydrocéphalie. — L'hydrocéphalie étant reconnue, il reste à déterminer la forme
dont il s'agit. Le diagnostic différentiel des formes d'hydrocéphalie ressort d'une manière générale de l'exposé
même que j'en ai fait ; je ne saurais y revenir sans redites.
Il convient toutefois d'établir d'une façon aussi précise que
possible les éléments du diagnostic entre les hydrocéphalies internes et l'hydrocéphalie externe, en raison des
indications que la différence de siège du liquide peut
fournir au traitement.

Le mode de début et l'évolution de la maladie peuvent à peine fournir des éléments de probabilité. L'hydrocéphalie externe, il est vrai, n'est jamais congénitale. Mais le début par des accidents aigus ne suffit point par lui-même à élucider le problème. « Avant deux ans, disent Rilliet et Barthez, une hydrocéphalie précédée de convulsions sera vraisemblablement d'origine hématique. » Cette proposition ne saurait être acceptée. Un certain nombre d'hydrocéphalies ventriculaires débutent par des accidents aigus, convulsifs et autres.

La forme de la tête ne présente généralement aucun caractère différentiel dans l'hydrocéphalie interne et dans l'hydrocéphalie externe.

En cas de doute je crois avec Rilliet et Barthez qu'il y a lieu de s'éclairer des renseignements fournis par une ponction exploratrice : « La profondeur à laquelle il serait nécessaire de faire pénétrer l'instrument, la nature de liquide auquel il donnerait issue, disent ces auteurs, indiqueraient d'une manière presque certaine le siège de la maladie. » Il y a des restrictions à faire sur la valeur du renseignement fourni par la profondeur de pénétration de l'instrument. Dans beaucoup d'hydrocéphalies ventriculaires, en effet, la couche de tissu cérébral formant le kyste hydrocéphalique est tellement mince, qu'il sera souvent difficile d'apprécier si l'on est resté en deçà ou si l'on est allé au delà. Les caractères du liquide retiré sont beaucoup plus significatifs. Dans l'hydrocéphalie ventriculaire chronique, les caractères physiques du liquide, sa pauvreté en albumine, sa richesse en chlorure sont à peu près constants. Si, par contre, la ponction amène du sang, de la sérosité sanguinolente ou même

un liquide clair, mais fortement albumineux, on peut à
peu près sûrement conclure à l'existence d'une hydrocéphalie externe. Ces caractères différentiels auront d'autant
plus de valeur que l'hydrocéphalie est plus ancienne ; au
début, en effet, d'une hydrocéphalie ventriculaire aiguë,
le liquide épanché est quelquefois assez riche en albumine.

CHAPITRE XVI

LE TRAITEMENT DES HYDROCÉPHALIES

Les méthodes de traitement de l'hydrocéphalie. — La compression.—
La révulsion. — Ponction ventriculaire et trépano-ponction.— La
ponction rachidienne. — Le drainage ventriculaire ; le drainage
sous-cutané de Mickulicz. —Drainage de l'espace sous-arachnoïdien. — Les injections modificatrices. — La craniectomie.
Traitement des hydrocéphalies aiguës.
Traitement des hydrocéphalies chroniques. — Traitement médical. La
médication anti-syphilitique. — Traitement chirurgical ; sa valeur dans les diverses formes cliniques et pathogéniques de l'hydrocéphalie. — Hygiène et éducation des hydrocéphales.

De tout temps l'hydrocéphalie a été considérée comme
une affection rebelle à tout traitement. Malgré les progrès
de la chirurgie contemporaine, elle reste encore incurable
dans la grande majorité des cas. J'exposerai en premier
lieu les différentes méthodes thérapeutiques qui ont été
préconisées. Je chercherai ensuite à établir le parti que
l'on peut en tirer dans les différentes formes d'hydrocéphalie que j'ai étudiées.

Les méthodes de traitement de l'hydrocéphalie.

La compression de la tête n'a plus actuellement comme
méthode thérapeutique qu'un intérêt historique. Proposée

par Lazare Rivière et en 1836 par Bernard de Both, elle
fut préconisée surtout par Engelman de Kreuznach (1).
Cet auteur aurait observé un certain nombre de guérisons
par la compression du crâne au moyen de bandes agglu-
tinatives entrecroisées: la guérison complète serait, d'après
lui, toujours survenue en moins d'un an. On se demande
si cet auteur n'a pas été le jouet d'une illusion quand on
voit l'insuccès constant de cette méthode entre les mains
des autres observateurs. Non seulement inefficace, elle
est encore dangereuse, car en s'opposant à la dilatation du
crâne elle augmente la compression du cerveau. Trousseau (2), qui l'avait expérimentée dans quelques cas, y
renonça à la suite d'un accident mortel. Dans un fait où
il y eut recours, le liquide agissant sur la base du crâne
détacha l'os ethmoïde et la mort de l'enfant s'en suivit.
Aussi est-elle complètement abandonnée. Si l'on voulait
la tenter de nouveau, dit West, il faudrait en surveiller
de très près les résultats et desserrer les bandelettes aux
moindres symptômes de compression.

La **révulsion** a été employée sous différentes formes. Le
traitement de Gœlis de Vienne fut quelque temps en vogue :
il consistait essentiellement en onctions mercurielles sur
la tête qui devait être recouverte d'un bonnet de laine,
dans l'administration continue du calomel, et, à l'occasion,
dans l'emploi de moyens contro-stimulants.

De nos jours Bourneville (3) a repris ce mode de traite-

(1) *Medic. Annalen*, 1839.
(2) TROUSSEAU, *Clinique médicale de l'Hôtel-Dieu.*
(3) BOURNEVILLE, *Recherches sur l'épilepsie, l'hystérie, l'idiotie et l'hydrocéphalie*. Vol. XIV, 1894.

ment et l'a formulé ainsi qu'il suit : « La tête de l'enfant ayant été préalablement rasée, on applique une capeline serrée construite avec des bandelettes de Vigo, on maintient autant que possible la capeline une semaine ; après un repos d'une semaine on la renouvelle et si un accident quelconque empêche son usage continu, on substitue au Vigo des frictions quotidiennes à l'onguent mercuriel. En même temps on administre deux fois par semaine un paquet de 0 gr. 10 de calomel. Tous les mois pendant un an ou plus, il faut appliquer un vésicatoire qu'on laisse 15 à 20 heures, et quand il commence à sécher on applique la capeline d'emplâtre de Vigo. »

Quincke (1), dans certaines formes relevant d'une inflammation chronique des méninges, employa à titre de révulsion des frictions de tartre stibié sur des points très circonscrits de la peau du crâne préalablement rasée, en entretenant pendant 6 à 8 semaines un suintement continu au moyen d'onguent basilicum.

Ponction ventriculaire et trépano-ponction. — La *ponction* était employée par les auteurs anciens (Hippocrate, Celse, etc.). Dans le siècle dernier elle fut pratiquée en 1744 par Dean Swift. En 1831 Græfe (2) relatait un cas de guérison obtenu après 9 ponctions. En 1838 Conquest (3) donnait les résultats de la ponction dans 19 cas d'hydrocéphalie : 9 eurent une issue funeste, 3 cas auraient guéri, dans les autres il y eut soulagement et survie. West (4) en

(1) Quincke, La méningite séreuse. *Loc. cit.*
(2) Græfe und Walter, *Journal de chirurgie*, 1831.
(3) Conquest, *London med. Gazette*, 1837-38, t. XXI.
(4) Mémoire analysé par Durand Fardel *Bull. de thérap.*, t. XV.

1842 avait recueilli les observations de 56 malades traités. Depuis, de nombreuses tentatives ont été faites.

On a ponctionné tous les points du crâne membraneux ; l'essentiel est d'éviter les sinus veineux du crâne. La plupart des auteurs enfoncent le trocart à la partie latérale droite ou gauche de la fontanelle antérieure ; quelques-uns le font pénétrer par la suture fronto-pariétale. Le point de la ponction n'a pas grande importance dans les grandes hydrocéphalies à crâne volumineux et mou. Le mieux cependant, si la fontanelle est large, est de la ponctionner à 3 ou 4 centimètres de la ligne médiane ; si elle n'est pas large, à son angle latéral. Les anciens chirurgiens ponctionnaient tous à travers les parois crâniennes intactes. Actuellement, dit Chipault (1), comme on n'a plus à craindre l'infection des plaies et qu'on ne redoute plus l'entrée de l'air dans le crâne, on incise la peau crucialement ou sous forme d'un petit lambeau, d'un volet, puis la paroi membraneuse crânienne, et la dure-mère également en croix. Entre les quatre petits lambeaux duraux relevés, l'instrument est enfoncé d'un coup sec perpendiculairement à la surface.— Les opérateurs ont retiré des quantités variables de liquide.

Les dangers de la ponction ventriculaire sont considérables. Ils sont de deux ordres : 1° les phénomènes de décompression qui produisent, lorsqu'on retire trop de liquide, des accidents rapidement mortels ; 2° les complications inflammatoires, qu'on doit éviter de nos jours avec l'emploi des méthodes antiseptiques. — Les anciens

_____

(1) CHIPAULT, *Chirurgie opératoire du système nerveux.*

connaissaient déjà le danger de l'écoulement brusque et persistant du liquide hydrocéphalique, menaçant «de laisser échapper la vie en même temps que le liquide ». Déjà au début du XVI° siècle Forestus écrivait que *veteres in eo consensuisse ne aqua una vice sed sensim evacueretur.*

Pour parer à ces dangers il convient de suivre certaines règles. Tout d'abord on doit user non pas de trocarts ordinaires, mais de trocarts capillaires, et de ceux-ci plutôt que d'aiguilles qui, outre qu'elles peuvent être oblitérées par la substance cérébrale, risquent de léser les parois ventriculaires. On peut ou non employer l'aspiration. L'essentiel est de ménager un écoulement très lent au liquide. Enfin, il convient de ne pas retirer une trop grande quantité de liquide : de 50 à 250 grammes au maximum suivant les cas. Si pendant l'opération apparaissent des accidents de décompression, il faut arrêter immédiatement l'écoulement. Keen, en cours d'opération, a pu enrayer à plusieurs reprises des convulsions violentes par des irrigations dans le ventricule avec de l'eau bouillie chaude. Après la ponction, la tête doit être maintenue par une légère compression.

Tous dangers évités, on constate une diminution des symptômes de compression cérébrale et de la circonférence de la tête. Mais généralement ce résultat n'est que temporaire. De toute façon on est amené à pratiquer des *ponctions successives.* Malheureusement l'expérience démontre souvent que plus la ponction est répétée, moindre est son effet. « L'épanchement se reforme toujours plus rapidement, la période d'influence favorable que la diminution de la compression cérébrale a sur la maladie est toujours plus courte, et en fin de compte l'évolution vers l'issue fatale ne s'arrête pas. A chaque ponction nouvelle, le liquide présente une plus haute teneur en albumine, ce qui prouve bien que ces irritations du cerveau doivent occasionner des processus inflammatoires du côté de la substance cérébrale » (1).

Aussi les nombreux résultats heureux rapportés par certains auteurs anciens sont de nos jours mis en suspicion. Cependant plus près de nous Calot (2) rapporte l'observation d'un malade qui ponctionné 30 fois était en voie d'amélioration, mais finit par succomber entre les mains de Bardeleben à une évacuation au gros trocart. Hern (3), Wyss (4), Rehn (5) auraient eu des améliorations notables. Dans un fait de Schilling, sur lequel je reviendrai, le résultat fut des plus satisfaisants. Aussi en présence de ces quelques résultats heureux, A. Broca (6) conclut que « l'on est en droit de soumettre les hydrocéphales aux ponctions répétées ». Je dirai plus loin dans quelles limites restreintes cette conclusion me paraît pouvoir être acceptée.

La *trépano-ponction*, lorsque la fontanelle est oblitérée et le crâne fermé, doit forcément dans la méthode être substituée à la ponction. Wernicke la proposa peut-être le premier en 1881. Zenner (de Cincinnatti) en 1886 et Keen devant la Société de Médecine de Philadelphie en 1888

(1) Henle, Contribution à la pathologie et à la thérapeutique de l'hydrocéphalie, *Mitteilungen aus den Grenzgebieten der Medizin und Chirurgie*, 1896.

(2) *Congrès de chirurgie*, Paris, 1893.

(3) Hern, d'après *Bull. méd.*, novembre 1893.

(4) Wyss, *Corr. Bl. f. Schweizer Aerzte*, Basel, 1893.

(5) Rehn, V° *Cong. de méd. int.*, Wiesbaden, 1886.

(6) A. Broca et P. Maubrac, *Traité de chirurgie cérébrale*, 1896.

préconisèrent ce mode d'intervention, auquel Keen en 1890 ajouta le drainage.

Keen propose plusieurs voies pour pénétrer dans le ventricule, mais celle qu'il préfère est la suivante qui conduit au carrefour ventriculaire : Trépaner à 1 pouce 1/4 en arrière du méat et 1 pouce 1/4 au-dessus de la ligne basale de Reid (qui passe par le bord inférieur de l'orbite et le centre du méat auditif). Ponctionner vers un point situé à 2 pouces 1/2 au-dessus du méat opposé. Le trocart traversera la deuxième circonvolution temporo-sphénoïdale et pénétrera dans le ventricule latéral à son origine ou dans le trajet de sa corne descendante. — Voici le procédé indiqué par Poirier (1) : « En appliquant une couronne de trépan à 3 centimètres au-dessus du conduit auditif externe chez l'enfant, à 4 centimètres chez l'adulte, on mettra à découvert après incision de la dure-mère, la deuxième circonvolution temporo-sphénoïdale. Sur la partie la plus saillante de cette circonvolution on enfoncera à une profondeur de 2 centimètres d'abord un trocart de calibre assez fin (n° 7 ou 8 de la filière Charrière) et dont le mandrin sera terminé par une extrémité arrondie. Si aucun liquide ne s'écoule, on enfoncera d'un nouveau (troisième) centimètre. » — Kocher (2) préfère pour atteindre le ventricule latéral pénétrer par les parties supérieures, bien que la couche de substance cérébrale à traverser par cette voie soit plus épaisse ; l'essentiel est d'éviter la région motrice. Il ponctionne à 2 cent. 1/2 ou 3 cent. de la ligne médiane et à 3 cent. en avant du sillon précentral, ou mieux dans le

<hr>

(1) Poirier, *Topographie crânio-cérébrale*, 1891.
(2) Kocher, *Chirurg. Operalionslehre*, Iena, 1894.

sillon qui sépare la première de la seconde circonvolution frontale ; on arrive assez facilement dans le ventricule en se dirigeant en arrière et en bas.

Quel qu'ait été le point choisi pour la trépanation, il est prudent, en pratiquant l'ostéoplastie après la ponction ainsi que le recommande Bernhard de Beck, de ménager une encoche sur le bord du lambeau osseux dans le voisinage du point de ponction du ventricule latéral, en sorte que, si la réapparition des symptômes de compression nécessitait une nouvelle ponction, on puisse toujours pénétrer par la même perte de substance osseuse, même sans incision nouvelle de la peau.

La ponction rachidienne (rachicentèse, MARFAN). — Quincke (1) en 1891 a été le promoteur de cette opération, qui consiste à ponctionner l'espace sous-arachnoïdien spinal. Par cette voie on évacue en même temps les cavités ventriculaires, qui normalement communiquent avec cet espace.

Quincke a choisi pour siège de la ponction la région lombaire, en raison de ce fait qu'au-dessous de la 2e lombaire chez l'adulte, de la 3e chez le jeune enfant, la queue de cheval existe seule. Il ponctionne dans le 3e ou 4e espace vertébral : les nerfs sont à ce niveau séparés en deux faisceaux latéraux laissant entre eux un intervalle de 5 millimètres où il n'y a que du liquide. Il se sert de trocarts de 3 à 7 centimètres de long et de 0,6 à 1,2 millimètre d'épaisseur. Le sujet étant couché sur le côté, les jambes

(1) *Discussions du Xe congrès de médecine interne*, 1891. — Voir aussi QUINCKE, De la méningite séreuse, *loc. cit.*

un peu fléchies, on pique à 5 ou 10 millimètres de la ligne
médiane, chez l'enfant juste entre deux apophyses épineuses, chez l'adulte à la hauteur du dernier tiers ou de l'extrémité de l'apophyse qui domine l'espace. L'aiguille est
dirigée vers la ligne médiane, de manière à l'atteindre
lorsqu'elle aura pénétré dans le cul-de-sac arachnoïdien.
La profondeur à laquelle il faut piquer est chez les plus
petits enfants de 2 centimètres, chez les adultes de 4 à 6.
Après enlèvement du stylet, la canule est mise en communication avec une éprouvette destinée à recueillir la
sérosité. Après ablation de la canule, la plaie, débarrassée
par une légère compression du sang et du liquide qui s'é-
coule encore, est pansée à l'ouate et au collodion iodofor-
mé. Dans les 24 heures qui suivent la ponction, le repos
du lit est utile.

Chipault (1), qui en France a vulgarisé la ponction rachidienne, préfère à la ponction lombaire la ponction
lombo-sacrée, pratiquée dans l'espace situé entre la 5e vertèbre lombaire et le bord supérieur du sacrum ; on est
plus loin de la queue de cheval et l'on tombe à ce niveau
dans l'énorme cul-de-sac arachnoïdien inférieur. Si l'on
palpe de haut en bas la crête des apophyses épineuses, cet
intervalle apophysaire est d'ailleurs facile à reconnaître :
il est beaucoup plus dépressible que les sus ou sous-jacents,
et on le ponctionnera immédiatement au-dessus de la première apophyse sacrée. Chipault a fait fabriquer un maté-
riel pour la ponction rachidienne comprenant : 1° deux
canules avec mandrin, l'une d'un, l'autre de deux millimè-

____

(1) V. les diverses publications de CHIPAULT, *Etudes de chirurgie médullaire*, 1893. *Travaux de neurologie*, 1895 et 1896.

tres, longues de 10 centimètres, graduées extérieurement en centimètres et en millimètres, ce qui permet d'apprécier la profondeur à laquelle a pénétré la pointe du trocart ; 2° une seringue graduée, si l'on doit pratiquer quelque injection ; 3° un embout métallique adaptable à la canule et fixé à un tube de caoutchouc que complète un tube de verre. Ce dernier appareil est destiné à mesurer la pression du liquide céphalo-rachidien qu'il peut être utile d'apprécier (1). Pour la ponction, Chipault trouve que chez l'enfant l'indication de 2 centimètres comme profondeur est trop précise ; suivant l'adiposité du sujet elle doit varier de 1 à 3 ; un chiffre inférieur à 2 est toutefois la règle. Chez l'enfant on peut ponctionner directement, comme je le fais d'habitude, sur la ligne médiane.

Considérée comme bénigne par certains auteurs, moins grave d'une manière générale que la ponction ventriculaire, la ponction lombaire présente cependant des dangers réels. Certains accidents opératoires, piqûre d'une veine, piqûre des nerfs, sont de peu d'importance. « Mais même en laissant de côté, dit Chipault, la possibilité d'une infection méningée qu'il suffit d'être propre pour éviter, la

---

(1) Cette pression est mesurée en centimètres de ce liquide, et, peut-on dire, en centimètres d'eau, vu la densité presque identique de l'eau et du liquide céphalo-rachidien : elle est en effet donnée par la différence de niveau entre la surface du liquide céphalo-rachidien dans le tube de verre et le point où l'aiguille pénètre dans le cul-de-sac dural, différence qui se compose de deux parties : la première constituée par la distance qui sépare la surface du liquide du point de pénétration cutané de la canule, distance que mesure sans difficulté un mètre souple alourdi inférieurement par une pince à forcipressure formant fil à plomb ; la seconde constituée par la distance qui sépare le point de pénétration cutané et le point de pénétration dural de la canule, distance qui se lit sur la surface millimétrée de celle-ci. (CHIPAULT.)

ponction reste encore susceptible d'un certain nombre d'accidents. Parfois ils sont relativement bénins et consistent en une simple élévation de température avec convulsions généralisées, céphalée intense et ne durant que quelques minutes ou quelques heures ; parfois ils sont graves : l'hyperthermie considérable , la petitesse excessive du pouls, la lenteur extrême de la respiration mènent en quelques heures à une mort plus ou moins rapide. Des exemples ont été cités à la suite de ponctions dans l'hydrocéphalie simple (Quincke), dans l'hydrocéphalie symptomatique de tumeurs (Lichtheim), dans les méningites tuberculeuses (Quincke, Weill). » Dans quelques-uns de ces cas on a constaté une congestion intense des centres nerveux, conséquence de l'abaissement de la pression intra-crânienne. « Il est donc plus que probable que les évacuations peu abondantes ont beaucoup moins de chance de provoquer ces accidents que les évacuations larges. »

Une conclusion qui s'impose donc dans la ponction lombaire comme dans la ponction ventriculaire, est qu'il faut ne laisser écouler le liquide que lentement et n'en retirer à la fois que de petites quantités.

« D'autres fois les accidents affectent une marche chronique et progressive : ils entraînent la mort en plusieurs semaines ou plusieurs mois et surviennent d'ordinaire à la suite de ponctions abondantes et répétées. Ils sont dus, d'après Pott et Biedert, à la déperdition considérable d'albumine qui résulte de ces ponctions ; ils n'ont été, il est vrai, guère observés que dans les hydrocéphalies congénitales. »

Reste à examiner l'efficacité de la méthode dans l'hydrocéphalie. Et en premier lieu l'efficacité opératoire. Or il est indiscutable, ainsi que je l'ai établi (chap. II), que dans un certain nombre de cas d'hydrocéphalie il n'existe pas de communication entre les cavités ventriculaires et l'espace sous-arachnoïdien. Ces faits ne sont donc pas justiciables de la ponction lombaire. Aucun signe pendant la vie ne permet de reconnaître l'existence ou la non-existence de cette communication. Le résultat de la ponction lombaire peut seul donner une indication sur ce point ; en l'absence de communication il s'écoulera par la canule les quelques centimètres cubes seulement de liquide contenus dans l'espace sous-arachnoïdien (V. mes observ. II et V).

L'efficacité thérapeutique de la ponction lombaire dans l'hydrocéphalie n'est que temporaire. Comme pour les procédés crâniens on est obligé de recourir aux *ponctions répétées*. Pour certains auteurs, répétée un certain nombre de fois, la ponction lombaire serait susceptible de modifier les propriétés d'exhalation ou d'absorption des méninges crânio-cérébrales. — « Vieux mots, vieilles idées, répond Chipault. Dans l'hydrocéphalie chronique, la ponction lombaire n'a pas donné plus de résultats que la ponction crânienne. » Elle peut répondre cependant à quelques indications particulières.

Le drainage ventriculaire. — Les dangers et l'inefficacité des évacuations brusques par les ponctions répétées, ont fait rechercher par le drainage un écoulement lent et continu du liquide.

En 1744, le chirurgien français Le Cat (1) avait inventé

(1) Le Cat, A new trocart for the puncture of Hydrocephalus, *Philosophical Transactions*, vol. XLVII, 1744.

une canule spéciale qui, se fixant exactement dans l'ouverture de la ponction, devait rendre possible un écoulement
réglé du liquide hydrocéphalique. Son malade, un enfant
de 3 ans 1/2, mourut au bout de quelques jours, et Le Cat
en arrivait à cette conclusion : Nulla autem commenda-
tione dignum est, canulam in apertura relinqui, quippe
quæ irritatione continua facilius iuflammationem provo-
cet et plus detrimenti importet quam punctio sæpius re-
petita.

Actuellement les procédés chirurgicaux antiseptiques
paraissent créer pour le drainage des conditions moins
défavorables. Pollosson (1) l'a pratiqué en 1884. Mais les
observations de Keen (2) furent les premières publiées.
Depuis l'opération a été faite par Mayo Robson (3), Thiriar,
A. Broca (4), Picqué, (5), Phocas (6), Audry (7), d'Arcy
Power (8), Pott (9), etc.

On peut drainer à travers les parties encore membraneuses du crâne. « Mais nous croyons, dit Broca, qu'en
règle générale la trépano-ponction préalable doit être pré-
férée. Pour éviter l'évacuation complète des ventricules,
la voie temporale de Keen paraît la meilleure. Le manuel opératoire est avant tout celui de la trépanation. Puis

(1) POLLOSSON, *Congrès de chirurgie*, 1892.
(2) KEEN, *Med. News*, 1890 et Surgery of the lateral ventricles of the
brain. *Verh. d. X intern. med. Kongr. III, Chirurgie*, Berlin, 1891.
(3) MAYO ROBSON, *British med. journ.*, 1890, II.
(4) A. BROCA, *Revue de chirurgie*, 1891.
(5) PICQUÉ, in thèse de CHAPDELAINE, Paris, 1891-92.
(6) PHOCAS, *Rev. des mal. de l'enfance*, 1892.
(7) AUDRY, *Progrès médical*, 1892.
(8) D'ARCY POWER, *International clinics*, t. III.
(9) POTT, *Jahrb. f. Kinderheilkunde*, 1890.

sur l'aiguille qui jalonne le ventricule, on introduit jusque
dans la cavité séreuse, avec la pince de Lister, soit un drain
de caoutchouc, soit mieux, pour éviter une décompression
trop brusque, un faisceau de crins de Florence, ou comme
l'a fait Keen une cheville de bois échancrée, de façon à
laisser le liquide s'écouler goutte à goutte seulement (1). »
Kocher a observé que le drainage pratiqué par la voie
temporale peut être insuffisant par suite du rapproche-
ment des parois des ventricules sous la pression de la
substance cérébrale ; aussi pratique-t-il dans ces cas la
ponction dans les parties supérieures, et il emploie pour
le drainage un drain de verre de 6 cent. de long.

Les dangers du drainage sont considérables. Sur 12 observations réunies par Durand (2) en 1893, il y eut 11 cas
de mort, le 12e cas (de Broca) n'est qu'un cas d'amélioration légère. Broca qui a pratiqué 4 fois cette opération se
montre très réservé quant à son opportunité. Pour lui,
lorsque le crâne est encore largement membraneux, la trépanation avec drainage ventriculaire doit être rejetée ;
dans ces conditions en effet, elle a été constamment suivie
de mort rapide. Elle ne doit être employée que chez les
sujets dont le crâne est soudé ou à peu près. Mais dans ces
cas la boîte crânienne est incapable de s'accommoder au
retrait provoqué du cerveau, en sorte qu'on ne doit même
rechercher par cette méthode qu'un résultat palliatif,
lorsque survient quelque symptôme dû à l'excès de tension
intra-crânienne.

Le drainage sous-cutané de Mickulicz. — La méthode

(1) A. Broca et P. Maubrac, *loc. cit.*
(2) Durand, *Arch. provinciales de chirurgie*, 1893.

opératoire idéale de l'hydrocéphalie, dit Henle (1), consiste-rait à remettre en circulation le liquide accumulé dans les ventricules, en lui ouvrant un accès dans quelque tissu riche en vaisseaux lymphatiques, tel que le tissu conjonc-tif sous-cutané. Le principe de cette méthode se trouve chez Quincke qui, dans quelques-unes de ses ponctions lombaires, remplaça le trocart par une aiguille lancéolée pour inciser la dure-mère dans une certaine étendue, et mettre ainsi en communication le sac arachnoïdien spinal avec les tissus cellulaire et graisseux péri-duraux. Il n'eut pas d'ailleurs de grands résultats.

Mickulicz, dans deux cas d'hydrocéphalie, a réalisé le drainage permanent entre le ventricule et l'espace sous-arachnoïdien dans un cas, entre le ventricule et le tissu cellulaire sous-cutané dans le second, au moyen d'aiguilles creuses en verre ou mieux en or, dont une extrémité en pointe pénétrait dans le ventricule, tandis que la tête en forme de plaque était fixée au-dessous ou au-dessus de l'enveloppe osseuse crânienne. L'espace sous-arachnoïdien paraît moins apte à la résorption du liquide que le tissu cellulaire sous-cutané, en raison de la compression à la-quelle il se trouve soumis par la pression intra-crânienne. Mickulicz pratiqua l'opération à 4 centimètres à peu près au-dessous du tiers antérieur de la suture sagittale, in-troduisit avec une pince à pansement l'aiguille à drainage dans le ventricule, et, la plaque de l'aiguille fixée, sutura le lambeau cutané. Dans un cas il parut y avoir un arrêt des progrès de l'hydrocéphalie.

(1) HENLE, *loc. cit.*

Drainage de l'espace sous-arachnoïdien. — Suivant le procédé indiqué par Morton, Parkin (1) a pratiqué chez trois hydrocéphales de 11 mois, 3 ans 1/2 et 5 mois le drainage du lac cérébelleux inférieur. Après trépanation de la fosse occipitale inférieure, il incise la dure-mère puis l'arachnoïde et soulevant le cervelet, place un drain de petit calibre sous la dure-mère. Dans deux faits il y eut une amélioration notable : le drain fut laissé en place une fois 18 jours, la seconde fois 28 jours. Le troisième malade succomba.

Il convient de faire ressortir la gravité de l'opération en elle-même et d'autre part l'incertitude du résultat opératoire, vu l'inconstance de la communication des cavités ventriculaires avec l'espace sous-arachnoïdien dans l'hydrocéphalie. Il serait prudent, avant d'entreprendre cette grave opération, de s'assurer, par une ponction lombaire exploratrice, de l'existence de cette communication.

Les injections modificatrices. — C'est *a priori* la méthode thérapeutique la plus rationnelle de l'hydrocéphalie : en outre de l'évacuation du liquide, elle recherche en effet à en tarir la source par une action sur les parois et les méninges ventriculaires.

La première tentative fut faite par Brainard, président du collège de Chicago (Illinois), dont l'observation communiquée à la Société de Chirurgie en 1854, est rapportée par Boinet dans son *Traité d'iodothérapie*. Il s'agissait d'une hydrocéphalie congénitale. En 7 mois, Brainard fit

____

(1) Parkin, *The Lancet*, 1893 et 1895.

21 ponctions suivies d'injections d'iode. Par la première ponction il retira 2 centimètres cubes de liquide et ajouta une quantité égale de solution contenant 3 milligrammes d'iode et 6 milligrammes d'iodure de potassium. Il arriva à retirer 360 grammes de liquide et à injecter 60 centigrammes d'iode avec 1 gr. 80 d'iodure. Douze à vingt-quatre heures après l'injection se produisait une période de réaction qui durait de 48 à 72 heures ; la tête diminuait de volume après la période de réaction. Pendant les 5 premiers mois la santé s'améliora. L'enfant mourut cependant ultérieurement dans le coma. La cavité cérébrale contenait 1200 grammes de sérosité. Il existait entre le cerveau et le cervelet un kyste de la grosseur d'une petite prune.

En 1857, Tournesko de Bucharest communiqua à la Société de Chirurgie une nouvelle observation qui fit l'objet d'un rapport de Boinet (1). Tournesko retira 24 onces de sérosité et injecta une solution de : teinture d'iode 12 grammes, eau distillée 24 grammes, dont il ne retira que la 8e partie. La tête diminua de volume et n'avait pas augmenté au bout de 15 jours. Mais l'enfant ne paraît pas avoir été suivi.

Henoch (2) a pratiqué 5 fois la ponction suivie d'injection iodée (1 gr. de teinture d'iode sur 50 d'eau), sans jamais avoir eu de résultats favorables.

Ranke (3), dans un cas d'hydrocéphalie interne chronique progressive, retira 320 centimètres cubes de liquide

<hr>

(1) Boinet, *Iodothérapie.*
(2) Henoch, *Leçons cliniques sur les maladies des enfants,* 1890.
(3) Ranke, Injection d'iode dans le ventricule cérébral dans un cas d'hydrocéphalie interne chronique progressive. *Jahrbuch für Kinderheilkunde,* 1895.

et injecta la solution suivant la formule de Tournesko : teinture d'iode 10 grammes, eau 20 grammes. Après un peu de collapsus, l'enfant eut une réaction fébrile à 40°, son état se maintint grave pendant plusieurs jours. Il mourut un mois après. Les ventricules présentaient un revêtement membraneux, que Ranke considère comme un effet de l'iode sur l'épendyme.

Cette méthode, à peu près tombée en désuétude, est même formellement condamnée par quelques auteurs : c'est une méthode à abandonner, dit Broca. Il est incontestable que les doses élevées injectées par certains auteurs ne peuvent être que fort dangereuses. Mais il ne me semble pas que la sentence puisse être sans appel, à condition d'agir avec prudence, d'injecter seulement quelques gouttes de solutions faibles à $\frac{1}{50}$, $\frac{1}{60}$ par exemple, ou encore la formule suivante :

<pre>
Iode . . . .   2 millig.
Iodure de potassium   5   »
Eau distillée . . . . 30 gr.
</pre>

dont on injecterait quelques centimètres cubes après soustraction d'une quantité modérée de liquide hydrocéphalique (Chipault). Le degré des phénomènes réactionnels guiderait dans l'appréciation des doses subséquentes.

Craniectomie. — L'insuffisance de la soustraction du liquide pour amener la réduction de la tête surtout dans les crânes fermés, a suggéré à quelques auteurs (Piechaud) (1) l'association de la craniectomie à la ponction.

____

(1) *Congrès de chirurgie de Bordeaux,* 1893.

Bilhaud (1) a pratiqué la craniectomie circulaire sans succès. Pour Chipault (2) : « Une méthode de traitement rationnelle de l'hydrocéphalie chronique infantile devrait
comprendre deux temps : un temps de mobilisation pariétale, un temps d'évacuation du liquide. On rendra d'abord
la cavité crânienne largement réductible en y taillant à
droite et à gauche deux grands lambeaux quadrangulaires
dépressibles, analogues à ceux que pratique Potemski
dans la microcéphalie ; puis, cette première opération
menée à bien et les plaies guéries, on pratiquera des évacuations intermittentes du liquide céphalo-rachidien, de
préférence par la ponction lombaire, qui permet, pendant
qu'on évacue les liquides, de faire une compression crânienne légère, diachylonnée ou de préférence ouatée. »

A priori il est évident qu'une méthode si radicale ne
pourrait être tentée qu'après certitude acquise que le processus d'exsudation hydrocéphalique est complètement
enrayé.

Malgré les multiples traitements employés contre l'hydrocéphalie, malgré notamment les procédés chirurgicaux
variés que je viens de décrire, la thérapeutique de cette
affection, on peut le dire, reste encore fort peu avancée.
Il y a plus, l'inefficacité reste le moindre inconvénient de
la plupart de ces procédés, et sauf des exceptions trop
rares, l'histoire du traitement chirurgical de l'hydrocéphalie est un long martyrologe. On ne saurait nier cependant le perfectionnement technique des méthodes chirur-

(1) *Congrès de chirurgie de Lyon*, 1894.
(2) *Loc. cit.*

gicales. C'est, dans la grande majorité des faits, la nature
de la maladie elle-même qui est responsable de l'insuccès
de ces méthodes. Aussi certains auteurs et Bourneville
entre autres repoussent-ils formellement toute tentative
chirurgicale dans l'hydrocéphalie. Je suis pour ma part
très porté à restreindre considérablement les indications
du traitement chirurgical ; mais je ne pense pas cependant
qu'il doive être partout et toujours repoussé, puisqu'il a
donné de loin en loin quelques guérisons ou du moins
quelques améliorations.

L'hydrocéphalie n'est pas une affection une, je me suis
efforcé de décrire au contraire ses multiples formes. Si la
statistique en bloc démontre bien qu'il n'existe pas *un*
traitement de l'hydrocéphalie, il convient de rechercher si
à certaines formes de l'hydrocéphalie ne répondent pas
certaines indications thérapeutiques. C'est l'étude pathogénique des formes de l'hydrocéphalie d'une part, d'autre
part la critique des faits relatés qui doivent servir de base
à cette appréciation.

Traitement des hydrocéphalies aiguës.

Dans les premiers stades de l'hydrocéphalie aiguë, en
dehors du traitement direct de la cause (maladies primitives, affections gastro-intestinales, etc.) on aura à faire
simplement le traitement de l'encéphalopathie aiguë :
révulsifs intestinaux, calomel, sangsues, applications
froides ou glacées sur la tête, etc.

Si l'affection présente une certaine durée, il est un
moyen que la famille réclame quelquefois, c'est l'appli-

cation de révulsifs (vésicatoires, pommade stibiée) sur le cuir chevelu préalablement rasé. Ils ont été longtemps en honneur. Ils sont délaissés actuellement, parce qu'en outre de leur inefficacité habituelle ils présentent le double inconvénient d'être douloureux et d'ouvrir une nouvelle porte aux infections secondaires. Si l'on pensait devoir y revenir il faudrait le faire avec réserve et suivant le procédé de Quincke, qui emploie de préférence les frictions stibiées, sur des surfaces très restreintes (étendue d'une pièce de 10 centimes).

Le même auteur s'est bien trouvé, dans des formes subaiguës de méningite séreuse, d'un traitement mercuriel, en dehors même de l'existence de syphilis démontrée.

Enfin l'opportunité d'une intervention chirurgicale doit être envisagée. L'épanchement ventriculaire n'est qu'un élément souvent secondaire des encéphalopathies aiguës de l'enfance ; dans la majorité des cas cette intervention ne répondrait pas à la raison pathogénique des symptômes. Elle ne peut être justifiée que lorsque l'existence de l'hydrocéphalie se manifeste nettement et si dans la physionomie morbide les symptômes observés paraissent relever en grande partie au moins de l'exagération de la pression intracrânienne ; ce sont, comme signes physiques, les caractères de la fontanelle et du crâne, et, comme troubles cérébraux, les symptômes de compression et de dépression qui fourniront les meilleures indications.

A quel moment dans ces faits convient-il d'agir ? Dans une observation que j'ai rapportée au chapitre IX, Schilling chez un enfant de moins de 3 mois se décida à intervenir dès le quatrième jour après le début de l'affection,

en raison de l'état comateux de l'enfant et de la saillie de
la grande fontanelle ; il donna la préférence à la ponction
ventriculaire sur la ponction lombaire, de crainte que
celle-ci ne fût sans résultat vu le peu d'abondance de l'épanchement. La ponction du ventricule gauche resta blanche ;
celle du ventricule droit donna 2 à 3 centimètres cubes
d'un liquide légèrement sanguinolent dans lequel nageaient
quelques rares et petits flocons de substance cérébrale.
L'amélioration fut immédiate, il y eut encore quelques
convulsions affaiblies, mais l'enfant parut se remettre
complètement. Il me paraît difficile de tenir sans quelques
réserves l'heureuse évolution de la maladie pour l'effet
d'une diminution de la pression intra-crânienne due à la
soustraction de 2 à 3 centimètres cubes de liquide d'un
crâne encore ouvert. D'autre part, il est certain qu'à une
période si rapprochée du début on s'expose grandement
aux ponctions blanches. Cependant des symptômes immédiatement inquiétants peuvent justifier jusqu'à un certain
point ces interventions précoces.

Si la marche de la maladie permet une certaine tempo-
risation, les conditions nouvelles dans lesquelles on inter-
viendra alors rendront cette opération moins aléatoire.
La ponction lombaire, moins grave généralement, mérite,
à mon avis, d'être tentée en premier lieu. Quincke (1) dans
un fait d'hydrocéphalie aiguë obtint la guérison à la suite
de trois ponctions lombaires qui donnèrent chacune de 2
à 10 centimètres cubes de liquide. Si, pour des raisons que
j'ai signalées, la rachicentèse restait sans résultat, on re-

____

(1) *Congrès allemand de médecine interne*, 1891.

courrait à la ponction des ventricules latéraux ; j'ai dit plus haut les lieux d'élection et le mode opératoire de la ponction ventriculaire.

Toutefois dans certaines formes de méningite séreuse aiguë ou subaiguë d'origine chirurgicale, le siège de la lésion primitive (traumatisme crânien, otite chronique, etc.) peut fournir des indications spéciales pour le point d'attaque. Dans un fait rapporté par Bernhard de Beck (1), chez un enfant de 14 ans, l'apparition d'accidents cérébraux dans le cours d'une otite chronique rendit urgente l'intervention chirurgicale. Après trépanation de l'apophyse mastoïde et dégagement du sinus latéral, dans le doute d'abcès cérébraux, des ponctions furent pratiquées dans les différentes régions du cerveau, notamment dans le lobe temporal ; elles restèrent sans résultat. On fit alors la ponction du ventricule latéral en enfonçant le trocart directement en dedans à 4 centimètres de profondeur ; la canule donna issue à 26 centimètres cubes de liquide. Les symptômes de compression cérébrale diminuèrent à la suite de l'opération. On dut recourir ultérieurement à une deuxième et à une troisième ponctions qui donnèrent chacune 40 centimètres cubes. Le malade guérit complètement. Dans un autre fait du même auteur, chez un enfant de 7 ans survint, à la suite d'une fracture compliquée du frontal droit, une méningite diffuse et un abcès du lobe frontal du cerveau que l'on traita par l'incision et le drainage. Après une période d'amélioration, la température se releva le septième jour à 49°5 et des symptômes cérébraux

<hr>

(1) BERNHARD DE BECK, La ponction du ventricule latéral. *Mitteilungen aus dem Grenzgebieten der Medizin und Chirurgie*, 1896.

inquiétants se développèrent. La ponction répétée du lobe frontal ne décela pas de nouvel abcès. Comme dernière ressource le chirurgien pratiqua la ponction du ventricule latéral droit par le lobe frontal du cerveau et retira 40 centimètres cubes de liquide cérébro-spinal trouble. Dans la nuit la température tomba de 39°7 à 37°2 ; les autres symptômes se dissipèrent plus lentement et l'enfant finit par guérir.

Dans les hydrocéphalies aiguës survenant dans le cours d'infection générale, plus souvent encore que dans ces hydrocéphalies par infection locale, une seule ponction restera généralement insuffisante. Il conviendra, s'il y a lieu, de répéter les ponctions, avec une certaine insistance même, si la marche progressive de l'affection n'est pas enrayée. Ces hydrocéphalies aiguës peuvent en effet aboutir à l'hydrocéphalie chronique. Il y a tout intérêt à s'opposer dès les premières périodes à leur développement et à prévenir ainsi ces dilatations ventriculaires énormes qui créent de bien plus mauvaises conditions pour les interventions tardives. Ces ponctions répétées (lombaires ou ventriculaires) permettront de franchir, sans trop de désordre produit, la période aiguë et même subaiguë de l'affection. Si elles ne suffisent pas par elles-mêmes, on pourra entreprendre avec moins de dangers en période chronique un traitement par les méthodes plus radicales.

Cependant même pour les hydrocéphalies symptomatiques aiguës, Chipault pense que l'avenir du traitement est du côté des méthodes sous-arachnoïdiennes. Dans la méningite tuberculeuse, la prédominance habituelle de l'exsudation dans l'espace sous-arachnoïdien a pu faire proposer le drainage sous-arachnoïdien comme une méthode opératoire logique ; elle a été dans cette maladie tentée par Parkin et pratiquée avec succès peut-être par Ord et Vaterhouse (1). Dans les hydrocéphalies aiguës proprement dites dont je m'occupe ici, cette méthode des plus dangereuses ne saurait être, à mon avis, que d'un emploi très exceptionnel.

Traitement des hydrocéphalies chroniques.

Si dans quelques rares formes d'hydrocéphalie chronique la thérapeutique peut être réellement utile, il faut reconnaître que, dans la grande majorité des cas, elle reste complètement impuissante au point de vue curatif proprement dit. Quelquefois par ses effets palliatifs elle peut arrêter la maladie dans son développement. Ce résultat n'est pas négligeable ; il convient souvent de ne pas prétendre au delà et de borner son ambition thérapeutique au maintien d'un état compatible avec la vie et avec un certain fonctionnement cérébral.

Le traitement médical. — J'ai dit le traitement conseillé et employé par Bourneville. Il ne réussira d'ordinaire que chez les hydrocéphales à épanchement modéré. Complété par le traitement physique, exercice, massage des membres, etc., et par des bains salés, des douches, des médicaments reconstituants, il a donné quelquefois

(1) *The Lancet*, 1894. L'interprétation de ce résultat a été toutefois vivement discutée.

entre les mains de Bourneville des résultats relativement satisfaisants.

Dans les formes complexes qui paraissent liées au rachitisme, le traitement général devra être dirigé contre cette maladie ; il sera indiqué notamment d'administrer l'huile de foie de morue phosphorée en raison de sa double action sur le système osseux et sur le système nerveux.

Enfin le *traitement anti-syphilitique* devra être mis en action toutes les fois que la syphilis sera démontrée ou seulement même soupçonnée comme élément causal.

Mais une remarque importante s'impose ici. L'hydrocéphalie, ainsi que je l'ai démontré, peut être la première manifestation apparente de la syphilis héréditaire. « L'hydrocéphalie du premier âge devant donc être suspectée syphilitique doit être considérée comme un obstacle à l'allaitement de l'enfant par toute autre nourrice que sa mère » (1). Le professeur Fournier a pleinement adopté cette conclusion que je formulais en 1891. Au développement d'une hydrocéphalie chez l'enfant « il y a lieu, si cet enfant est allaité par une nourrice, de lui supprimer sa nourrice, et cela parce qu'un jour ou l'autre il pourrait l'infecter » (2).

Quant au traitement, il devra être employé dans sa forme la plus rigoureuse de traitement mixte, comme il convient dans les cas de syphilis grave, et suffisamment prolongé. Est-ce à dire qu'on doive en attendre toujours des résultats heureux dans les hydrocéphalies qui reconnaissent la syphilis pour cause ? bien certainement non.

(1) L. D'ASTROS, L'hydrocéphalie hérédo-syphilitique, *loc. cit.*
(2) A. FOURNIER, *Des affections para-syphilitiques*, 1894.

Des développements dans lesquels je suis entré, il ressort en effet que bien souvent il s'agit d'hydrocéphalies para-syphilitiques au sens de Fournier, dans lesquelles le traitement spécifique reste forcément impuissant sans que cette inefficacité puisse autoriser à nier l'origine syphilitique de l'affection. Quelque restreints que soient les cas où le traitement puisse être réellement utile, il est indiqué de le tenter au moindre soupçon de syphilis héréditaire. **Dans une observation de Sandoz (1), chez un enfant syphilitique, sous l'influence du traitement (bains de sublimé, sirop d'iodure de fer) les éruptions syphilitiques disparurent, et de plus les progrès de l'hydrocéphalie parurent enrayés ; il est vrai que l'enfant amélioré fut ultérieurement perdu de vue. Dans un fait plus récent de Heller (2), chez un enfant également syphilitique, le développement d'une hydrocéphalie fut arrêté par un traitement à l'iodure de potassium prolongé pendant quatre mois. — Le traitement spécifique aura d'autant plus de chance d'être efficace qu'il sera commencé plus tôt.

Le traitement chirurgical. — En raison des dangers très grands et de l'inefficacité habituelle du traitement chirurgical de l'hydrocéphalie, il me paraît bon d'établir d'abord à un point de vue général les contre-indications fréquentes et les indications possibles de ce traitement.

D'une part dans les hydrocéphalies arrivées à un déve-

---

(1) SANDOZ, Contribution à l'étude de l'hydrocéphalie interne dans la syphilis héréditaire, *loc. cit.*

(2) HELLER, Un cas d'hydrocéphalie chronique par syphilis héréditaire, *loc. cit.*

loppement considérable, quelle qu'en soit la nature, la dilatation ventriculaire et l'amincissement de la substance cérébrale atteignent souvent un degré qui rend réellement impossible un retour à l'état normal. L'intervention chirurgicale est généralement dans ces cas suivie d'une mort rapide. Il est pour le moins inutile de compromettre la chirurgie dans ces entreprises perdues d'avance.

D'autre part, dans un certain nombre de cas, l'hydrocéphalie d'abondance modérée ne met pas directement la vie en danger ; certains hydrocéphales peuvent même atteindre un certain âge avec un fonctionnement cérébral non pas intact certes, mais suffisant cependant à ne pas leur rendre impossible toute vie sociale ou du moins familiale. Dans ces hydrocéphalies stationnaires ou à évolution très lente qu'on a vu quelquefois s'arrêter spontanément, il me paraît imprudent de soumettre les malades aux risques de l'intervention chirurgicale ; on doit savoir se borner à l'administration d'un traitement médical aidé d'une hygiène bien entendue.

Mais lorsque dans ces dernières formes on observe une augmentation progressive, brusque quelquefois de l'épanchement ventriculaire, capable de compromettre irrémédiablement les fonctions cérébrales, intellectuelles, motrices ou sensorielles, d'entraîner la cécité notamment, dans quelques cas même de menacer directement la vie, on est autorisé ce me semble à intervenir chirurgicalement au prix même des risques de cette intervention.

Ces indications cliniques générales doivent être complétées par les indications spéciales qui ressortent des formes pathogéniques de l'hydrocéphalie.

Dans les HYDROCÉPHALIES CONGÉNITALES, qui constituent en somme la grande majorité des hydrocéphalies infantiles, on prévoit que le traitement chirurgical doive être très généralement parfaitement inutile en raison des malformations cérébrales fréquentes, multiples, variées et souvent profondes que j'ai longuement décrites. La soustraction du liquide hydrocéphalique ne saurait permettre au cerveau, atteint dès la vie embryonnaire dans son développement, de se reconstituer tardivement dans sa structure intime. Aussi plusieurs auteurs, Picqué et Février (1) entre autres, après avoir longuement énuméré les nombreuses malformations tératologiques que l'on peut constater dans ces cas, condamnent-ils absolument toute intervention chirurgicale.

Et cependant peut-être cette conclusion est-elle trop absolue. Car enfin ces nombreuses malformations tératologiques ne se trouvent pas toujours toutes réunies pour constituer un type unique d'hydrocéphalie congénitale. A côté des hydrocéphalies anencéphaliques, des hydrocéphalies avec développement incomplet ou anormal du cerveau, il est des hydrocéphalies congénitales, à épanchement modéré, dans lesquelles les troubles de l'embryogenèse moins profonds paraissent liés surtout, ainsi que je l'ai fait remarquer, à de simples troubles sécrétoires localisées aux cavités ventriculaires ; il est aussi des hydrocéphalies congénitales développées pendant la vie fœtale, alors que le cerveau était déjà arrivé à un degré avancé de développement. Malheureusement il est souvent bien dé-

____

(1) *Congrès de chirurgie,* Lyon, 1894.

licat d'apprécier l'état du cerveau d'un hydrocéphale con-
génital. C'est par l'étude clinique de chaque cas en particulier, d'après l'état des fonctions sensorielles, de la vue notamment et des premières manifestations de l'intelligence
que l'on cherchera à se faire une opinion sur les capacités
fonctionnelles du cerveau. Pour peu qu'apparaissent quelques lueurs de développement, et après tentative des
moyens médicaux indiqués, on est en droit de poser la
question du traitement chirurgical.

Tout d'abord il y aura à surveiller les poussées aiguës
qui surviennent quelquefois sous forme de méningite séreuse, amenant un accroissement rapide de la pression
intra-crânienne. A titre de palliatif, et pour abaisser cette
pression capable d'aggraver encore un état déjà si précaire,
la ponction lombaire ou à défaut la ponction ventriculaire,
pratiquée suivant la formule la plus prudente, paraissent
absolument indiquées.

Quant au traitement curatif proprement dit, ses indications plus difficiles à poser devront se baser surtout sur
l'évolution de l'affection ; le résultat des ponctions pallia-
tives pourra quelquefois guider dans cette appréciation.
Si l'on se décidait à l'entreprendre, c'est par les méthodes
les moins dangereuses, ponctions ventriculaires ou lombaires répétées, qu'il faudrait commencer.

Leur insuffisance démontrée, il y aurait lieu de discuter
l'opportunité de moyens plus radicaux. J'ai dit la gravité
grande des méthodes de drainage. Quant aux injections
modificatrices, elles sont actuellement en défaveur. Il faut,
je crois, soumettre ce dernier jugement à révision. Dans ses
formes les plus simples en effet, le processus tératologique

de l'hydrocéphalie congénitale se rapproche beaucoup,
sauf différence de localisation, du processus du spina bifida. Les résultats obtenus dans quelques cas par la méthode de Morton dans cette dernière affection, doivent, à
mon avis, pour certaines hydrocéphalies congénitales,
encourager de nouvelles tentatives par les injections
iodées avec les plus grandes atténuations de la méthode.

Dans les HYDROCÉPHALIES ACQUISES APRÈS LA NAISSANCE, le
cerveau normalement développé est devenu seulement un
organe malade, susceptible donc de récupérer ses fonctions en tant qu'on pourra avoir une action sur la cause
morbide et les lésions qu'elle détermine. Malheureusement, l'épanchement ventriculaire n'est qu'un élément
dans l'ensemble morbide et sa soustraction ne peut suffire
souvent à guérir les lésions premières.

Les *hydrocéphalies à début aigu* se montrent les plus
susceptibles d'être guéries ou améliorées. Dans un certain nombre de cas en effet, il s'agit de méningite séreuse
simple, d'hydrocéphalie sans lésions profondes des ventricules épendymaires ou méningitiques. J'ai indiqué la
conduite à tenir dans la période aiguë de l'affection. Mais
arrivée à l'état chronique, l'affection n'est pas toujours
au-dessus des ressources de l'art. Dans le fait suivant, le
traitement chirurgical commencé trois mois environ
après le début des accidents, amena la guérison.

Schilling (1) relate l'observation suivante : Une enfant née le
27 septembre 1891 se développait normalement. En décembre 1891

____

(1) SCHILLING, La ponction de l'hydrocéphalie. *Münchener medic. Woch.*,
7 janvier 1896 ; obs. I du Mémoire.

elle a la rougeole ; au milieu de janvier 1892, l'influenza. Au commencement de février elle est prise de convulsions et de fièvre qui
ne la quitte plus. Elle crie incessamment (cris hydrencéphaliques).
La tête grossit (57 cm. de circonf.), les sutures s'élargissent, la fontanelle bombe (hydrocéphalie), pas de rigidité de la nuque, pas de
contracture, léger strabisme convergent, vomissements fréquents.
Fin avril : assoupissement, affaiblissement, refus d'alimentation.

Le 1er mai, en raison des indications vitales : ponction du ventricule latéral gauche dont on retire 300 centimètres cubes de liquide.
Après la ponction, violentes convulsions, cyanose, refroidissement.
L'enfant se remet et s'améliore. Huit jours après, nouvelle ponction du ventricule droit ; on retire 250 grammes de liquide contenant 1 0/0 d'albumine, mais pas de bacilles, donnant par le repos
de petits flocons fibrineux. La circonférence de la tête après la ponction mesure 45 centimètres. A cause de la mollesse des os du
crâne, on administre de l'huile de foie de morue phosphorée pendant longtemps.

L'enfant s'est parfaitement remise et est encore très bien trois
ans après l'opération. Particularité à signaler : elle est très avancée intellectuellement parmi les enfants de son âge. Cependant
la circonférence de la tête a encore un peu augmenté (52 cm.) ; il
serait possible qu'il y eût encore une petite quantité de liquide.

Dans le fait de A. Broca (1), où le drainage après trépano-ponction amena une amélioration des symptômes,
il s'agissait très probablement d'une hydrocéphalie acquise
survenue brusquement à l'âge de 7 mois (méningite ventriculaire ou encéphalite para-ventriculaire ?). L'épanchement était peu abondant. Mais le succès opératoire, en raison de lésions cérébrales probablement assez profondes,
n'a pas permis au cerveau de recouvrer son fonctionnement normal.

Il existe donc, si rares soient-ils, quelques faits qui doi-

<hr>

(1) A. Broca, Hydrocéphalie ventriculaire. Drainage. Amélioration.
Rev. de Chirurgie, 1891.

vent encourager de nouvelles interventions dans des conditions analogues.

Les *hydrocéphalies chroniques symptomatiques* relèvent
souvent de lésions ventriculaires graves et quelquefois de
lésions cérébrales incurables.

1° Même dans les *méningites séreuses chroniques*, Quincke
reconnaît que la ponction lombaire ne peut procurer
qu'une amélioration passagère. Elle est du moins indiquée
dans les poussées aiguës et peut alors être répétée jusqu'à
ce que soit passée la période de transsudation exagérée.

2° Dans les *épendymites chroniques* il est permis de penser, lorsque celles-ci relèvent de la syphilis, qu'associée au
traitement syphilitique, si ce dernier seul est resté insuffisant, l'intervention chirurgicale pourra dans quelques cas
être utile en combinant son action palliative à l'action directement curatrice des antisyphilitiques sur la cause de
l'épanchement.

3° Quand l'*hydrocéphalie est symptomatique de tumeurs
de l'encéphale*, le traitement chirurgical idéal est la suppression de la cause même de l'hydrocéphalie, c'est-à-dire de
la tumeur. Dans quelques cas où le diagnostic du siège de
la tumeur pourra, de par les symptômes, être nettement
établi, l'ablation de la tumeur, si les conditions le permettent, se pose comme indication thérapeutique. Je n'ai pas
à y insister ici.

Dans la très grande majorité des cas ce traitement ra-
tionnel et radical est impossible et l'on a cherché par des
moyens palliatifs à atténuer les effets de l'augmentation
progressive de la pression intra-crânienne.

On a proposé la trépanation simple, dans l'espoir no-

tamment d'en obtenir un effet salutaire sur la névrite optique. Elle a été préconisée par Horsley (1), Macewen et
B. Bramwell (2). Mais Albert (3) de Vienne n'en aurait retiré que des effets passagers et minimes.

La ponction lombaire a été employée par plusieurs auteurs. Par ce moyen Furbringer, chez un enfant atteint
d'une hydrocéphalie symptomatique des tumeurs du cervelet, aurait eu une amélioration très appréciable de l'état
général et une diminution des crises épileptiques ; Heubner (4) également. Mais, à côté de ces résultats, d'autres
démontrent que la ponction lombaire est peut-être plus
grave dans ces hydrocéphalies que dans toutes autres.Fur-
bringer (5) a relaté six cas de mort survenue à la suite
d'une ponction lombaire, dont quatre de mort subite ; or
ces quatre cas concernaient des sujets affectés de tumeurs
cérébrales.

La ponction ventriculaire(trépano-ponction)a pu donner
des améliorations temporaires. Hahn (6) chez un homme
de 30 ans dans un cas de cysticerque de l'encéphale, retira
120 centimètres cubes de liquide et l'amélioration dura
18 mois. Chipault (7) a ponctionné quatre fois un enfant

(1) Horsley, *Cong. intern. de Berlin,* 1890 et *Assoc. médic. britanni-
que,* 1893.

(2) B. Bramwell, Quelques cas de trépanation palliative dans des tumeurs cérébrales. *Wiener med. Woch.,* 1895.

(3) Albert, Chirurgie intra-crânienne. *Edinb. med. and surg. Journal,* 1894.

(4) Heubner, La ponction lombaire d'après Quincke. *Berliner klin.
Woch.,* 1895.

(5) Furbringer, Cas de morts rapides après ponction lombaire. *Central-
blatt für innere Medicin,* 1896, n° 1.

(6) Hahn, Contribution à la chirurgie cérébrale. *Deutsche med. Woch.,*
1896.

(7) Chipault, *Travaux de neurologie chirurgicale,* 1895.

porteur d'une hydrocéphalie due très probablement à une tumeur cérébelleuse ; les trois premières ponctions à huit jours d'intervalle firent disparaître pendant un mois la céphalée, le coma et diminuèrent la névrite optique, la quatrième ponction eut un résultat presque nul et l'enfant ne fut pas revu. Bernhard de Beck (1) chez une petite fille de 13 ans, atteinte d'une hydrocéphalie due à une tumeur probable de la fosse cérébrale postérieure, pratiqua la ponction trois fois répétée et suivie chaque fois d'amélioration. — D'autre part Raymond (2), chez un jeune homme de 17 ans porteur d'une tumeur rétro-bulbaire, eut, à brève échéance après la ponction, un dénouement fatal qui le rendra plus hésitant à l'avenir, dit-il, pour une intervention de cette nature.

Le drainage ventriculaire a été employé par A. Broca (3) chez un enfant de 3 ans dans un cas d'hydrocéphalie par tumeur du chiasma ; quatorze jours après l'opération l'enfant tomba brusquement dans le coma et succomba. C'est une méthode des plus dangereuses, en effet, en l'espèce.

Hydrocéphalie externe. — Dans le chapitre *Traitement* de son mémoire de 1846, Legendre constate la dissidence des auteurs sur la valeur thérapeutique de la ponction du crâne dans l'hydrocéphalie et il ajoute : « Ne pourrait-on pas l'expliquer dans bien des cas par le siège différent qu'affectait la maladie ? L'hydrocéphalie chro-

---

(1) Bernhard de Beck, Sur la ponction du ventricule latéral du cerveau, *loc. cit.*

(2) Raymond, *Clinique des maladies du système nerveux*, 1897.

(3) A. Broca et P. Maubrac, *Traité de chirurgie cérébrale.*

nique, le plus souvent ventriculaire, ne pourrait-elle pas
dans quelques cas où la ponction a été suivie de succès
avoir eu pour siège la cavité de l'arachnoïde ? Il est certain
en effet que si l'on doit attendre des résultats heureux de
la ponction, ce doit être surtout dans les cas où, l'épanchement ayant pour siège la cavité de l'arachnoïde, on
n'est pas obligé d'intéresser le cerveau. »

La difficulté est d'établir le diagnostic de cette forme
d'hydrocéphalie, mais il est bien certain qu'une fois reconnue elle prête davantage aux tentatives chirurgicales.
C'est à la ponction du crâne, suivant la conclusion de Legendre, que l'on s'adressera d'abord. Il conviendrait pour
l'évacuation de remplacer le trocart capillaire par un trocart plus volumineux, si le liquide se présentait épais avec
caillots et débris fibrineux.

Quelque logique que soit cette opération, on en attend
encore des résultats heureux. Rilliet et Barthez (1) relatent
un fait où la ponction leur donna 80 grammes de sérosité
roussâtre, mais l'enfant succomba trois jours après la
ponction ; l'autopsie montra plusieurs kystes d'âge différent contenant des liquides qui variaient comme couleur
de la teinte rosée à la nuance chocolat. Dans les faits semblables il conviendrait donc de multiplier les ponctions en
divers sens : « Nous ne saurions néanmoins, ajoutent ces
auteurs, proscrire cette opération, qui deviendrait rationnelle dans les cas où l'on aurait lieu d'espérer que le liquide
ne se reproduirait pas ou que sa quantité pourrait être réduite par des ponctions successives. »

____

(1) *Traité des maladies des enfants.*

Si la méthode des ponctions répétées restait inefficace, il conviendrait de recourir à des moyens plus radicaux. Le drainage présenterait ici moins de dangers que dans l'hydrocéphalie interne. Mais il me paraît surtout que, dans cette forme plus que dans toute autre, la méthode des injections iodées devrait être tentée, dans un kyste dont la paroi ne présente pas la sensibilité des parois ventriculaires.

Morris (1) rapporte l'observation d'une petite fille atteinte d'hydrocéphalie avec résolution des membres. Les parents racontent que la tête ne s'est déformée qu'à l'âge de 6 mois, à la suite de convulsions. Supposant qu'il n'y a pas d'hydropisie des ventricules cérébraux et que par conséquent la cure est possible, l'auteur ponctionne la fontanelle antérieure et retire 2 onces de liquide clair, non albumineux. Immédiatement l'enfant sourit et remue les jambes. Nouvelle ponction de 3 onces la semaine suivante. Huit jours plus tard, injection d'environ 2 grammes de liquide iodique de Morton. Même injection à la fin de la quatrième semaine ; injection de 4 grammes à la fin de la cinquième semaine. Au bout de 8 jours une injection de 3 grammes détermine des signes de méningite pendant deux semaines. A la suite de ces incidents la tête diminue de volume, la paralysie disparaît ; santé excellente.

A l'âge de 17 mois, convulsions et mort soudaine.

Il ne ressort pas nettement dans cette observation de Morris, surtout en raison des caractères du liquide, que l'hydrocéphalie fût sûrement extra-ventriculaire. Du moins ce fait démontre le bénéfice que l'on peut retirer des injections modificatrices prudemment employées.

Un obstacle au traitement signalé par Rilliet et Barthez, surtout si l'enfant est un peu avancé en âge, peut

(1) R. T. Morris, Hydrocephalus responding to surgical traitment. *New-York med. Journ.*, 19 mars 1887.

être la difficulté de l'accolement des parois du kyste due à la rigidité des parois du crâne. Si l'insuccès du traitement paraissait tenir à cette cause, elle constituerait certainement la plus formelle indication de la crâniectomie.

Hygiène et éducation des hydrocéphales. — Plus que tous autres enfants, les hydrocéphales doivent être entourés des soins hygiéniques que réclame leur organisme si mal dirigé par leur système nerveux. Grâce à ces soins quelques-uns d'entre eux pourront parvenir à un âge relativement avancé.

Il y a plus, chez certains hydrocéphales les facultés intellectuelles peuvent se développer presque normalement, à preuve l'intéressante observation de Valentine Esco..., rapportée par Bourneville (1). A l'âge de 4 ans, malgré une hydrocéphalie considérable (58 cm. de circonf.), cette enfant était devenue d'une intelligence presque normale grâce au traitement employé (compression, révulsion, calomel, bains salés, etc.), mais aussi à l'éducation bien dirigée et aux soins minutieux qui furent mis en pratique. « Comme tous les idiots de différente origine, continue Bourneville, les hydrocéphales sont de pauvres terrains, qui produisent en raison directe du travail et de l'intelligence des cultivateurs qui sont chargés d'en tirer parti. Temps, patience, ingéniosité sont absolument nécessaires. »

Il n'est pas inutile d'ajouter cependant qu'à côté de l'éducation physique et morale, l'entraînement intellec-

(1) Recherches sur l'épilepsie, l'hystérie, l'idiotie, l'hydrocéphalie, vol. XIV, 1894. Obs. XXII du mémoire.

tuel, lorsqu'il est possible, doit être conduit avec prudence.
Le travail cérébral, qui, à l'état normal, s'accompagne d'une
congestion en quelque sorte physiologique, doit être restreint et réglé de façon à éviter chez ces prédisposés toute
congestion qui aggraverait leur état.

TABLE DES MATIÈRES

CHAPITRE IV
Symptômes et signes cliniques de l'hydrocéphalie.

CHAPITRE V
Les conditions pathogéniques de l'hydrocéphalie.

CHAPITRE VI
Tératologie et pathologie fœtale. Les hydrocéphalies congénitales.

CHAPITRE VII

Dégénérescence et hydrocéphalie. L'hydrocéphalie des dégénérés.

CHAPITRE VIII

Infection et hydrocéphalie. Les hydrocéphalies aiguës.

CHAPITRE IX

Rachitisme et hydrocéphalie.

CHAPITRE X

Méningite séreuse.

CHAPITRE XI

Hydrocéphalies chroniques symptomatiques.

CHAPITRE XII

Tuberculose et hydrocéphalie.

CHAPITRE XIII
Hydrocéphalies hérédo-syphilitiques.

CHAPITRE XIV
Pachyméningite et hémorrhagies méningées.
L'hydrocéphalie externe.

CHAPITRE XV
Le diagnostic de l'hydrocéphalie.

CHAPITRE XVI
Le traitement des hydrocéphalies.

ERRATA

Page 40, lignes 34-35, *au lieu de* : os sésamoïdes, *lire* : os wormiens.

Page 78, ligne 2, *au lieu de* : V. chap. IX, *lire* : V. chap. VIII.

Page 117, ligne 4, *au lieu de* : secondaire du spina bifida, *lire* : secondaire à l'opération du spina bifida.

Page 150, ligne 13, *au lieu de* : crânes indéterminés de l'âge et de la puberté, *lire* : crânes d'un sexe indéterminé.

Page 242, ligne 8, *au lieu de* : de la syphilis, *lire* : de l'hydrocéphalie.

Page 276, lignes 22-23, *au lieu de* : se coupent, *lire* : se rompent.

Page 284, ligne 5, *au lieu de* : interno, *lire* : externe.

Page 295, ligne 3, *au lieu de* : V. chap. X, *lire* : V. chap. IX.

Imp. G. Saint-Aubin et Thevenot.— J. Thevenot, successeur, Saint-Dizier (Haute-Marne).

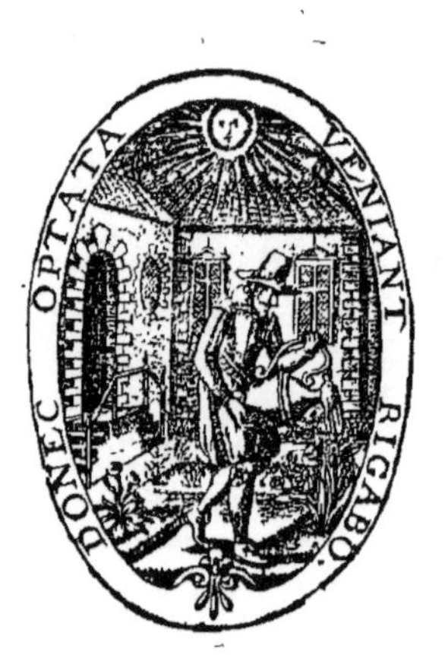

DONEC OPTATA VENIANT RIGABO.